CARL AUER

Die Behandlung psychotischen Verhaltens

Arnold Retzer (Hrsg.)

Zweite Auflage, 1996

Einband Gestaltung: Ulrike Pollmeier
Satz und Diagramme: Beate Ch. Ulrich
Printed in Germany 1996
Gesamtherstellung: Druckerei Zimmermann, Balve

Erste Auflage, 1991
Zweite Auflage, 1996

CIP-Titelaufnahme der Deutschen Bibliothek

Die **Behandlung psychotischen Verhaltens** / Arnold Retzer (Hrsg.). - 2. Aufl. - Heidelberg: Carl-Auer-Systeme, Verl. und Verl.-Buchh., 1996
ISBN 3-927809-06-3
NE: Retzer, Arnold [Hrsg.]

Inhalt

II. Praxis der Behandlung psychotischen Verhaltens ... 135

Verzeichnis der Autoren und Diskutanten

Luigi Boscolo, Dr. med., Co-Direktor des Centro Milanese di Terapia della Famiglia Milano, Italien

Ian R. Falloon, Dr. med., Consultant Psychiatrist, Buckingham Mental Health Service, Buckingham, England

Kurt Hahlweg, Prof. Dr. phil., Institut für Psychologie der Technischen Universität Braunschweig, BRD

Luc Kaufmann, Prof. Dr. med., Hôpital de Céry, Prilly-sur-Lausanne, Schweiz

Charlotte Köttgen, Dr. med., Referatsleiterin im Amt für Jugend und Gesundheit Hamburg, BRD

Arnold Retzer, Dr. med., Dipl.-Psych., Oberarzt der Abteilung für psychoanalytische Grundlagenforschung und Familientherapie der Universitätsklinik Heidelberg, BRD

Gunther Schmidt, Dr.med., Milton-Erickson Institut Heidelberg, BRD

Mara Selvini Palazzoli, Prof. Dr. med., Direktor des Nuovo Centro per lo Studio della Famiglia, Mailand, Italien

Helm Stierlin, Prof. Dr. med. et phil., Ärztlicher Direktor der Abteilung für psychoanalytische Grundlagenforschung und Familientherapie der Universitätsklinik Heidelberg, BRD

Gunthard Weber, Dr. med., Heidelberger Institut für systemische Forschung, Beratung und Therapie, Heidelberg, BRD

Lyman Wynne, Prof. Dr. med. et phil., University of Rochester, Department of Psychiatry, New York, USA

Vorwort des Herausgebers

„Der Begriff der Geisteskrankheit ist eben kein medizinischer, sondern ein sozialer", schreibt Eugen Bleuler 1921[1]. Genau zehn Jahre zuvor hatte er den Begriff der Schizophrenie zur Beschreibung einer bestimmten Art von psychotischem Verhalten aus der Taufe gehoben.

Die Rede von den „Geisteskrankheiten" oder von „psychotischem Verhalten" bezieht sich immer implizit auf einen sozialen Phänomenbereich. Darin wird psychotisches Verhalten von anderem Verhalten als sozial abweichend und/oder sich dem sozialen Konsens entziehend (Jaspers[2]) abgegrenzt.

Indem psychotisches Verhalten als Teil eines sozialen Prozesses beschrieben wird, gewinnt auch die Behandlung dieses Verhaltens eine soziale Dimension: die Behandlung selbst wird zum sozialen Prozess - und dies weitgehend unabhängig davon, welche Art von Behandlung realisiert wird, sei es eine Bestrafung bis hin zur „Sonderbehandlung" oder eine der Behandlungen, die unter dem Begriff Therapie zusammengefaßt werden.

Dies alles ist nichts Neues: Schon zu einer Zeit als die Disziplin, die sich „von Berufs wegen" mit psychotischem Verhalten zu beschäftigen hatte, noch als Anthropologie in der philosophischen Fakultät beheimatet war, schreibt Hegel[3] dazu: „Mitunter kann die Narrheit auch durch das unmittelbar auf die Vorstellung wirkende Wort, durch einen Witz, geheilt werden." Er beschreibt damit die Behand-

[1] Bleuler, E. (1921): Das autistisch-undisziplinierte Denken in der Medizin und seine Überwindung. Berlin, Heidelberg, New York (Springer) 1962.

[2] Jaspers, K. (1923): Allgemeine Psychopathologie. Berlin, Heidelberg (Springer) 1973.

[3] Hegel, G. W. (1830): Die Philosophie des Geistes. Frankfurt/Main (Suhrkamp) 1970.

lung der Narrheit als einen sozialen Prozess, der sich des wichtigsten uns zur Verfügung stehenden „Behandlungsinstrumentes" bedient, der Sprache.
Obwohl im Verlauf der relativ kurzen Geschichte der medizinischen Psychiatrie deren Vertreter eine umfängliche Anzahl von lächerlich bis abstrus erscheinender „Behandlungspraktiken"[4] hervorgebracht haben, und während der Hitlerdiktatur etwa 120000 „lebensunwerter Geisteskranker" ermordet worden waren[5] - die meisten hatten zuvor die Diagnose einer Psychose erhalten - wurde immer auch mehr oder weniger mit dem Wort und im sozialen Prozess behandelt.
Als exponierte Praktiker einer „Sprachbehandlung" psychotischen Verhaltens in diesem Jahrhundert sind zu nennen: Paul Federn[6], Lewis Hill[7], Harry Stack Sullivan[8] und Frieda Fromm-Reichmann[9]. All diese „Sprachtherapeuten" nutzten den im Wesentlichen durch Sprache realisierten Prozess zwischen sich und ihren Klienten für die Behandlung. Der Fokus ihrer Betrachtung lag jedoch noch auf dem sich psychotisch verhaltenden Individuum.
Dies änderte sich erst in den 50er Jahren. Nun wurde die soziale Sprachbehandlung ergänzt durch eine Sichtweise, die das psychotische Verhalten in den sozialen Rahmen direkter Interaktionen stellte, vor allem, indem sie die Familie betrachtete und in die Behandlung einbezog.
Fast gleichzeitig und zunächst unabhängig voneinander organisierten sich in den USA drei Forscher- und Therapeutengruppen:
Theodor Lidz und Kollegen an der Yale-Universität, Lyman Wynne und Kollegen am National Institute of Mental Heath (NIMH) und Gregory Bateson, Don Jackson, Jay Haley und John Weakland in Palo Alto.

[4] Kraepelin, E. (1918): Hundert Jahre Psychiatrie. Ein Beitrag zur Geschichte menschlicher Gesittung. Berlin (Julius Springer).

[5] Dörner, K., C. Haerlin, V. Rau, R. Schernus, A. Schwendy (Hrsg) (1989): Der Krieg gegen die psychisch Kranken. Bonn (Psychiatrie-Verlag).

[6] Federn, P. (1956): Ichpsychologie und die Psychosen. Frankfurt/Main (Suhrkamp).

[7] Hill, L. (1958): Der psychotherapeutische Eingriff in die Schizophrenie. Stuttgart (Thieme).

[8] Sullivan, H. S. (1953): Die interpersonale Theorie der Psychiatrie. Frankfurt/Main (S. Fischer) 1980.

[9] Fromm-Reichmann, F. (1948): Notes on the development of schizophrenia by psychoanalytic psychotherapy. Psychiatry 11: 263-273.

Diese drei Gruppen können mit den von ihnen entwickelten Ideen[10] und Therapiekonzepten als die Pioniere eines Therapieansatzes gesehen werden, der sich heute, etwas ungenau und vereinfachend, als eine systemische Therapie psychotischen Verhaltens bezeichnen läßt. Die Familie, besser die in ihr stattfindende Kommunikation, wird konsequent als ein sich selbst organisierendes kybernetisches System betrachtet. Psychotisches Verhalten wird zum Ausdruck und Teil der Selbstorganisation dieses Systems. Hinzu kamen in der weiteren Entwicklung der systemischen Therapie zusätzliche Elemente. Erwähnt werden können hier etwa die Arbeiten der Mailänder-Gruppe[11] mit ihren Beiträgen zur Pragmatik der „Sprachbehandlung" wie etwa den Prinzipien der „zirkulären Befragung" oder auch die zu Beginn der 80er Jahre begonnene Rezeption und pragmatische Umsetzung der erkenntnistheoretischen Positionen des radikalen Konstruktivismus, etwa in den Schriften Heinz von Foersters[12] oder Ernst von Glasersfelds[13].

Ebenfalls in den 50er Jahren untersuchten in Großbritanien G.W.Brown und Kollegen[14] den Zusammenhang von Rehospitalisierungen von schizophrenen Patienten und der Art des sozialen Feld, in das diese Patienten aus der Klinik entlassen werden. Das soziale Milieu hatte offensichtlich entscheidenden Einfluß auf die Wahrscheinlichkeit einer Rehospitalisierung dieser Patienten. Weitergehende Untersuchungen[15] führten zu Spezifizierungen des sozialen familiären Milieus. Schließlich erfaßte man die Qualität dieses Milieus in dem quantitativ gemessenen Index der „Expressed Emotions" (EE). Vermehrtes „emotionales Überengagement" und „kritische Bemerkungen" im familiären Umfeld erhöhte, so fand man, die Rückfall-

[10] Bateson, G., D. Jackson, R. Laing, L. Wynne (1969): Schizophrenie und Familie. Frankfurt/Main (Suhrkamp).

[11] Selvini Palazzoli, M., L. Boscolo, G. Cecchin, G. Prata (1975): Paradoxon und Gegenparadoxon. Stuttgart (Klett-Cotta) 1977.

[12] Foerster, H. v. (1985): Sicht und Einsicht. Wiesbaden, Braunschweig (Vieweg).

[13] Glasersfeld, E. v. (1987): Wissen, Sprache und Wirklichkeit. Wiesbaden, Braunschweig (Vieweg).

[14] Brown, G. W., G. M. Carstairs, G.Topping (1958): Post-hospital adjustment of chronic mental patients. Lancet 2: 658-689.

[15] Brown, G. W., J. L. T. Birley, J. K. Wing (1972): Influence of family life on the course of schizophrenic disorders: A replication. Br.J.Psychiatry 121: 241-258.

wahrscheinlichkeit des als schizophren diagnostizierten Familienmitgliedes. Nachdem Brown als Erklärung dieser beobachteten Zusammenhänge zunächst eine unspezifisch erniedrigte Belastungsschwelle für soziale Reize postuliert hatte, wurde in den 70er Jahren die von Zubin und Spring[16] entwickelte Vulnerabilitätshypothese zu dem hauptsächlichen Erklärungskonzept für die empirischen Befunde. Ausgehend von diesen Befunden und einem letztlich organisch begründeten Defizitmodell entstanden eine ganze Reihe von Behandlungsmodellen psychotischen Verhaltens, die auch hier, sicher wieder etwas ungenau, unter dem Oberbegriff eines psychoedukativen Vorgehens zusammengefaßt werden können.
In den 80er Jahren zeigt sich uns eine Situation, in der sich die soziale und familienbezogene Behandlung psychotischen Verhaltens in zwei sehr unterschiedliche Richtungen, sowohl was die theoretischen Modelle als auch die praktischen Behandlungsmaßnahmen angeht, entwickelt hat.
Diese Situation war Anlaß zu einem Kongreß, der von der „Internationalen Gesellschaft für Systemische Therapie" (IGST) vom 6. bis 8. Oktober 1989 in Heidelberg veranstaltet wurde.
Der vorliegende Band faßt die wesentlichen Darstellungen und Ergebnisse dieses Kongresses zusammen. Er enthält nur Originalarbeiten, die als Vorträge während des erwähnten Kongresses gehalten wurden. Die Arbeiten von Luigi Boscolo und von Arnold Retzer und Gunthard Weber wurden für diesen Band erstellt.
Im ersten Teil stellen die Vertreter der verschiedenen Ansätze ihre Konzepte vor allem unter einer theoretischen Perspektive dar:
Ian Falloon gilt als einer der international herausragenden Vertreter des psychoedukativen Ansatzes bei der Behandlung psychotischen Verhaltens. Er geht von einer klaren ätiologischen Prämisse aus: es handelt sich bei der Schizophrenie um ein „klar definiertes Syndrom, das aller Wahrscheinlichkeit nach eine biologische Störung ist, welches mit spezifischen Abnormitäten des Gehirnstoffwechsels und genetischer Prädispositionen einhergeht". Neben den verschiedenen psychoedukativen Ansätzen stellt er ausführlich seinen eigenen verhaltenstherapeutisch orientierten Problemlösungsansatz dar. Ergänzt wird diese Darstellung durch die verschiedenen katam-

[16] Zubin, J., B. Spring (1977): Vulnerability - a new view of schizophrenia. J. Abnorm. Psychol. 86: 103-126.

nestischen Evaluierungen dieses Ansatzes, die inzwischen vorliegen.
Mara Selvini Palazzoli, die wohl bekannteste Vertreterin der ursprünglichen Mailänder-Gruppe, stellt die neuesten Ergebnisse ihrer Forschung über die relationalen Wurzeln schizophrenen Verhaltens vor. Das in dieser Forschungsarbeit entwickelte Sechs-Stufen-Modell der Genese schizophrenen Verhaltens, dessen Kernstück der „affektive Betrug" ist, wird ausführlich erläutert.
Lyman Wynne, einer der Pioniere eines familientherapeutischen Ansatzes in den 50er Jahren, diagnostiziert in seinem Beitrag eine Vernachlässigung des Konzepts der Krankheit in der systemischen Familientherapie. Er sieht ähnliche Nachlässigkeiten auch für die Konzepte Macht, Gewalt und Zeit. Nach der Darstellung einiger terminologischer Unterscheidungen im semantischen Kontext des Krankheitskonzeptes, plädiert Lyman Wynne für die Vermeidung einer vorschnellen Auflösung des Krankheitskonzeptes im therapeutischen Prozess und eine Integration psychoedukativer und systemischer Ansätze in der Behandlung psychotischen Verhaltens.
Luigi Boscolo, ein weiterer Vertreter der Mailänder-Gruppe, geht bei seiner Betrachtung psychotischen Verhaltens von der innerhalb und außerhalb der Familie stattfindenen Kommunikation aus. Er sieht eine Person dann psychotisch werden, wenn relevante Beziehungen keinen Sinn mehr für sie haben. Nach einer kritischen Betrachtung des psychoedukativen Ansatzes, aber auch der Vergangenheit des eigenen „Mailänder-Ansatzes" entwirft Luigi Boscolo einige Strategien für den therapeutischen Umgang mit psychotischem Verhalten, die an einem Fallbeispiel plastisch dargestellt werden.
Arnold Retzer und **Gunthard Weber** von der Heidelberger Gruppe entwerfen ein Modell psychotischer Systeme, das von der Untersuchung der Zeitorganisation und der in familiärer Kommunikation gestalteten Beziehungsrealität seinen Ausgang nimmt. Nach einer Darstellung der Unterschiede, in denen die verschiedenen psychotischen Systeme Zeit organisieren und Beziehungsrealität gestalten, berichten sie von den ersten Ergebnissen einer Evaluation ihres Modells.
Da letztlich für die Behandlung psychotischen Verhaltens entscheidend ist, was der Behandler tut, bzw. nicht tut und nicht in erster Linie was er denkt, wird im zweiten Teil die Praxis der Behandlung psychotischen Verhaltens in den verschiedenen Ansätze so konkret wie möglich dargestellt.

Luigi Boscolo führte während des Kongresses eine Konsultation mit einem Ehepaar durch. Der Ehemann war zur Zeit der Konsultation mit der Diagnose einer schizo-affektiven Psychose in stationärer Behandlung. Das wörtliche Transkript dieser Konsultation vermittelt einen konkreten Einblick in die von Luigi Boscolo vertretene Praxis einer systemischen Therapie.

Kurt Hahlweg, wohl der bekannteste Vertreter des psychoedukativen Ansatzes im deutschsprachigen Bereich, stellt seine Arbeit und die seiner Kollegen am Max Planck Institut für Psychiatrie in München vor.

Gunthard Weber und **Arnold Retzer** zeigen am Beispiel einer Familientherapie bei manisch-depressivem Verhalten einige wesentliche Strategien des in den letzten Jahren von der Heidelberger Gruppe entwickelten Behandlungsmodells.

Abgerundet und ergänzt werden die Praxisdarstellungen durch die Diskussionen zwischen den Vertretern der einzelnen Ansätze und Teilnehmern des Kongresses. Gerade diese ausführlich dargestellten Diskussionen machen deutlich, welches die Unterschiede und Gemeinsamkeiten zwischen den systemischen und den psychoeduaktiven Ansätzen sind, aber auch, daß es innerhalb des jeweiligen Ansatzes eine Bandbreite in Theorie und Praxis gibt, die viele Unterschiede deutlich werden läßt.

Mein Dank gilt den Referenten und Diskutanten, ohne deren anregendes Engagement während des Kongresses das Buch in der vorliegenden Form nicht hätte entstehen können. Mein Dank gilt aber auch Bianca Kouvaris und Günther Thomas, die bei den Übersetzungsarbeiten aus dem Italienischen und Englischen halfen. Nicht zuletzt möchte ich Maria Syska und Beate Ch. Ulrich für ihre große Hilfe, ihre Sorgfalt und ihre Geduld bei der Erstellung eines lesbaren Manuskriptes und Satzes danken.

Arnold Retzer

I. Theorie der Behandlung psychotischen Verhaltens

1. Das Familienmanagement der Schizophrenie

Ian R.H. Falloon

Seit vielen Jahren ist die wichtige Rolle der Familie bei der Behandlung der Schizophrenie anerkannt. In der 1913 erschienen Ausgabe seines Lehrbuchs für Psychiatrie befürwortet Kraepelin die frühe Entlassung von Patienten zu ihren Familien, sobald sich die störendsten Symptome der Schizophrenie abgeschwächt haben. Ihm war aufgefallen, daß viele schwierige Patienten bei der Rückkehr in ihre heimische Umgebung ein bemerkenswert gutes Benehmen zeigten. Zehn Jahre später entwickelte H.S.Sullivan in der Shepherd-Pratt-Klinik einen familienorientierten Ansatz für die stationäre Behandlung der Schizophrenie (Sullivan 1927). In der jüngeren Vergangenheit haben die viel kritisierten Arbeiten von Laing und Mosher weitere Beispiele für die Bedeutung einer familienorientierten Behandlung akuter Episoden der Schizophrenie geliefert (Laing 1967; Mosher et al. 1975).

Mit dem Aufkommen hocheffektiver Psychopharmaka wurde die Wirkung psychosozialer Behandlungsmaßnahmen akuter Episoden der Schizophrenie in gewisser Weise verschleiert. Die medikamentöse Therapie führte zu einer Milieuverbesserung in den akuten Klinikstationen. Folglich erschien der zusätzliche Nutzen psychosozialer Interventionen in solchen Settings vergleichsweise gering (Falloon und Liberman 1983).

Sobald die akuten Episoden der Schizophrenie unter Kontrolle gebracht sind, haben jedoch Neuroleptika für die Rückfallprävention der Krankheit untergeordnete Bedeutung. Selbst wenn man die Neuroleptikaeinnahme durch die Gabe von Depotinjektionen sorgfältig überwacht, treten im ersten Jahr nach der Rekompensation, wie Studien gezeigt haben, in 30-40% der Fälle erneut akute Episoden auf (Schooler und Severe 1984). Bis zum Ende des zweiten Jahres steigt diese Rückfallhäufigkeit auf mindestens 50% an, und Katameseuntersuchungen nach fünf Jahren zeigen sogar einen noch geringeren Erfolg kontinuierlicher neuroleptischer Medikation (Shepherd et al. 1989). Daher liegt der Hauptnutzen von Medikamenten offenbar in der Kontrolle akuter Episoden und in der Prävention von Rückfällen während der ersten sechs Monate der Nachbehandlung. Das Auftreten schwerwiegender Nebenwirkungen, einige können irreversibel werden, hat zu wachsender Besorgnis über die Auswirkungen kontinuierlicher Langzeitbehandlung mit Neuroleptika geführt (Schooler und Carpenter 1983).

Die Kontrolle akuter Episoden ist lediglich ein Aspekt der umfassenden Behandlung der Schizophrenie. Ein vielleicht wichtigeres Kriterium für die erfolgreiche Behandlung ist die Lebensqualität sowohl des Patienten selbst als auch der Personen, die mit ihm zusammenleben. Medikamentöse Therapie kann möglicherweise die klinische Morbidität verringern, sie kann dem einsamen Patienten jedoch keine Freunde geben, geschweige denn eine feste Arbeit oder interessante Freizeitbeschäftigungen. Um diese Ziele erreichbar zu machen, sind psychosoziale Interventionen notwendig. Bis heute haben sich jedoch psychosoziale Methoden als vergleichsweise teuer erwiesen. Zudem wurden die Wirkungen von Psychotherapie mit denen von medikamentöser Therapie in den meisten Studien nur hinsichtlich der akuten klinischen Morbidität verglichen - ein ungleicher Wettbewerb. Es gibt wenige Versuche, kombinierte medikamentöse und psychologische Behandlungen zu überprüfen, die unter optimalen klinischen Bedingungen möglicherweise in additiver oder sogar synergetischer Weise zusammenwirken können (Falloon und Liberman 1983).

Ich möchte einige der jüngeren Entwicklungen in der psychosozialen Behandlung der Schizophrenie aufzeigen, mit denen dies versucht wird; sie alle stützen sich auf die Prämisse, daß die Familieneinheit (d.h. diejenigen Personen, die in engem täglichem Kontakt zum Indexpatienten stehen) vielleicht die größte natürliche Ressource für die umfassende Betreuung der Schizophrenie darstellt.

Das Vulnerabilitäts-Stress-Modell der Schizophrenie

Seit den 50er Jahren ergab eine ganze Reihe von Untersuchungen, daß das Streßniveau in der häuslichen Umgebung der beste Prädikator für das Wiederauftreten akuter schizophrener Episoden darstellt. Dies gilt vor allem für jene Streßbelastungen, die den Indexpatienten betreffen. Die emotionale Reaktion sowie die Einstellungen der Familienmitglieder während der letzten drei Monate vor der Einweisung des Patienten in die Klinik haben sich als präzisere Prädiktorvariablen für den Verlauf der Schizophrenie nach der Rekompensation erwiesen als jede andere Einzelvariable (z.B. prämorbide soziale Angepaßtheit, Lebensalter bei Beginn der Krankheit, Geschlecht, Schweregrad der Symptome etc.). Die Merkmale der Familienmitglieder, aus denen sich der Index für hohe „expressed emotion" (EE) zusammensetzt, ist ein hohes Maß an Kritik oder Zurückweisung und bevormundender Einmischung (overinvolvement). Interessant an einem hohen „expressed emotion"-Index ist, daß er die erwartete Reaktion auf gestörtes und verrücktes Verhalten zu sein scheint. Allerdings überrascht, daß nur etwa die Hälfte dieser Familienangehörigen in Großbritannien selbst in der kritischen Phase vor der Klinikeinweisung diese Reaktion in sehr hohem Maße zeigen, während die andere Hälfte angesichts der häufig doch extremen Verhaltensstörungen und familiären Zerrüttungen in eher ruhiger und unterstützender Weise reagiert. In einer unwesentlich geringeren Zahl von Fällen stellte man diese ruhigen, auf Bewältigung abzielenden Reaktionen auch bei den Familien von Patienten fest, die ins Camarillo State Hospital in Kalifornien eingewiesen worden waren (Vaughn und Leff 1976; Vaughn et al. 1982).

Der „expressed emotion"-Index wurde aus einer Reihe von Interviews abgeleitet, die mit jedem Familienmitglied unter Ausschluß des Indexpatienten durchgeführt wurden. Wir müssen uns fragen, inwieweit die Antworten aus diesen Interviews Familieninteraktionen im realen Alltag entsprechen, und ob das gleiche Maß an Kritik und Einmischung auch in Gegenwart des Indexpatienten auftritt, insbesondere während der Phase nach der Klinikentlassung, sobald also der Patient seine klinische Stabilität wiedergewonnen hat.

Wie Abb. 1 zeigt, korrespondieren EE-Einstellungen mit Verhaltensweisen der Familie, wenn diese gebeten wird, ein „heißes Thema" unter Laborbedingungen zu diskutieren. Diese Untersuchung, die in Zusammenarbeit mit David Miklowicz und Michael Goldstein an der University of California in Los Angeles (UCLA) durchgeführt wurde, zeigt, daß diejenigen Familienmitglieder mit einem hohen Maß an

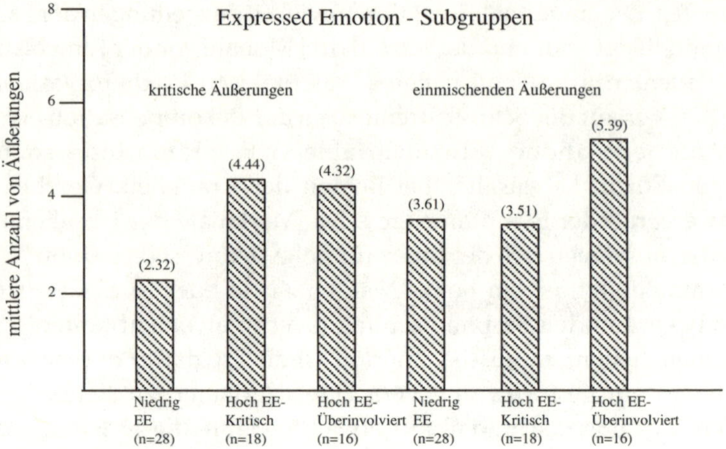

Abb. 1

Kritik in den EE-Interviews auch in der Familiendiskussion über ein problematisches Thema die meiste Kritik äußerten (Miklowicz et al. 1984). Diejenigen, die Überinvolviertheit zeigten, tendierten während der Familiendiskussion am stärksten zur Einmischung. Daher ist der EE-Index wahrscheinlich geeignet, sowohl familiäres Verhalten als auch familiäre Einstellungen widerzuspiegeln und dies selbst in Zeiten kaum sichtbarer Verhaltensstörungen.

Große klinische Bedeutung kommt einer Reihe von post-hoc-Analysen zu, die sich mit den Auswirkungen reduzierten familiären Kontaktes und regelmäßiger Medikation für Indexpatienten aus Familien mit hohem EE beschäftigen (Vaughn and Leff, 1976; Abb. 2). Wo der Patient nur wenig Kontakt mit dem hohen-EE-Familienmitglied hatte, bzw. der Patient mit hoher Regelmäßigkeit Neuroleptika nahm, konnte die Rückfallrate wesentlich reduziert werden. Wenn sowohl geringe Kontakthäufigkeit und regelmäßige Medikation in Kombination praktiziert wurden, näherte sich die Rückfallrate jener der Familien mit niedrigem EE an. Dies legt einen recht einfachen Behandlungsansatz für die Schizophrenie nahe: Man halte den Patienten soweit als möglich von zu Hause fern und stelle eine fehlerfreie Medikamenteneinnahme sicher, vorzugsweise durch intramuskuläre Injektionen.

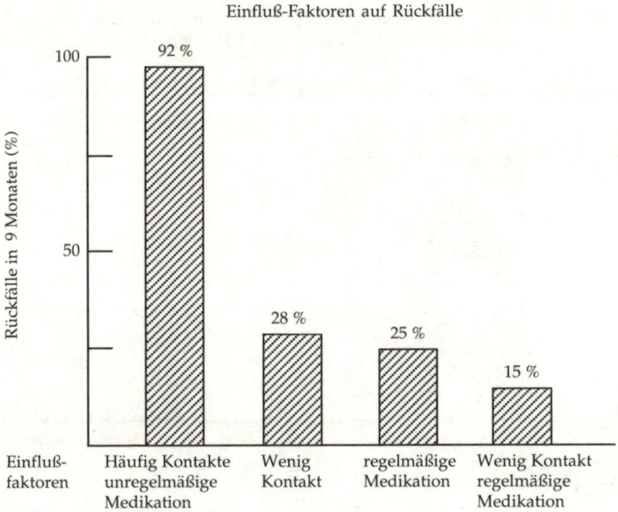

Abb. 2

Unglücklicherweise berücksichtigt diese Analyse nicht, daß die Patienten mit wenig Kontakt zu ihrer Familie tendenziell über bessere prämorbide Kompetenzen verfügen und folglich eine geringere Rückfallrate vorweisen können; diejenigen mit absolut regelmäßiger Medikation dagegen zeigen gleichfalls eine geringe Rückfallquote, selbst bei der Einnahme von Placebo (Falloon et al. 1978). Mit anderen Worten: Die außerhalb der häuslichen Umgebung verbrachte Zeit und die regelmäßige Einnahme von Psychopharmaka sind allein schon gute Prädiktorvariablen für klinischen Erfolg.
Eine weitere Möglichkeit, familiären Stress zu reduzieren, läuft auf den direkten Versuch hinaus, die Familienmitglieder in effektiverem Bewältigungsverhalten zu trainieren, damit sie in der gleichen bedächtigen Weise mit Stress umgehen können wie die Familien mit niedrigem EE.
Interessanterweise stehen jedoch die Auswirkungen der niedrigen oder hohen Kontaktdichte in den Familien mit geringem EE unter umgekehrten Vorzeichen. In diesen Familien erhöht seltener Kontakt das Risiko neuer Episoden, während sich der beste Erfolg bei häufigem Kontakt mit der Familie ergibt (Abb. 3).

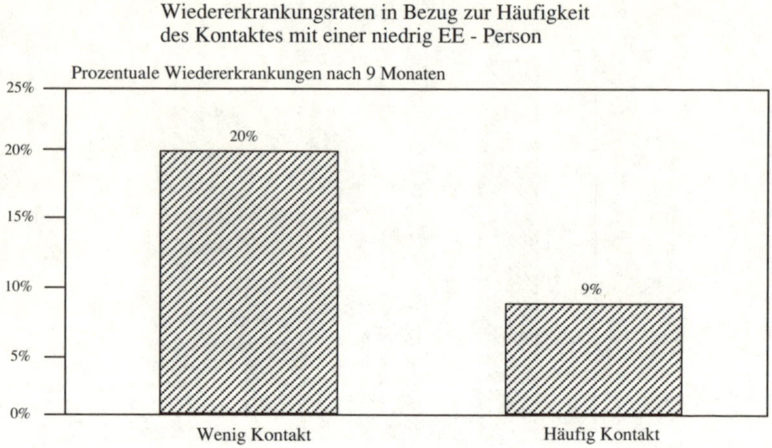

Abb. 3

Es ist also offensichtlich, daß die Umgebung mit niedrigem Streßniveau spezifische gesundheitsfördernde Faktoren in sich birgt, so daß diese Familien möglicherweise den Verlauf der Schizophrenie günstig beeinflussen (Falloon 1985). Wenn wir also, anders ausgedrückt, das Bewältigungsverhalten der Familie zu verbessern suchen, sollten wir auch darauf achten, daß der Indexpatient einen regelmäßigen engen Kontakt mit der Familie beibehält, um aus diesen Bemühungen einen größtmöglichen therapeutischen Gewinn zu ziehen.
Sozialer Stress in Familien ist nicht die einzige Variable im Zusammenhang mit dem erneuten Auftreten der Schizophrenie. Es hat sich gezeigt, daß auch Umgebungsstress, etwa in Form kritischer Lebensereignisse, schizophrene Episoden auslösen kann. Wo tagtäglich ein hohes Stressniveau besteht, reichen geringfügige Ereignisse aus, eine Episode auszulösen (Abb. 4). Wo die Spannung bedingt durch Stress mit Familie, Freunden und Arbeit, niedrig bleibt, sind schon gewichtigere Ereignisse, etwa der Verlust des Arbeitsplatzes oder die Trennung aus einer engen Beziehung notwendig, um das Rückfallrisiko zu erhöhen.
Es ist anzunehmen, daß Stress kumulativ wirkt, und daß es eine Stress-Schwelle für jede Person gibt, deren Überschreitung ein hohes Risiko bedeutet, in irgendeiner Weise krank zu werden. Mit anderen Worten: Jeder hat seine Zerreißgrenze.

Eine Behandlung mit Neuroleptika verringert möglicherweise das Rückfallrisiko für Schizophrenie, wenn die Stress-Schwelle überschritten wird. Sie ist jedoch kein vollständiger Schutz und kann den Stress sogar verstärken, wenn sie unangenehme Nebenwirkungen verursacht. Alles, was den Patienten befähigt, effektiver mit Stress umzugehen und Stressauswirkungen zu neutralisieren, kann dieses Risiko herabsetzen. Dies läßt sich durch das Training effizienteren Problemlösungsverhaltens erreichen, etwa durch psychosoziale Einzeltherapie oder durch gruppen- bzw. familienbezogene Stressmanagementverfahren.

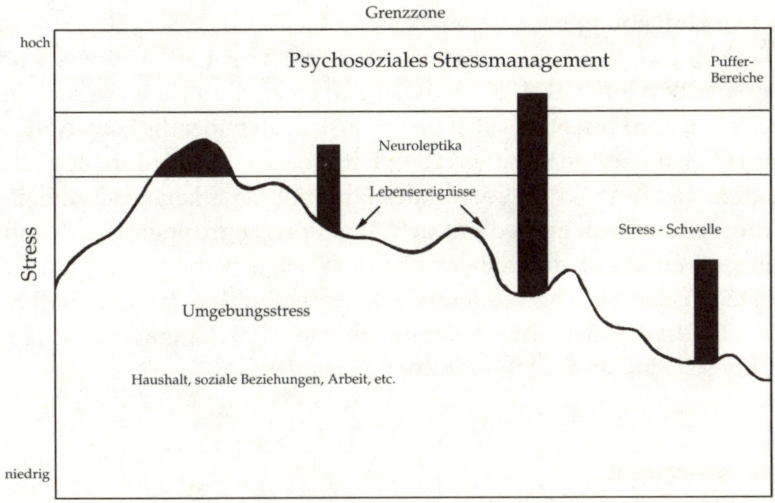

Abb. 4

Familiengestützte Interventionen

Ansätze zur Stressreduktion

Die psychoedukativen Therapien haben versucht, dem Patienten und seiner Familie bei der Reduktion von Umgebungsstress behilflich zu sein und damit das Risiko klinischer Episoden mit akuten Symptomen zu reduzieren.

Der Ansatz von Anderson, Reiss und Hogarty (1980) stellt hierbei den vielleicht einfachsten und direktesten auf die Familie zielenden Ansatz dar. Die Familien der Patienten werden hierbei sowohl umfassend über die Schizophrenie aufgeklärt als auch darüber, wie sie die Rehabilitation in sehr kleinen Schritten in Angriff nehmen können. Man klärt sie darüber auf, daß die Auswirkungen einer akuten schizophrenen Episode mindestens sechs Monate über die Beseitigung der akuten Symptome hinaus andauern, und daß jeglicher Stress während dieser Periode zu einem Rückfall führen kann. Danach berät man die Familien, wie sie den behinderten Patienten bei seinen sehr kleinen Schritten zur Wiedergewinnung seiner geistigen Funktionen behilflich sein können. Die überinvolvierten Familienmitglieder bestärkt man darin, mehr Aktivitäten außerhalb der häuslichen Umgebung nachzugehen.
Die Maudsley-Gruppe unter der Leitung von Leff, Kuipers und Berkowitz (Leff et al. 1982) entwickelte einen ähnlichen Ansatz. Sie beziehen den Patienten selbst in die Aufklärung über die Schizophrenie ein; in mehreren Sitzungen beschäftigen sie sich mit den Möglichkeiten, den Kontakt zu Verwandten mit hohem EE einzuschränken. Eine weitere Strategie bedient sich Angehörigengruppen, die sowohl aus Angehörigen mit hohem als auch solchen mit niedrigem EE bestehen. Die Angehörigen mit niedrigem EE sollen jenen mit hohem EE effektivere Bewältigungsmöglichkeiten im Umgang mit Verhaltensstörungen und Symptomen vermitteln.

Stressmanagement

Die Methoden von Goldstein, Liberman und Falloon befassen sich unter einer etwas anderen Perspektive mit dem Stress: Stressmanagement statt Stressreduktion. Das Ziel liegt darin, Patienten und Familien zu lehren, ein breites Spektrum idiosynkratischen Umgebungsstresses wirksamer zu bewältigen, und nicht nur darin, diesen zu vermeiden.
In sechs Sitzungen bringt Goldstein Familien bei, sowohl aktuellen als auch antizipierten Umgebungsstress zu identifizieren und zu diskutieren, wie die problematischen Situationen bewältigt werden können (Goldstein et al. 1978). Dabei geht es nicht nur um Stress innerhalb der Familie, sondern auch um solchen, der durch veränderte Lebensumstände und aus außerfamiliären Faktoren erwächst. Im

Unterschied zu den Programmen von Anderson und Leff wird hier weniger Wert auf den Umgang mit den schizophrenen Symptomen gelegt.
Die verhaltensorientierte Methode, die zunächst von der Maudsley-Gruppe konzipiert und später in Zusammenarbeit mit Goldstein und Liberman in Los Angeles weiterentwickelt wurde, ist breiter angelegt; sie fokussiert weniger auf den Inhalt des Stresses als auf die grundlegenden Prozesse des familiären Stressmanagment. Der sparsamste Ansatz zum Stressmanagement und zur gemeindenahen Rehabilitation für die gesamte Familie ist offenbar der Problemlösungsansatz.

Problemlösen

- Problemdefinition
- Entwicklung möglicher Lösungen
- Bewertung möglicher Konsequenzen
- Einigung auf die „beste" Strategie
- Planung und Durchführung
- Beurteilung der Ergebnisse

Abb. 5

Mit unserer Trainingsmethode, die aus der verhaltenstherapeutischen Familientherapie abgeleitet ist, leiten wir Patienten und ihre Familien an, sich zu Hause zusammenzusetzen und ein Thema zu besprechen, das für ein Familienmitglied einen aktuellen oder antizipierten Stress darstellt (Falloon et al. 1984). Es ist anzunehmen, daß die Familie eigene Problemlösungen hervorbringt. Dies geschieht jedoch meist nicht in der effektivsten Weise. In den meisten Fällen wird das „Sich-Durchwursteln" bei Problemen nicht zu ernsthaften Schwierigkeiten führen; falls jedoch ein oder mehrere Familienmitglieder für eine stressanfällige Krankheit prädisponiert sind, kann ein deutlich überdurchschnittliches Problemlösungsverhalten erforderlich sein, um das Risiko weiterer Krankheitsepisoden zu verringern. Zugleich ist es notwendig, jedes einzelne Familienmitglied in seiner Problemlösungskompetenz zu fördern. Daher ist das Problemlösen ein wichtiges Hilfsmittel sowohl zur Verbesserung sozialer Kompetenzen als auch zur Bewältigung von Stress.

Darüberhinaus darf man annehmen, daß Stress, der sich auf irgendein Familienmitglied richtet, auch erhöhten Stress für jeden anderen in der Familie nach sich zieht. Somit werden die Probleme und Ziele eines jeden Familienmitgliedes wichtig genommen und nicht nur die Aspekte, die sich auf die Schizophrenie und den Indexpatienten beziehen. Wer nach einer Schizophrenie einen Genesungsprozeß durchmacht, kann vielfältige Probleme und Ziele für sich in Anspruch nehmen, denen auch die gesamte Familie eine hohe Priorität beimißt. Dies ist jedoch nicht immer der Fall. Nicht selten ist gerade die schizophrene Person ein ruhender Pol für die Familie, während andere Familienmitglieder durch schwierige Probleme belastet sind. Diese Konzepte bedürfen kaum weiterer Erklärung für Familientherapeuten, werden jedoch von vielen Psychiatern kaum verstanden.

Im Gegensatz zu den epistemologisch orientierten Familientherapeuten[1] akzeptieren alle diese neuen familienorientierten Ansätze die Schizophrenie (wie sie im DSM III definiert ist) als ein klar definiertes Syndrom, das aller Wahrscheinlichkeit nach eine biologische Störung ist, welche mit spezifischen Abnormalitäten des Gehirnstoffwechsels und genetischer Prädispositionen einhergeht.

Obgleich mindestens zwei Sitzungen ausschließlich der Diskussion über die Natur und das Management der Schizophrenie gewidmet sind, legt der verhaltensorientierte Ansatz wenig Gewicht darauf, den Umgang mit schizophrenen Symptomen zu vermitteln. Er fokussiert stattdessen auf das allgemeine Problemlösungsverhalten innerhalb der Familie, das gelegentlich auch den Umgang mit gestörtem schizophrenem Verhalten umfaßt. Das Ziel ist, Familien zu

[1] Anmerkung des Herausgebers: Unter „epistemologisch orientierten Familientherapeuten" werden hier, im Gegensatz zu psychoedukativ und verhaltenstherapeutisch orientierten Familientherapeuten, sytemische Familientherapeuten verstanden. Es muß jedoch zweifelhaft bleiben, ob, gleich welches gemeinsame Adjektiv man auch verwenden will, dadurch nicht mehr Gemeinsamkeit suggeriert wird, als zu beobachten ist. Die in diesem Band vorliegenden Arbeiten „systemischer Familientherapeuten", der beiden Mailänder Gruppen und der Heidelberger Gruppe, lassen dagegen den Eindruck entstehen, daß es auch wesentlich erscheinende Unterschiede gibt.

einem effizienteren Umgang mit Stress jeglicher Art zu befähigen und sie damit unabhängiger von professioneller Hilfe zu machen. Dies hoffen auch die anderen hier beschriebenen Methoden zu erreichen. Anderson und Leff haben mehrere Familien umfassende Gruppen eingerichtet, um gegenseitige Selbsthilfe zu ermöglichen, sobald keine professionelle Unterstützung mehr zur Verfügung steht.

Bevor man Probleme lösen lernt und ein verfügbares Strukturmodell für familiäre Problemlösungsdiskussionen sich auch als effektiv erweisen kann, sollten Familienmitglieder schon gewohnt sein, sich in irgendeiner Weise zusammenzusetzen und ihre Probleme zu diskutieren. Nach unserer Erfahrung kann dies nur selten vorausgesetzt werden. Die meisten Familien benötigen eine Anzahl von Sitzungen, um ihre elementaren kommunikativen Fertigkeiten zu verbessern, so daß sie sich mindestens einmal in der Woche treffen, ihre Probleme oder Ziele detailliert festlegen, einander aufmerksam zuhören und in einer zusammenhängenden und konstruktiven Weise bei Planung und Ausführung spezifischer Programme zusammenarbeiten.

Ich betone, daß es uns nicht darum geht, die Äußerung negativer Gefühle oder Kritik gegen den Indexpatienten zu vermeiden. Das Ziel ist vielmehr, Kritik in einer konstruktiven Weise auszudrücken, so daß sie einer Problemlösung dienlich ist. Wenn sich Familienmitglieder bei ihren Diskussionen mitunter gegenseitig anschreien, ist dies nicht von Belang, solange am Ende der Diskussion ein konstruktiver Plan erarbeitet worden ist, um mit dem anstehenden Problem fertigzuwerden.

Wo spezifische verhaltenstherapeutische Strategien in kontrollierten Studien ihre Wirksamkeit demonstriert haben, können Therapeuten Familien dazu anleiten, die praktische Durchführung ihrer Problemlösungsstrategien zu effektivieren, insbesondere dann, wenn die Problemlösungsversuche der Familie bislang relativ wirkungslos geblieben sind.

Verhaltensorientierte Ansätze der Familientherapie können Strategien umfassen wie das Training sozialer Fertigkeiten, Sexualtherapie, Angstmanagement, kognitive Umstrukturierung oder operante Konditionierungsprogramme. Barrowclough und Tarrier entwikkelten einen Ansatz mit spezifischen verhaltenstherapeutischen Strategien als Hauptbestandteil eines neunmonatigen Interventionspaketes von 13 Sitzungen. Fünf Trainingssitzungen befassen sich mit dem Zusammenhang von Stress und Schizophrenie sowie mit allgemeinen Bewältigungsstrategien. Es folgen acht Sitzungen zur Ausarbeitung von Familienstrategien für die Bewältigung solcher Probleme, die im Zusammenhang mit hoher EE-Kritik am Indexpatienten stehen. Die Autoren bezeichnen diesen Ansatz als „Verhaltenstherapie mit Familien". Er hat allerdings mehr mit den Ansätzen zur Stressreduktion gemeinsam als mit denen der verhaltensorientierten Familientherapien. Obwohl Ziele zur Erhöhung der sozialen Kompetenz des Patienten formuliert werden, konzentriert sich dieser Ansatz vor allem auf die Reduzierung der „expressed emotion".

Eine letzte Bemerkung über die Unterschiede zwischen den wichtigsten Ansätzen zum Familienmanagement betrifft das Problem des direkten intrafamiliären Kontaktes. Beide Ansätze zur Streßreduktion von Anderson und Leff versuchen die Kontakte des Indexpatienten zu seiner Familie zu reduzieren. Die Patienten werden von den Angehörigengruppen ausdrücklich ausgeschlossen. Man sucht nach Möglichkeiten, entweder die Unabhängigkeit des Indexpatienten zu steigern oder aber dafür zu sorgen, daß die nächsten Bezugspersonen mehr Zeit außer Haus verbringen.

Im Gegensatz dazu hat der verhaltensorientierte Ansatz keine derartigen expliziten Zielsetzungen. Ausgehend von der Beobachtung, daß häufige Kontakte mit unterstützenden Familienmitgliedern das Rückfallrisiko der Schizophrenie herabsetzen, versuchen wir die familiäre Unterstützung zu verbessern. Wir ermutigen die Familienmitglieder, mehr Zeit miteinander zu verbringen, um sich in der Lösung ihrer Alltagsprobleme gegenseitig Hilfestellung zu geben und ihre kreativen Möglichkeiten auszuschöpfen. Familien nutzen häufig die Meetings dazu, ihren Angehörigen bei der Ausweitung ihrer außerfamiliären Aktivitäten und Beziehungen zu helfen. Häufig werden sie dazu ermuntert, ihre kommunikativen Fertigkeiten zur Unterstützung der Familienmitglieder zu nutzen, denen es an Kompetenz in zwischenmenschlichen Situationen fehlt. Die Kompetenz kann sich etwa darin zeigen, einem Verein beizutreten, Bewerbungsgespräche zu führen oder Verabredungen zu treffen. Es muß daran erinnert werden, daß viele Menschen, die nach einer schweren Schizophrenie an gravierenden Behinderungen leiden, niemals die volle Unabhängigkeit von ihrer Familie und von professioneller Hilfe erreichen werden. Die geeigneten Ziele für solche

Menschen sind die gleichen wie für alle anderen behinderten Menschen - ihre eigene Lebensqualität und die ihrer sozialen Bezugspersonen zu maximieren. Problemlösen versetzt sie in die Lage, ihr Leben mit ihren Familien zu planen und in kleinen Schritten auf ihre langfristigen Lebensziele zu zugehen.
Tab. 1 faßt die Ähnlichkeiten und Unterschiede zusammen, die zwischen den wichtigsten Familieninterventionen auf der Basis des Vulnerabilitäts-Stress-Modells bestehen.

	Komponenten der Familienintervention		
	Anderson et al.	Leff et al.	Falloon et al.
Aufklärung über die Schizophrenie	OOO	OO	O
Angehörigen-gruppen	O	OOO	O
Spezifische Copingstrategien	OO	OO	OO
Problemlösungs-training	O	O	OOO
Kontinuierliche Fall-Beratung	O	–	OOO
Zielmedikation	–	–	OOO

Tab. 1

Die Ergebnisse der familiengestützten Behandlung

Das Familienmanagment der Schizophrenie hat zu dramatischen Resultaten geführt. Diesen Eindruck kann man zumindest bekommen, wenn man sich auf das Ziel beschränkt, lediglich das Risiko schwerwiegender Verschlechterungen der Schizophrenie zu verkleinern. Die Reduktion der Rückfallquoten ist überraschend. Noch überraschender sind die beständig niedrigen Rückfallquoten aus den sechs bis zum Juli 1989 veröffentlichten Kontrollstudien (Abb. 6).

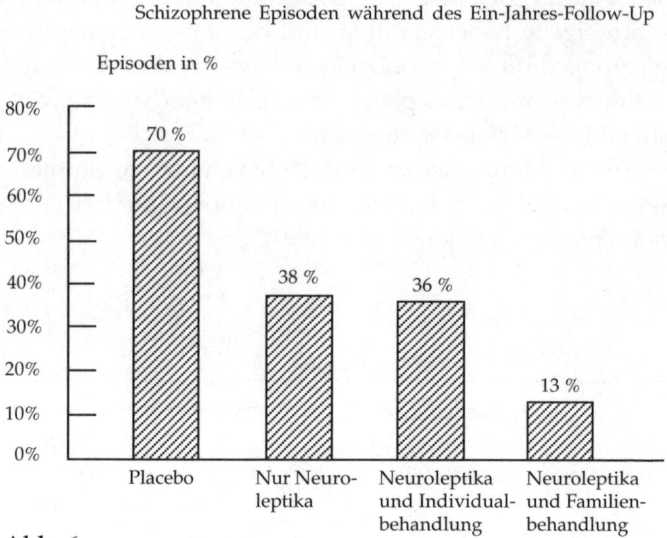

Abb. 6

Die größten Optimisten unter uns kommen nun vielleicht zu dem Schluß, daß die Geißel Schizophrenie durch die Kombination von Stressmanagement und optimaler medikamentöser Therapie besiegt sei. Ich fürchte jedoch, diese niedrigen Rückfallquoten sagen nur die halbe Wahrheit. Schlimmer noch, sie könnten zu der Annahme verführen, daß eine simple fünf oder sechs Sitzungen umfassende Unterweisung von Familienangehörigen bei der Bewältigung schizophrener Symptome ebenso wirksam sei wie 20-30 Stunden umfassender Familientherapie.

Bevor wir jedoch zu sehr vom Boden der Tatsachen abheben, sollten wir in aller Ruhe einige Dinge überdenken. Zunächst sollten wir uns daran erinnern, daß die alten Irrenanstalten in hohem Maße in der Lage waren, akute Episoden der Schizophrenie unter Kontrolle zu halten. Lamb und Goertzel (1971) haben gezeigt, daß ein ähnlich niedriges Streß- und Anforderungsniveau der Umgebung auch in der Gemeinde, selbst in der Familie, entwickelt werden kann. Niedriger EE ist dann oft der gütigen Obhut vergleichbar, die man in Institutionen zur Langzeitunterbringung findet. Darüberhinaus sollten wir uns daran erinnern, daß nur etwa ein Drittel der an Schizophrenie erkrankten Personen einen typischen Rückfallverlauf haben. Der Rest zeigt sehr unterschiedliche Verläufe, die nicht alle in ein einheitliches Rückfallmodell passen. Daher ist es wesentlich, sowohl die Lebensqualität des Patienten ohne Rückfall zu untersuchen, als auch die Psychopathologie aus einer anderen als der dichotomen Rückfall/Nicht-Rückfall-Perspektive zu betrachten.

Wenden wir uns zunächst der Psychopathologie zu. Hier verhindern leider fehlende Daten einen Vergleich zwischen den zuvor diskutierten Kontrollstudien. Aus diesem Grund muß ich meine Gedanken auf die USC-Studie beschränken. In dieser Studie wurde klinischer Erfolg definiert als eine Verringerung des Schweregrades persistierender psychotischer Symptome, eine erhöhte Zahl von Totalremissionen aller Symptome und einem Trend zur Remission der Defizit- (oder Negativ-) Symptomatik (Falloon 1985).

Alle Patienten traten in diese Studie ein, sobald sie nach einer akuten Episode und nach einer medikamentösen und einer stützenden Behandlung klinische Stabilität erreicht hatten. Während der ersten neun Monate der Studie zeigten die Fälle mit Einzelbetreuung weitaus höhere Spitzenwerte in den Blindratings der Leitsymptome (Abb. 7). Jedoch zeigte sich auch, daß relativ wenige Fälle mit Familienmanagment während der ersten neun Studienmonate völlig frei von jeglichen schizophrenen Zeichen waren. Bei den meisten traten einige geringfügige Krankheitszeichen auf, die häufig prodromaler Natur waren. Diese verstärkten sich jedoch gelegentlich bis zu akustischen Halluzinationen oder zu Wahnwahrnehmungen. Die Entscheidung, wo man die Trennungslinie ziehen will, bestimmt im großen und ganzen die differentielle Rückfallquote. Wenn wir beispielsweise geringfügige schizophrene Episoden miteinbeziehen, etwa solche mit mehr als zwei Punkten auf unserer siebenstufigen Skala, ergeben sich keine Unterschiede zwischen den beiden Behandlungsbedingungen.

Rückfalldaten sind noch aus einem anderen Grund nur begrenzt aussagefähig. Sie gehen davon aus, daß der typische Verlauf einer Schizophrenie aus vollständigen Remissionen oder akuten Rückfällen bestehen kann. Wie bereits erwähnt, zeigt jedoch nur ein Drittel aller Fälle das typische Rückfallmuster. Der Wert von Familientherapien liegt jedoch offenbar ebenso im Auslösen von Remissionen wie im Stabilisieren persistierender Symptome. Aus diesem Grund möchte ich für Längsschnittuntersuchungen spezifischer Leitsymptome der Schizophrenie plädieren, wie sie die Abb. 8 zeigt.

Maximal Rating (schizophrener Symptome)
während der 9 monatigen Behandlung

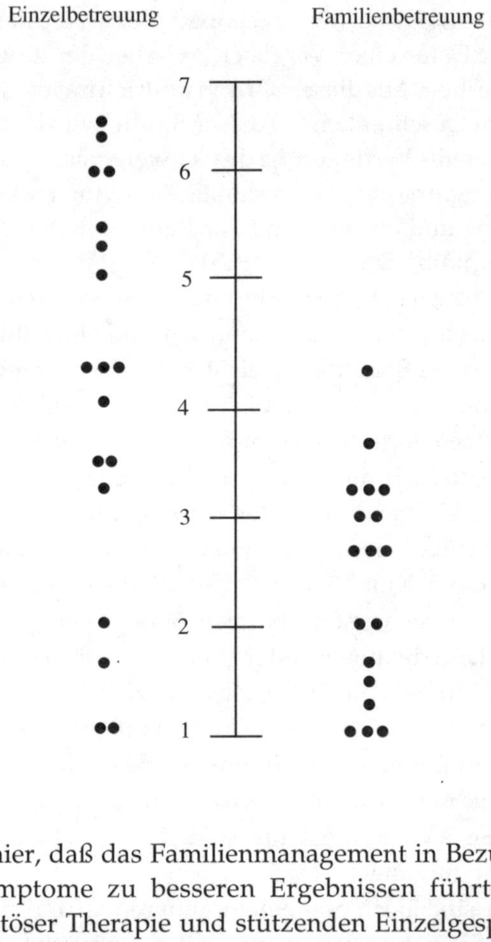

Abb. 7

Wir sehen hier, daß das Familienmanagement in Bezug auf floride Residualsymptome zu besseren Ergebnissen führte, als es mit medikamentöser Therapie und stützenden Einzelgesprächen möglich war. Nach zwei Jahren waren zwei Drittel der Familienmanagement-Patienten frei von schizophrener Psychopathologie und die Hälfte zeigte keinerlei Symptome irgendeiner Geisteskrankheit. Darüber hinaus erwies sich die allgemeine Stabilität der Fälle nach Familienmanagement als signifikant höher als die jener Fälle mit Einzelbehandlung. Letztere fielen weiterhin durch einen instabilen Verlauf mit geringerer Tendenz zu völliger stabiler Remission auf. Man könnte argumentieren, daß akute Symptome der Schizophrenie eine geringere Behinderung für Patienten und ihre Angehörigen darstellen als Defizit- oder affektive Symptome. Wie zuvor schon erwähnt, eliminiert die auf Stressminimierung ausgelegte Variante des Familienmanagements die akute Symptomatik möglicherweise dadurch, daß sie lediglich die Tendenz zum sozialen Rückzugs in die Negativ-Symptomatik verstärkt. Die Daten aus der USC-Studie legen jedoch nahe, daß sich die Wirkung des Familienmanagements sowohl auf die Verringerung der Negativ-Symptomatik als auch auf die Reduktion von depressiven Episoden ausdehnen läßt (Falloon 1985).

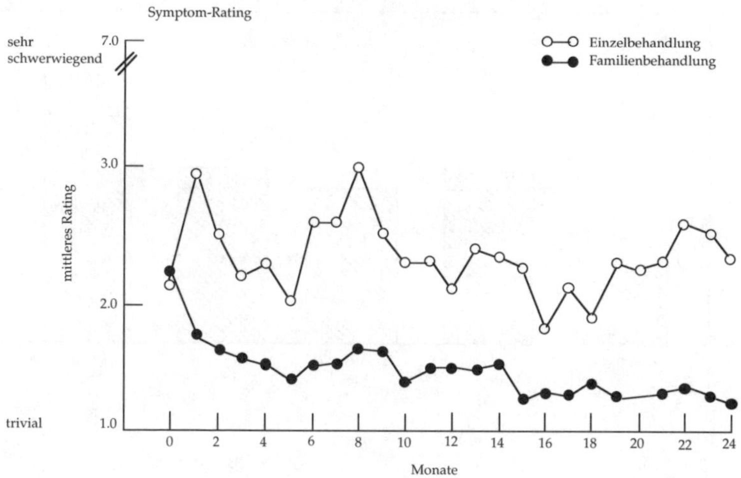

Abb. 8

Offensichtlich geht die Wirkung des Familienmanagements über die frühere Forderung nach einer geringeren Rückfallhäufigkeit der akuten schizophrenen Symptome hinaus und zwar bis zu einem Trend zur Totalremission jeglicher klinischer Morbidität und anschließender Genesung von dieser früher als unheilbar geltenden Krankheit.

Bevor wir aus dem bisher gesagten jedoch einen allgemeinen Geltungsanspruch für alle familienorientierten Ansätze ableiten, sollten wir zunächst die Daten der Zwei-Jahres-Katamnese dahingehend untersuchen, inwiefern sich der kurzfristige Zuwachs an psychischer Stabilität aufrechterhält, nachdem die Behandlung beendet ist.[2] Leider sind die Ergebnisse nicht sehr eindrucksvoll, selbst wenn man lediglich den groben Maßstab der Rückfallhäufigkeit zugrundelegt (Abb. 9).

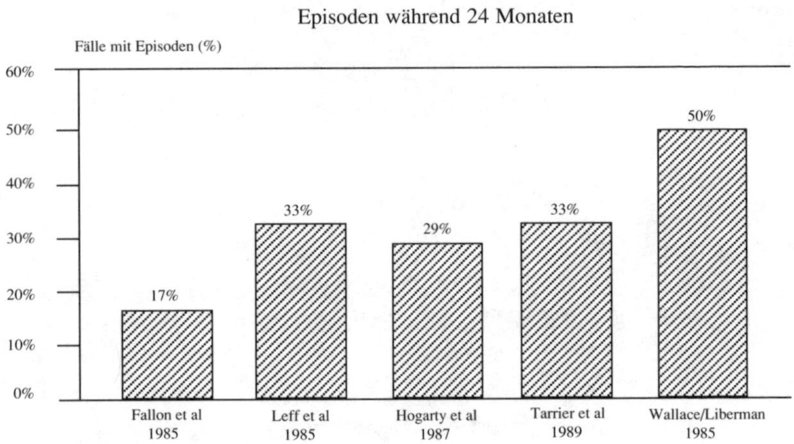

Abb. 9

Einige Forscher haben die gestiegene Rückfallquote im zweiten Jahr der geringen Koorperation der Patienten bei der Medikamenten einnahme zugeschrieben (Leff et al. 1985; Hogarty et al. 1979). Es liegt jedoch auf der Hand, daß die fehlende Kontinutität in der Medika-

[2] Anmerkung des Herausgebers: Vgl. zur Frage der Stabilität von Veränderungen nach familientherapeutischen Interventionen: Boscolo, L. (1991): Die akute und chronische Schizophrenie aus systemischer Sicht (in diesem Band), besonders das Kapitel: „Der psychoedukative Ansatz" und: Retzer, A., G. Weber (1991): Entwurf eines Modells psychotischer Systeme (in diesem Band), besonders das Kapitel: „Die Entwicklung der Rückfälle nach systemischer Familientherapie".

menteneinnahme auf Versäumnisse bei der Aufkärung über die Wichtigkeit der Medikamente und des Problemlösens in der Familie zurückzuführen ist. Eine Steigerung von bedeutsamen schizophrenen Episoden trat jedoch in der verhaltensorientierten Familientherapistudie nicht auf. In dieser Studie bestand das Ziel in der Anleitung von Familienmitgliedern, ihre Problemlösungsdiskussion unabhängig von der Beteiligung des Therapeuten selbst in die Hand zu nehmen (Falloon 1985). Alle anderen Methoden stützen sich dagegen auf Problemlösungsdiskussionen, die vom Therapeuten einberufen und geleitet werden. Hierzu gehört auch der verhaltensorientierte Ansatz von Tarrier und Barrowclough, deren Methoden ausschließlich auf das Patientenverhalten gerichtet waren, während die transaktionalen Aspekte des Familiensystems vernachlässigt wurden.

Wenn ein psychologischer Ansatz über das Ende der Therapie hinaus überhaupt wirksam sein soll, muß die spezifische therapeutische Strategie in den alltäglichen Lebensstil der Betroffenen integriert worden sein und darf nicht von der weiteren Anwesenheit des Therapeuten abhängen. Eine solche Integration ist selten durch Anleitung allein zu leisten, noch läßt sie sich durch therapeuteninduziertes Problemlösen ereichen. Wesentlich dagegen ist, daß Veränderungen in den Verhaltensmustern der Familie herbeigeführt werden. Diese veränderten Muster werden nur dann stabil bleiben, wenn sie als lohnender empfunden werden als jene, die sie ersetzt haben.

Es gibt Hinweise auf spezifische Veränderungen im Kommunikations- und Problemlösungsverhalten von Familien, die nach dreimonatiger verhaltensorientierter Familientherapie auftreten. Diese Veränderungen bleiben über 24 Monate hin stabil. Darüber hinaus tritt eine allgemeine Verbesserung bei der Bewältigung jeglicher Form von Stress ein, mit der Familien konfrontiert sind (Abb. 10) (Doane et al. 1985; Hahlweg et al. 1989). Nach dem Ende des aktiven Trainings bleiben Familien jahrelang dabei, Problemlösungsdiskussionen durchzuführen. Es könnte jedoch auch wichtig sein, Familien auf unbestimmte Zeit zu begleiten und bei der Einübung solcher Verhaltensweisen zu unterstützen und die Aufrechterhaltung dieser nützlichen Verhaltensmuster kontinuierlich zu verstärken.

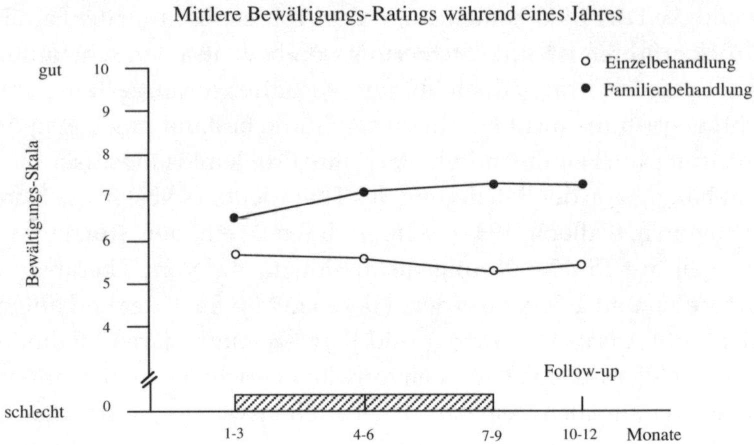

Abb. 10

Die Lebensqualität der Patienten und ihrer Angehörigen

Der Erfolg des Familienmanagements in Bezug auf die Reduzierung klinischer Morbidität ist oft überbewertet worden. Dies geschah insbesondere dann, wenn der Erfolg in Form höchst unzuverlässiger Variablen wie etwa der Rückfallhäufigkeit ausgedrückt wurde.
Welche Hinweise gibt es dagegen dafür, daß diese Ansätze die Lebensqualität der Patienten oder deren Angehörigen zu steigern helfen?
Die einzigen veröffentlichten Daten dazu stammen aus unserer USC-Studie. Diese Studie ergab auch, daß Indexpatienten eine signifikant schnellere Zunahme ihrer sozialen Kompetenz erzielten, wenn sie an einer verhaltensorientierten Familientherapie teilnahmen (Abb. 11). Darüber hinaus konnte die Belastung der Angehörigen deutlich verringert werden (Abb. 12). Für viele Familien bedeutete dies die Rückkehr zu einem normalen Lebensstil, bei dem nur noch wenig von den zuvor erlittenen Beschränkungen zurückbleibt.
Die Kosten der Schizophrenie, sowohl in emotionaler wie auch in ökonomischer Hinsicht, sind extrem hoch. Die kombinierte Behandlung aus optimaler Neuroleptikamedikation und Familienmanagement scheint auch aus Kostengründen überaus erfolgversprechend. In einer Kosten-Nutzen-Analyse der USC-Studie erwies sich der neue Ansatz um fast 20% billiger als ein exzellenter patientenorientierter Ansatz mit Einzelfallbetreuung (Falloon 1985).

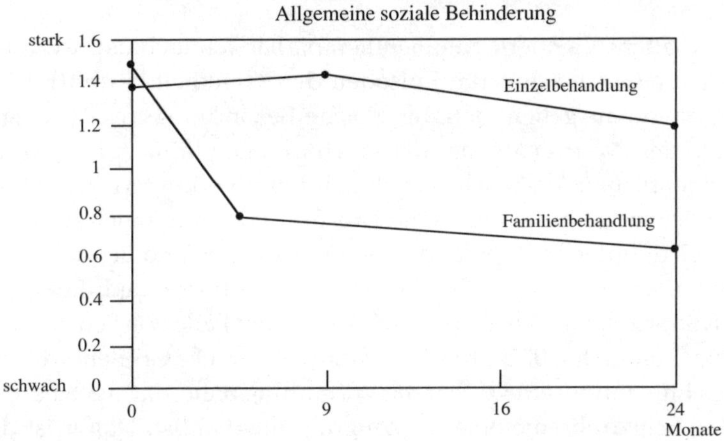

Allgemeine soziale Behinderung
stark
schwach
1.6
1.4
1.2
1
0.8
0.6
0.4
0.2
0
Einzelbehandlung
Familienbehandlung
0
9
16
24
Monate

Abb. 11

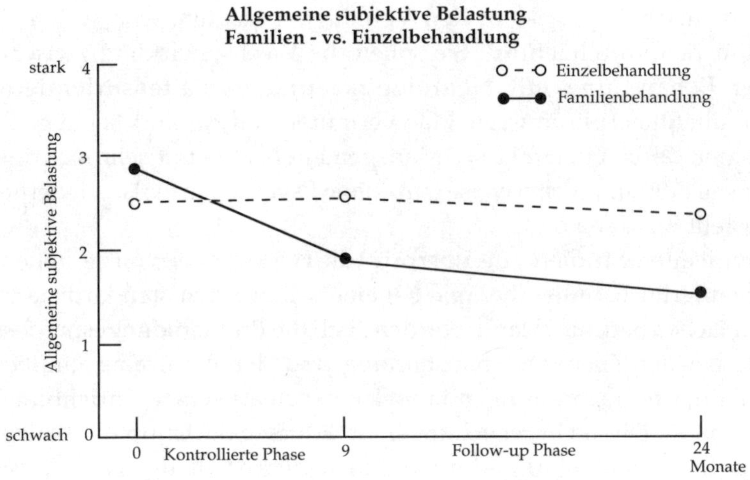

Allgemeine subjektive Belastung
Familien - vs. Einzelbehandlung
stark
schwach
4
3
2
1
0
Allgemeine subjektive Belastung
Einzelbehandlung
Familienbehandlung
0
Kontrollierte Phase
9
Follow-up Phase
24
Monate

Abb. 12

Frühintervention als Prävention der Schizophrenie

Die verhaltensorientierte Familientherapie hat sich auch als präventive Maßnahme nach schweren Episoden der Krankheit bewährt. Man kann davon ausgehen, daß der gleiche Behandlungsansatz, eingesetzt in der Prodromalphase der schizophrenen Initialepisode auch den eigentlichen Ausbruch der Schizophrenie verhindern kann. Eine entsprechende Studie läuft seit etwa fünf Jahren in einer epidemiologisch definierten Population von Jugendlichen und Erwachsen in Buckingham. Vorläufige Ergebnisse weisen auf eine Reduktion um den Faktor zehn im jährlichen Auftreten neuer Fälle von Schizophrenie hin: von 7,4 auf 0,75 pro 100 000 Einwohner. Die Größenordnung dieses Präventionseffekts legt die Vermutung nahe, daß auch bei der akuten Schizophrenie eine Vorbeugung möglich ist. Damit ist die Situation vergleichbar der bei der Früherkennung von Brustkrebs, die, in Verbindung mit einer gezielten Intervention, die Entwicklung eines malignen Carcinoms verhindern kann.

Die zukünftige Entwicklung

Mehrere Kontrollstudien über verhaltensorientierte Familientherapie sind zur Zeit in Arbeit. Eine Serie von Studien wird derzeit in einem Gemeinschaftsprojekt in den Vereinigten Staaten, eine weitere in München, durchgeführt. Sie sollen die Wechselwirkung zwischen der Behandlung mit Neuroleptika und verhaltensorientierter Familientherapie erfassen. Man vermutet, daß zumindest einige Patienten durch ein effektives Management bereits mit sehr niedrigen Dosen oder möglicherweise ganz ohne Psychopharmaka wiederhergestellt werden können.

Eine weitere Studienreihe überprüft die Wirksamkeit von verhaltensorientierter Familientherapie bei einem Einsatz in standardisierten klinischen Settings. Damit werden auch die Probleme angesprochen, die bei der Therapeutenausbildung und der Ausübung familienorientierter Behandlungen in vielen psychiatrischen Einrichtungen auftreten. Diese Untersuchungen in Sidney, Southampton, Bournemouth, Tottenham (London) und Providence (Rhode Island) lassen ebenso wie die Buckingham-Studie erkennen, daß Therapeuten schnell für die Ausübung dieses Behandlungsansatzes ausgebildet werden können, und daß die Ergebnisse den gleichen Trend zeigen wie die der Kontrollstudien. Die wesentlichen Einschränkungen dieses Ansatzes scheinen in den praktischen Schwierigkeiten zu liegen, in Institutionen der Erwachsenenpsychiatrie mit Familien zu arbeiten. Mehrere transkulturelle Studien über verhaltensorientierte Familientherapie sind in Arbeit. Die Handbücher sind inzwischen in viele Sprachen übersetzt worden, unter anderem griechisch, spanisch (mexikanisch und kastilisch), deutsch, schwedisch, französisch und australisch. Der Grundansatz bleibt unverändert, wenngleich ständig Verfeinerungen vorgenommen werden, um die Methode zu optimieren. Gegenwärtig besteht die Ausbildung aus 15 Stunden Teilnahme an Workshops und anschließender sechsmonatiger Fallsupervision.

Schlussfolgerungen

Bevor wir definitive Schlüsse über den Wert dieser Familienmanagementansätze ziehen, müssen wir weitere Studienergebnisse abwarten. Es ist jedoch unwahrscheinlich, daß uns diese Kombination aus optimaler medikamentöser Therapie und Management dauerhafte und endgültige Heilerfolge bei der Schizophrenie sichert. Es ist sicher nicht mehr zu erwarten als beispielsweise Insulin und Diät beim Diabetes mellitus leisten kann. Die Vulnerabilität für Schizophrenie stellt wahrscheinlich ein lebenslanges Risiko dar und selbst unter den besten Bedingungen kann die Streßschwelle im Leben eines aktiven Patienten viele Male überschritten werden. Jedoch sollte die Diagnose der Schizophrenie inzwischen keine Furcht mehr einflößen. Darüberhinaus sollte sich keine Familie mehr schuldig fühlen, zu einer unheilbaren Krankheit eines ihrer Angehörigen beigetragen zu haben. Stattdessen können Familien nun mit einem gewissen Stolz eine aktive Rolle übernehmen, mit der sie langfristig Glück und Gesundheit derjenigen unter uns sichern können, die Opfer dieser mysteriösen und faszinierenden Krankheit sind.

BIBLIOGRAPHIE

Anderson, C. M., G. E. Hogarty, D. J. Reiss (1980): Family treatment of adult schizophrenic patients: A psychoeducational approach. Schizophrenia Bulletin 6: 490-505.

Doane, J. A., I. R. H. Falloon, M.J. Goldstein, J. Mintz (1985): Parental affective style and the treatment of schizophrenia: Predicting course of illness and social functioning. Archives of General Psychiatry. 42: 34-42.

Falloon, I. R. H. (1985): Family management of schizophrenia: A controlled study of clinical, social, family and economic benefits. Baltimore (John Hopkins University Press).

Falloon, I. R. H., J. L. Boyd, C. W. McGill (1984): Family care of schizophrenia. New York (Guilford Press).

Falloon, I. R. H., R. P. Liberman (1983): Interactions between drug and psychosocial therapy in schizophrenia. Schizophrenia Bulletin 9: 543-554.

Falloon, I. R. H., D. C. Watt, M. Shepherd (1978): A comparative controlled trial of pimozide and fluphenazine decanoate in the continuation therapy of schizophrenia. Psychological Medicine 8: 59-70.

Hahlweg, K., M. J. Goldstein, K.H. Nuechterlein, A. Magana, J. Mintz, J. Doane, D. J. Miklowitz, K. S. Snyder (1989): Interactional sequences in high and low EE families of schizophrenic patients. J. Consulting Clinical Psychology 57: 11-18.

Hogarty, G. E., N. R. Schooler, R. Ulrich, F. Mussore, P. Ferro, E. Herron (1979): Fluphenazine and social therapy in the aftercare of schizophrenic patients. Archives of General Psychiatry 36: 1283-1294.

Goldstein, M. J., E. H. Rodnick, J. E. Jones, S. R. McPherson, K. L. West. (1978): Familial percursors of schizophrenia spectrum disorders. In: Wynne, L. C., L. R. Cromwell, S. Matthysse (Eds.): The nature of schizophrenia. New York (Wiley).

Kraepelin, E. (1913): Clinical Psychiatry, New York (William & Wood).

Laing, R. D. (1967): The politics of experience. New York (Pantheon).

Lamb, H. R., V. Goertzel (1971): Discharged mental patients - are they really in the community? Archives of General Psychiatry, 24: 29-34.

Leff, J., I. Kuipers, R. Berkowitz, R. Eberlein-Vries, D. Sturgeon (1982): A controlled trial of social intervention in the families of schizophrenic patients. British Journal of Psychiatry 141: 121-134.

Leff, J., I. Kuipers, R. Berkowitz, D. Sturgeon, D. (1985): A controlled trial of social intervention in the families of schizophrenic patients: Two year follow-up. British Journal of Psychiatry 146: 594.

Miklowitz, D., M. J. Goldstein, I. R. Falloon, J. A. Doane, (1984): Interactional correlates of expressed emotion in the familes of schizophrenics. British Journal of Psychiatry 144: 482-487.

Mosher, L. K., A. Menn, S. Matthews (1975): Soteria: Evaluation of a home-based treatment for schizophrenia. American Journal of Orthopsychiatry 45: 455-469.

Schooler, N. R., W. T. Carpenter (1983): New drug treatment strategies in schizophrenia. Schizophrenia Bulletin 9: 1-4.

Schooler, N. R., J. B. Severe (1984): Efficacy of drug treatment for chronic schizophrenic patients. In: Morabi, M. (Ed.): The chronically mentally ill: Research and services. pp. 125-142. New York (Spektrum).

Shepherd, M., D. Watt, I. R. Falloon, N. Smeeton (1989): Outcome and prediction from a five year follow-up of an epidemiologically representative sample of schizophrenics. Psychological Medicine Monograph.

Sullivan, H. S. (1927): The onset of schizophrenia. American Journal of Psychiatry 7: 105-134.

Vaughn, C. E., J. P. Leff (1976): The influence of family and social factors on the course of psychiatric illness: A comparison of schizophrenic and depressed neurotic patients. British Journal of Psychiatry 129: 125-137.

Vaughn, C. E., K. S. Snyder, S. Jones, W. B. Freeman, I. R. H. Falloon (1984): Family factors in schizophrenic relapse: A California replication of the British research on expressed emotion. Archives of General Psychiatry 41: 1169-1177.

2. Auf der Suche nach familiären Beziehungsmustern bei der Schizophrenie im Jugendalter

Mara Selvini Palazzoli

Zunächst möchte ich meinem Vortrag drei wichtige Dinge vorausschicken.

Erstens: Ich spreche hier lediglich als Vertreterin und im Namen eines therapeutischen Teams, das sich aus Stefano Cirillo, Matteo Selvini, Anna Maria Sorrentino und mir selbst zusammensetzt.

Zweitens: Wir haben nichts einzuwenden gegen eine Forschungsrichtung, die Schizophrenie als ein Syndrom versteht, das viele Wurzeln hat: biologische, genetische, relationale und soziale. Was uns betrifft, widmen wir uns ausschließlich den relationalen Wurzeln. Dies aus zwei Gründen: Der erste ist die Tatsache, daß wir nur auf diesem Feld kompetent sind. Der zweite ist der, daß eine Forschung, die die gesamte Komplexität enger menschlicher Beziehungen einbeziehen will, einen so hohen Arbeits- und Zeitaufwand erfordert, daß keine Energie mehr für etwas anderes bleibt. Deshalb sind wir auch interessiert an einer Zusammenarbeit und am Gedankenaustausch mit anderen Forschern, die sich bei ihrer Arbeit von anderen Hypothesen, Modellen und Zielsetzungen leiten lassen. Aufgrund der Komplexität der von uns untersuchten Phänomene haben wir gelernt, die scheinbaren Gewißheiten von Vorurteilen und von reduktionistischen Denkweisen aufzugeben. Stattdessen richten wir unser Augenmerk vor allem auf die Dinge, die zunächst heterogen und miteinander unvereinbar erscheinen.

Eine dritte Feststellung bezieht sich auf das Arbeitsfeld unseres Teams. Ich möchte daran erinnern, daß wir in einem privaten Zentrum und nicht in einer öffentlichen Institution arbeiten. Das bedeutet, daß die Familien, die uns besorgt mit der Bitte um Behandlung aufsuchen, eine Art von Auslese darstellen. Man kann diese Familien als „verstrickt" bezeichnen. In unserem institutionellen Kontext treffen wir niemals auf Familien, die den identifizierten Patienten „ausstoßen", indem sie Familientherapie verweigern. Spielen solche Familien eine andere Art von Interaktionsspielen? Wir können diese Frage nicht beantworten. Deshalb sind wir einerseits in einer glücklichen Situation, weil wir mit potentiell kooperativen Familien arbeiten. Andererseits sind wir dadurch möglicherweise in ein abseitiges Feld von Klienten verbannt. Wir überlassen jedoch gerne den uns fehlenden Teil anderen Kollegen, denn - seien Sie sicher - uns bleibt mehr als genug zu tun!

Unsere gegenwärtigen therapeutischen Studien orientieren sich an der Auswahl und Beschreibung von Untergruppen des Syndroms, das wir Schizophrenie nennen. Wir konstruieren spezifische Modelle jener wiederkehrenden Interaktionsspiele, die zum Syndrom führen. Bevor ich jedoch die spezifische Untergruppe von schizophrenen Jugendlichen vorstelle, die wir für diesen Kongress ausgewählt haben, muß ich einen „Zeitsprung" machen, d.h. zurückgehen zu meiner ersten Darstellung unseres allgemeinen Modells des schizophrenen Prozesses in der Familie, die ich 1985 in New York gab (vgl. Selvini 1986). Damals unternahm ich eine große theoretische Kraftanstrengung, um eine Synthese der Grundkonzepte über Schizophrenie zu leisten, die ich in vielen Jahren qualitativer klinischer Forschung entwickelt hatte. Wir experimentierten zu dieser Zeit mit einer Reihe von invarianten Verschreibungen[1], die wir allen in unserem Zentrum behandelten Familien gaben.

Die Synthese bestand in einem allgemeinen Modell der sechs Stadien, die bei einem Kind zur Psychose führen. Vom theoretischen Standpunkt aus war es für die Konstruktion dieses Modells wesentlich, die systemische Metapher des Spieles als fundamentale Hilfskonstruktion einzuführen. Durch diese Hilfskonstruktion wurden individuelle und relationale Variablen in der Dimension eines historischen Prozesses integrierbar.

An dieser Stelle möchte ich ein sehr interessantes soziales Phänomen erwähnen, das im Zusammenhang mit jener historischen Konferenz[2]

[1] Anmerkung des Herausgebers: vgl. Selvini Palazzoli M., G. Prata (1983): Eine neue Methode zur Erforschung und Behandlung schizophrener Familien, in: Stierlin, H., L. Wynne, M. Wirsching (Hrsg) (1983): Psychotherapie und Soziotherapie der Schizophrenie. Berlin, Heidelberg, New York, Tokyo (Springer) 1985.

[2] Anmerkung des Herausgebers: Es handelt sich bei dem erwähnten Kongress um die 43. General Conference of the American Association for Marriage and Family Therapy in deren Rahmen Mara Selvini Palazzoli am 17. Oktober 1985 in New York ihre Forschungsergebnisse vorstellte.

auftrat. Meine Ausführungen dauerten damals annähernd zwei Stunden. Das einzige, woran man sich jedoch erinnerte, war ein kleines Adjektiv - schmutzig (dirty) - das ich unglücklicherweise in der Sprache unseres Teamjargons zitiert hatte, um bestimmte Spielzüge in Familienspielen zu definieren. In diesem Jargon zu sprechen, war in der Tat ein Ausrutscher, der mich teuer zu stehen kam (vgl. Anderson 1986). Er führte zu meiner Verurteilung durch die NAMI (National alliance for the mentally ill), der mächtigen amerikanischen Vereinigung von Eltern mit psychisch kranken Kindern. Es war offenbar unvorstellbar, daß sich ehrliche Menschen im direkten familiären Austausch unbewußt durchaus nicht immer ehrlich verhalten müssen. Jedenfalls wurde dieses unglückliche Adjektiv umgehend und für immer aus dem Vokabular unseres Teamjargons gestrichen!
Kehren wir jedoch zu den sechs Stadien unseres allgemeinen Modells zurück:

Erstes Stadium: Das elterliche Patt.
Eine eigenartige Paarbeziehung, in der ein endloses Spiel gegenseitiger Provokationen, jedoch ohne jede Eskalation und Krise stattfindet. Diese Situation bleibt über Jahre stabil.

Zweites Stadium: Eintritt des Kindes in das elterliche Spiel.
Der künftige Patient findet mehr und mehr Interesse am Spiel der Eltern. Er/sie läßt sich emotional mit dem Elternteil ein, den er/sie für den schwächeren im elterlichen Scharmützel hält. Er/sie wird insgeheim von diesem Elternteil zu einem verdeckten Bündnis gegen den anderen veranlaßt (Anstiftung) und ihm/ihr wird die Illusion vermittelt, mit diesem Elternteil eine echte und privilegierte Beziehung zu genießen (Betrug).

Drittes Stadium: Das ungewöhnliche Verhalten des Kindes.
Das Kind zeigt ein ungewöhnliches Verhalten, das jedoch noch nicht symptomatisch ist. Dieses Verhalten richtet sich an beide Elternteile. Einerseits wird damit die Macht des „Siegers" angegriffen, andererseits dem „Verlierer" (dem vermeintlichen Verbündeten) gezeigt, wie man mit dem Sieger fertig werden könnte.

Viertes Stadium: Die „Kehrtwendung" des vermeintlichen Verbündeten.
Statt sich der Rebellion des Kindes anzuschließen, wendet sich der „Verlierer" nun in feindseliger Haltung gegen das Kind und ergreift die Partei des Siegers, indem er das Kind zurückweist und sogar bestraft. Die vermeintlich echte und privilegierte Beziehung erweist sich als ein Betrug.

Fünftes Stadium: Ausbruch der Psychose.
Die Gefühlsreaktion des Kindes ist eine Mischung von Empörung, Wut, Verachtung und Konfusion. Psychotisches Verhalten wird für das Kind zu einer Waffe, die ihm hilft sich dort durchzusetzen, wo andere Verhaltensweisen versagt haben.

Sechstes Stadium: Symptomgestützte Strategien.
Nach dem Ausbruch der Symptome entwickelt jedes Familienmitglied persönliche Strategien, die auf den eigenen Vorteil abzielen und von der Voraannahme ausgehen, daß die Symptome weiterbestehen werden.

In den letzten Jahren hat unser Team qualitative klinische Untersuchungen durchgeführt, die sich auf intensive Einzelfallstudien stützen. Dabei haben wir drei Arten schwerer psychischer Störungen studiert und behandelt:
1. autistische Störungen
2. Anorexie[3] und Bulimie,
3. Psychosen im Jugendalter.

Das Sechs-Stadien-Modell als das allgemeine Modell eines psychotischen Beziehungsprozesses in der Familie wurde von uns anhand dieser unterschiedlichen Störungen überprüft. Diese Überprüfung erlaubte uns eine weitere Spezifizierung unseres Modells. Wie ich bereits erwähnte, will ich hier nur eine Untergruppe vorstellen, die wir aus der Gesamtgruppe unserer Familien mit jugendlichen oder annähernd erwachsenen schizophrenen Kindern auswählten. Diese Auswahl geschah aus mehreren Gründen.

[3] Anmerkung des Herausgebers: Vgl. Selvini Palazzoli, M., M. Viaro (1988): The anorectic process in the family: A six-stage model as a guide for Individual Therapy. Family Process 27: 129-148.

Mit Hilfe unseres allgemeinen Modells erlaubt uns diese Untergruppe, den Verlauf des Interaktionsprozesses oder -spiels von Anfang an nachzuvollziehen und es in einer leicht verständlichen Form darzustellen.

Außerdem kann die Rekonstruktion dieses Prozesses sehr klar und überzeugend demonstrieren, wie ein bestimmter Typ von elterlichem Spiel, an dem das Kind jahrelang teilnimmt, katastrophale Folgen für seine psychosoziale Entwicklung und für sein späteres psychoaffektives Überleben schlechthin nach sich zieht.

Diese Untergruppe möchten wir wie folgt charakterisieren:

Ein Elternteil erzieht und formt ein Kind als Antithese zu den verhaßten Eigenschaften des Ehepartners. Eines Tages erkennt dieser Elternteil, daß das Resultat seiner Erziehung ein Produkt ist, dessen minderwertige Qualität, entgegen der ursprünglichen Absicht, den Ehepartner in einem weniger schlechten Licht erscheinen läßt.

Unser Ausgangspunkt ist nach wie vor die Pattsituation in der elterlichen Paarbeziehung. Inzwischen sind wir jedoch bemüht, dieses Stadium genauer zu definieren als eine Situation, an der beide Eltern leiden. Beide Eltern sind jedoch selbst nicht fähig, diesen persönlichen Leidenszustand in angemessener Weise zuzulassen und anzuerkennen. Das Unbehagen über diese Situation wird daher geleugnet oder in bestimmten Fällen durch einen wiederkehrenden Konflikt ausgedrückt, d.h. durch eine Verlagerung dieses Leidens von seiner tatsächlichen Grundlage hin zu irrelevanten Bereichen. In gewisser Weise ist diese Verlagerung sinnvoll, ermöglicht sie doch einen indirekten Ausdruck für dieses Leiden.

Als direkte Konsequenz aus der Pattsituation in der elterlichen Paarbeziehung privilegiert einer der beiden Elternteile das Kind zum Schein gegen den Partner und macht es zum Antipartner, d.h. in jeder Hinsicht zum genauen Gegenstück des Partners.

Diese Art pseudoprivilegierte Beziehung bedingt einen **unfreiwilligen Selbstbetrug über die eigenen Gefühle** des Kindes zugunsten eines Elternteils. Dieser Elternteil hat einerseits ernste persönliche und Eheprobleme, befindet sich aber andererseits in einer eigenartigen psychischen Situation, in der seine Probleme nicht bewußt eingestanden, geschweige denn offen ausgesprochen werden können. Wir können hier das Phänomen der Selbstillusion oder anders ausgedrückt, die psychotische Abwehr eines Elternteils, entdecken. In

gewissem Sinne findet damit innerhalb der elterlichen Pattsituation, die wir zunächst lediglich als Beziehungsmuster betrachtet haben, eine Wiederentdeckung des Individuums statt.
Daher rekonstruieren wir immer die individuellen Gründe, warum der jeweilige Partner dem anderen nicht vertrauen kann, vor dem anderen immer auf der Hut sein muß und warum er unaufhörlich Taktiken und Schachzüge finden muß, um die Taktiken und Schachzüge des Partners zu neutralisieren.
Wie sieht dieser Prozeß nun aber aus der Sicht des Patienten aus? Als ein in der elterlichen Pattsituation benutztes Werkzeug lebt er während der gesamten präsymptomatischen Phase in der Illusion, für einen der beiden Elternteile sehr wichtig zu sein und gleichzeitig zum anderen eine sehr distanzierte oder konfliktgeladene Beziehung zu unterhalten.
Der Ausbruch der Psychose entsteht nun aus dem Zusammenbruch der pseudoprivilegierten Beziehung und der demütigenden Entdeckung, Opfer eines affektiven Betrugs geworden zu sein. In der Tat befindet sich der künftige Patient jahrelang, bis zur Adoleszenz, im Zentrum eines Konfliktes, der manchmal sehr offen sein kann. In diesem Konflikt bezichtigt der Elternteil mit der distanzierteren Beziehung zu seinem Kind den anderen wegen seiner angeblich verhängnisvollen Erziehungsmethoden. In diesem Kontext betrachtet der Jugendliche den verführenden Elternteil als seinen großen Beschützer. Im Laufe der Jahre läßt der Jugendliche, emotional behindert durch die bindende, aber auch unterdrückende und „unechte" Beziehung mit dem verstrickenden Elternteil, zunehmend Störungsanzeichen sowohl auf der sozialen Ebene (Schüchternheit, Gehemmtheit) als auch im kognitiven Bereich (Schulleistungen) erkennen.
Warum ist das so?
Das Kind wird versuchen innerhalb der verstrickenden Beziehung, beispielsweise mit der Mutter, den Erwartungen der Mutter gerecht zu werden: War etwa der Vater sehr sportbegeistert, wird sich das Kind nur für klassische Musik interessieren; ist der Vater vielen gesellschaftlichen Aktivitäten nachgegangen, wird sich das Kind zum Einzelgänger entwickeln; hatte der Vater rohe und vulgäre Umgangsformen, wird sich das Kind wie ein echter Aristokrat benehmen. Mit anderen Worten: Das Kind wird zum Inbegriff eines Anti-Ehepartners.

Da seine sämtlichen Interessen auf einer nicht-authentischen Basis, einem falschen Selbst, begründet sind, wird das Kind sich in allen seinen außerfamiliären Kontexten zunehmend unter Spannung fühlen. Die Aufweichung des Scheinprivileges geschieht meist schleichend, in Form einer zunehmenden Serie kleinerer Mißerfolge. Schließlich wird dem Patienten durch eklatantere Fälle von Schulversagen oder gesellschaftlichen Fehlschlägen deutlich, daß der heimlich mit ihm verbündete Elternteil von ihm enttäuscht ist und ihn mit Verachtung straft.

In diesem Moment gerät der Jugendliche in einen dramatischen Zustand der Einsamkeit. Während er sich von dem verstrickenden Elternteil im Stich gelassen fühlt, ist eine Wiederannäherung an den anderen Elternteil aus zwei Gründen sehr schwierig: Ein geeignetes Muster für derartige Nähe steht wegen der Vorgeschichte nicht zur Verfügung, und der distanzierte Elternteil hat dieses Kind als Rivalen in der Familie gemieden. Darüberhinaus wird der Sturz des Patienten zu einem Triumph für den distanzierten Elternteil, der nun den Anlaß erhält, schadenfroh verkünden zu können, daß er es schon immer gewußt habe.

Von den Geschwistern ist weder Entlastung von, noch Mitgefühl für die Einsamkeit des Patienten zu erwarten. Sie sind bis zu diesem Zeitpunkt meist voller Neid auf die scheinbar privilegierte Beziehung des Psychotikers zu einem Elternteil gewesen. Dem Jugendlichen wird sehr schnell klar, daß er ausnahmslos von jedem Familienmitglied im Regen stehengelassen worden ist.

Der distanzierte Elternteil wird gemeinsam mit den übrigen Geschwistern in den gemeinsamen Chor einstimmen: „Was kann man von Mamas Liebling schon erwarten". Der verführende Elternteil entdeckt seinerseits, daß das Kind, erzogen und geformt als Antithese des eigenen Partners, gescheitert ist; er erkennt, daß das Erziehungsprodukt ein Ausschußprodukt ist, dessen minderwertige Qualität die Position des Ehepartners zunehmend stärkt.

Der einstige Günstling ist nun zu einem Bumerang geworden. Allzu bereitwillig wird dieser Elternteil nun das Kind auf den zweiten Rang verweisen und jeden anderen bevorzugen, sei es nun eines der übrigen Kinder, den Partner selbst oder gar irgendeinen Dritten. In der überwiegenden Mehrzahl unserer behandelten Fälle ist die Mutter der verstrickende Elternteil.

Wir sind nun bei einem Modell mit mehreren Stadien angelangt, das spezifisch für eine Untergruppe jugendlicher Schizophrenien anwendbar ist.

Ich fasse zusammen:

1. Die Pattsituation der Paarbeziehung
2. Die scheinbar privilegierte Beziehung eines Kindes zu einem Elternteil. Der künftige Patient begreift sich selbst - und wird begriffen - als ein Anti-Ehepartner in jeder Facette seines Wesens.
3. Die ersten Mißerfolge und Schwierigkeiten des durch die pseudoprivilegierte Beziehung emotional behinderten Jugendlichen, der zugleich an der wachsenden Distanz zum anderen Elternteil leidet. Diese ersten schulischen und gesellschaftlichen Fehlschläge lassen sich auch als ungewöhnliches Verhalten werten, das darauf abzielt, bestimmte Ansprüche des verführenden Elternteils infrage zu stellen, sowie dem distanzierten Elternteil ein verdecktes Beziehungsangebot zu machen.
4. Der Zusammenbruch der pseudoprivilegierten Beziehung sobald ein kritisches Ereignis (oder eine Reihe von Ereignissen) dem Patienten das ganze Ausmaß an Enttäuschung und Geringschätzung vor Augen führt, das der verführende Elternteil in Wirklichkeit ihm gegenüber empfindet. Der Jugendliche wird sich allmählich dessen bewußt, daß er von einem Elternteil nur „benutzt" wurde und nicht wirklich wichtig ist. Er fühlt sich nun auch von dem anderen Elternteil und von den Geschwistern im Stich gelassen. Das symptomatische Verhalten bricht aus.
5. Weiterentwicklung. Hier gibt es verschiedene Möglichkeiten. Der verführende Elternteil und das Kind bleiben Gefangene ihres Bündnisses. Das Kind kann von Zeit zu Zeit aggressiv, der verführende Elternteil wütend werden. Die Beziehung wird für beide zunehmend leidvoller. Dennoch kann diese Beziehung endlos andauern und sogar groteske Züge annehmen, während der andere Elternteil weiterhin distanziert bleibt.

Allerdings ließ sich in mehreren chronischen Fällen auch eine andere Entwicklung beobachten. Hier findet eine Umkehrung, ein Rollentausch zwischen den beiden Elternteilen statt: Der ehemals verstrickende Elternteil reagiert zunehmend intoleranter auf den Patienten und wünscht sich seinen Seelenfrieden zurück. Nun ergreift der zuvor distanzierte Elternteil die günstige Gelegenheit, seinem Partner die gleichen Gefühle von Unnahbarkeit, Zorn und Eifersucht zurückzuzahlen, die er zuvor empfunden hatte.

Daher besteht die Strategie des ehemals distanzierten Elternteils darin, sich in den Patienten zu verlieben. Er ist ständig mit ihm beschäftigt und findet nun die Zeit, die er vorher für den Partner nie übrig hatte, um seinem Kind zu helfen. Er betritt als Retter des Kindes die Bühne. Allerdings ist die überbeschützende Beziehung, die er mit dem Patienten aufnimmt, in jeder Hinsicht genauso unecht und manipulativ wie die Beziehung, die der Patient vorher mit dem anderen Elternteil hatte. Auf diese Weise wird der Patient ein zweitesmal in eine pseudoprivilegierte Beziehung hineingezogen, die in Wahrheit nur dazu dient, mit dem Ehepartner abzurechnen. Und ebenso wie die erste hilft auch diese zweite pseudoprivilegierte Beziehung dem Patienten nicht. Über die Botschaften der Sorge und des übertriebenen Schutzes hinaus, empfängt er keinerlei Botschaften der Hoffnung, der Wertschätzung und der Erlaubnis zur Ablösung und eigenen Entwicklung.

Wenn der Therapeut seine Arbeit mit den Eltern eines chronisch Schizophrenen aus dieser spezifischen Untergruppe beginnt, wird er von jedem der beiden Elternteile mit einer Forderung konfrontiert, die der des anderen direkt entgegengesetzt und mit dieser unvereinbar ist. Der verdeckte Wunsch der ehemals verführenden Mutter wird lauten: „Geben Sie mir meinen Mann zurück! Er denkt ununterbrochen an dieses Kind.", während der frischverliebte Vater offen fordern wird: „Helfen Sie mir, mein Kind zu retten! Das ist meine existentielle Aufgabe."

Eine weitere Möglichkeit der Entwicklung ist die Ausstoßung des Patienten aus der Familie als Voraussetzung für eine scheinbare Versöhnung der Eltern. Zwischen den beiden Ehepartnern in der Pattsituation kann es eine übereinstimmende Abmachung darüber geben,, daß man ein Kind, sobald es niemandem mehr nützlich ist, besser hinauswirft. Wir nehmen an, daß Eltern in dieser (Spiel-) Situation darauf bestehen, den Patienten an eine Institution (z.B. ein psychiatrisches Krankenhaus) abzugeben.

An dieser Stelle soll eine sehr wichtige Klarstellung getroffen werden: Möglicherweise kann die Beschreibung der elterlichen Züge und Gegenzüge im Interaktionsprozeß der Familie, die wir als typisch für eine bestimmte Untergruppe von schizophrenen Fällen ansehen, den schockierenden Eindruck erwecken, daß die Eltern von schizophrenen Kindern gewissenlose Unmenschen sind. Es ist die Sprache, die uns dabei täuscht. Zu oft bemühen wir uns vergeblich um eine

Sprache, die uns nicht täuschen kann. Wie könnte man etwa einen Begriff wie Anstiftung neu erfinden und ihm die implizite Nebenbedeutung einer bewußten bösen Absicht entziehen? Wie könnten wir entsprechend mit unserem Begriff „affektiver Betrug" verfahren, der implizit die Vorstellung einer kaltblütig geplanten Gemeinheit in sich trägt? Wie oft fanden wir dagegen Hinweise darauf, daß Väter in bestem Glauben handelten, wenn sie ihrem chronisch schizophrenen Kind ihre Liebe erklärten. Dennoch: die Wurzel dieser Liebe war der Zorn auf die Ehepartnerin. Dieser Zorn brachte sie dazu, ihrem chronisch kranken Kind Botschaften der Fürsorglichkeit und des Schutzes zu vermitteln statt Botschaften der Hoffnung und der Ermutigung. Wie wir im letzten Kapitel unseres jüngsten Buches (Selvini et al. 1988) dargestellt haben, gehören Strategien wie der affektive Betrug oder die Anstiftung nicht in den Bereich eines Wissens im kartesianischen Sinne. Sie gehören in einen Bereich der Berechnung, der Berechnung um des psychischen Überlebens willen. Es ist eine Kategorie von Wissen, mit dessen Hilfe ein menschliches Wesen sich einen persönlichen Sinn von Integrität zu bewahren versucht, ohne selbst zu wissen, daß er dies weiß. Ähnlich ist auch der Begriff der Macht, beobachtbar etwa in der Pattsituation der Paarbeziehung, nicht als Macht in einem konventionellen Sinne zu verstehen, etwa als Fähigkeit, einen anderen zu zwingen, etwas zu tun. In der festgefahrenen Paarbeziehung hat Macht ein rein defensives Ziel: bestimmte Erwartungen des Partners sollen frustriert werden, um die Würde des eigenen Selbst zu wahren.

Mit der vorgestellten Forschungsarbeit unseres Teams verbindet sich für uns eine grundlegende Prämisse unserer Arbeit, der wir außerordentlich große Bedeutung beimessen: Wir halten es für die weitere Entwicklung der Familientherapie für entscheidend, daß sie ihren historischen und kreativen Wurzeln treu bleibt - ihren Wurzeln in der klinischen Forschung, einer Forschung über die relationalen Ursprünge der Geisteskrankheiten.

Nur wenn es uns gelingt, für die detaillierten familiären Interaktionsprozesse, die zu Geisteskrankheiten bei Kindern führen, geeignete Modelle zu entwickeln, können wir uns und anderen erlauben, ein solches Modell in der klinischen Arbeit zu überprüfen, zu kritisieren, zu korrigieren, zu verbessern, zu verändern oder es einem Vergleich mit den Daten anderer Forschungsrichtungen zu unterziehen. Nur ein solches Vorgehen eröffnet den Weg für weiteren echten wissenschaftlichen Fortschritt.

Bibliographie

Anderson, C. M. (1986): The all-too-short trip from positive to negative connotation. Journal of Marital and Family Therapy 12: 351-354.

Selvini Palazzoli, M. (1986): Towards a general model of psychotic family games. Journal of Marital and Family Therapy 12: 339-349.

Selvini Palazzoli, M., S. Cirillo, M. Selvini, A. M. Sorrentino (1988): I giochi psicotici nella famiglia. Milano (Raffaello Cortina).

3. System-Konsultation bei Psychosen: Eine bio-psycho-soziale Integration systemischer und psychoedukativer Ansätze

Lyman C. Wynne

Seit den Anfangstagen der Familientherapie Mitte der 50er Jahre dominierten die systemtheoretischen Konzepte. Trotz ihrer weiten Verbreitung sind diese Konzepte nur bruchstückhaft und inkonsistent auf die klinische Praxis angewandt worden. Einerseits haben Familientheoretiker die Familie als eine systemische Einheit betrachtet; Veränderung in einem Teil des Systems ließen wechselseitige Rückwirkungen im Gesamtsystem erwarten, ein Vorgang, bei dem man von zirkulärer Kausalität sprach. Andererseits realisiert sich klinisch effektive Familientherapie, besonders in Anwendung struktureller, strategischer und lösungsorientierter Modelle, höchst linear (Wynne 1986 und Dell 1986). Darüberhinaus wurde das Konzept der System**ebenen**, die hierarchisch, bzw. in konzentrischen Spiralen angelegt sind, von Systemtheoretikern weitgehend akzeptiert (Bertalanffy 1968 und Engel 1977). Sie unterschieden physikalische und biologische Systemebenen, individuelle Persönlichkeitssysteme und Beziehungssysteme (beispielsweise Paare und Familien). Trotz der sehr breiten Akzeptanz dieser Unterscheidungen hat das **Familien**system bei Familientherapeuten eine solche Priorität erhalten, daß es oft die **einzige** Systemebene ist, die betrachtet wird. Parallel zu einer solchen verkürzten systemtheoretischen Sicht haben Familientheoretiker individuelle Symptome und Krankheiten gegenüber der Dysfunktionalität des Familiensystems als sekundär angesehen; in der Therapie wurden Symptome und Krankheit oft ignoriert oder sofort mittels relationaler, systemischer Begriffe umgedeutet; die Aufmerksamkeit auf „Krankheit" zu richten ist als ein naives oder gar mystisches Relikt aus den angeblich primitiven Tagen der linearen Epistemologie belächelt worden.

Natürlich entstand mit der Zeit eine Gegenbewegung zu diesem Trend mit entsprechenden alternativen theoretischen und klinischen Vorschlägen. So betonten in den frühen 60er Jahren beispielsweise meine Kollegen und ich, daß der Gegenstand der Betrachtung nicht das **Familien**system, sondern das **therapeutische** System sein sollte, damit der Therapeut als ein konstituierender Teilnehmer und nicht als ein externer Beobachter des Familiensystems gesehen werden konnte (Schaffer et al 1962 und Wynne 1965).
Um 1980 wurde dieses Konzept des beobachtenden Systems wiederentdeckt (von Foerster 1981) und zur sogenannten Kybernetik zweiter Ordnung weiterentwickelt. Die Ideen der Familienhomöostase und der negativen Feedback-Schleifen verloren an Attraktivität und die Aufmerksamkeit richtete sich auf eskalierenden positiven Feedback. Das Interesse wendete sich den Übergangsphasen im Lebenszyklus von Familien, dem gesunden Funktionieren der Familie und den die Familie umgebenden größeren Systemen zu. All diese Entwicklungen folgten den Prämissen der Systemtheorie. Die unterschiedlichen Perspektiven wirkten sich nicht als Gotteslästerung der geheiligten Doktrin vom Familiensystem aus, sondern dienten eher ihrer Klärung und Konsolidierung.
Während der 80er Jahre geriet die Systemtheorie als die Grundlage der Familientherapie dann zunehmend unter den Beschuß von Klinikern aber auch von Theoretikern. Die vielleicht heftigste Kritik übten Feministinnen mit dem Einwand, die „traditionelle" Systemtheorie könne die Fragen der Macht und der Geschlechterbeziehungen innerhalb der Familien nicht adäquat beantworten. Diese Fragen entzündeten sich an Fällen von Gewalt gegen Frauen, von Kindesmißhandlung und von Inzest (Goldner 1985 und 1988, Imber-Black 1986). Die traditionelle systemische Sichtweise schien allen Beteiligten im Familiensystem die gleiche Verantwortung für diese Probleme zu zuweisen. Die Systemtheorie schien dem Opfer Schuld zu zuschreiben, den Täter zu entlasten und einem wertfreien, ethisch nicht akzeptablen Ansatz in der Therapie Vorschub zu leisten.
Auf der Suche nach einem Ausweg aus diesen konzeptuellen Schwierigkeiten argumentierte Paul Dell kürzlich (1989), daß zwei Diskursbereiche existierten. Ein Bereich sei jener der wissenschaftlichen systemischen Erklärung, die jede beteiligte Person von Schuld freispricht, da jede Person an einem wechselseitig bedingten Verhaltensmuster teilnehme, das auch in Gewalt münden könne. Dell zieht den Schluß, daß diese theoretische, systemische Sichtweise klinisch ohne

Nutzen und ethisch nicht akzeptabel sei. Der Therapeut müsse sich daher einen zweiten Diskursbereich eröffnen, den der klinischen Deskription. Innerhalb dieses Diskurses ergibt sich Gewalt linear (nicht zirkulär) aus den Handlungen einer gewalttätigen Person und verweist auf die moralische Verantwortung der Familienmitglieder und des Therapeuten. Diese zweigleisige Konzeptualisierung verleiht der Systemtheorie den Status einer intellektuellen Kuriosität, die, ohne nennenswerte praktische Relevanz für den Therapeuten und seine Aufgabe, Ziele und Strategien zu entwickeln, bleibt.

Andere Theoretiker haben die Systemtheorie dahingehend kritisiert, daß sie den Faktor Zeit zu wenig berücksichtige. So ist beispielsweise das systemische Konzept der rekursiven Kreisprozesse eine inadäquate Metapher; Kreise sind, im Gegensatz zu Spiralen, statisch und zeitlos und können daher Entwicklung und therapeutischen Wandel über die Zeit konzeptuell nicht fassen (Hoffman 1990; Wynne 1988). Katastrophentheorie und Theorien über diskontinuierlichen Wandel haben diesen Mangel der traditionellen Systemtheorie nicht verbessert und keine wirklich brauchbaren klinischen Anwendungen ermöglicht.

Über die konzeptuellen Schwierigkeiten mit Macht und Zeit hinaus möchte ich die mit Krankheit (illness) noch als dritte hinzufügen, einem Konzept, mit dem sich die systemische Familientheorie ähnlich schwertut. In der Tat verwehren die meisten Familientherapeuten und Familientheoretiker diesem Begriff den Zutritt zum systemischen „Allerheiligsten". Theoretiker wie Watzlawick (1984), Dell (1989), Hoffman (1990) und Selvini Palazzoli (1988), die sich von der Systemtheorie weg, hin zu revisionistischen Formulierungen (beispielsweise zur Theorie des Konstruktivismus) bewegt haben, fordern eine befriedigendere Herangehensweise an die Probleme der Macht, der Geschlechterbeziehungen, der Zeit und des Wandel. Wenn sie jedoch - falls überhaupt - auf das Konzept der Krankheit zu sprechen kommen, begnügen sie sich damit, dieses als irreführende medizinisch Vorstellung abzutun.

Terminologische Unterscheidungen

Krankheit (illness), läßt sich, ebenso wie Macht und Zeit nicht einfach durch ein paar Handbewegungen von Theoretikern verscheuchen.

Menschen werden sich oder ihre Familienmitglieder auch weiterhin als an „Krankheit" Leidende präsentieren. Die Schwierigkeiten im familientherapeutischen Feld mit dem Konzept der Krankheit umzugehen, wurden noch vergrößert durch weitverbreitete Mißverständnisse hinsichtlich der terminologischen Abgrenzungen von vier Begriffen: Krankheit (illness), Störung (disorder), Beschwerde (disease) und Leiden (distress).

Krankheit versus Beschwerde/Störung

Eine Reihe von Autoren, besonders Eisenberg (1977), Kleinman (1988) und Fabrega (1974), haben eine nützliche Unterscheidung zwischen Krankheit und Beschwerden getroffen, die auf dem Unterschied in den Perspektiven von Patient und Arzt beruht. Eisenberg (1977) formuliert dazu treffend: „Patienten leiden an 'Krankheiten'; Ärzte diagnostizieren und behandeln 'Beschwerden'" (a.a.O., S. 11).

Krankheit läßt sich definieren als persönliche Erfahrung von Schmerz, Leiden oder Behinderung, wahrgenommen als Einschränkung des Wohlbefindens oder der Gesundheit. Krankheit berechtigt die betreffende Person zu einer partiellen und bedingten Entlastung von bestimmten Rollenverpflichtungen oder Verantwortung, zu Hause oder am Arbeitsplatz. Gleichzeitig bringt Krankheit für diese Person die Verpflichtung mit sich, so schnell und so vollständig wie nur irgendmöglich wieder zu gesunden (Parsons 1951). Von daher ist Krankheit ein grundlegend subjektives gleichzeitig jedoch auch transaktionales und relationales Konzept.

Beschwerden und Störungen stellen im Gegensatz dazu gesundheitliche Beeinträchtigungen dar, wie sie der Arzt aus seiner Perspektive sieht. Sie bezeichnen die Konstruktion, Wahrnehmung oder Schlußfolgerung des professionellen Experten von/über Anomalien in der Struktur oder Funktion von biologischen und/oder psychologischen Systemen, ausgedrückt in medizinischen/psychiatrischen Termini. Die Perspektive des Arztes kann dabei eher eng gefaßt sein, wie etwa im organmedizinischen Modell, oder breiter angelegt wie im bio-psycho-sozialen medizinischen Modell (Engel 1977 und 1980). Letzteres erlaubt ein komplexes Verständnis der Verknüpfungen zwischen körperlichen Systemen, Systemen des Selbst, Systemen dyadischer und familiärer Beziehungen und dem weiteren sozialen Umfeld.

Die Begriffe „Krankheit" (illness) und „Beschwerde" (disease) implizieren in der englischen Sprache signifikant unterschiedliche Perspektiven. Die beiden Konzepte beziehen sich auf unterschiedliche Realitätskonstruktionen - die von Patienten und deren Familienangehörigen einerseits und von Ärzten und anderen Gesundheitsfachleuten andererseits. Wenn dieser Unterschied nicht gesehen wird, sind Mißverständnisse zwischen Klinikern und Patienten unvermeidbar. Ich bin davon überzeugt, daß der Kliniker die Verpflichtung hat, die detaillierten subjektiven Bedeutungsgebungen zu verstehen, die sein Patient für die Krankheit entwickelt hat. Darüberhinaus glaube ich, daß er eine Verantwortung hat, sich selbst klar zu werden, wie weit sein professionelles Verständnis auf Wissen oder Glauben hinsichtlich der Beschwerden oder Störungen beruht, auf die er in einer bestimmten klinischen Situation trifft.

Krankheit kann ohne Beschwerden/Störungen (vom Patienten) erfahren werden, und Beschwerden/Störungen können ebenso ohne die Erfahrung von Krankheit (vom Arzt) diagnostiziert werden. Einerseits schätzt man, daß sich nur 35% - 50% aller Arztbesuche mit Krankheiten beschäftigen, für die der Arzt „medizinische" Störungen findet (Stoeckle et al. 1964). Andererseits können aufgrund von Routineuntersuchungen oder Arztgesprächen Störungen/Beschwerden diagnostiziert werden, auch wenn die Erfahrung von Krankheit fehlt oder verneint wird. Beispiele sind Tumore, die durch Röntgenuntersuchungen, Bluthochdruck, der durch körperliche Untersuchungen oder psychische Störungen, die durch psychologische Tests oder Interviews erschlossen werden.

Die Unterscheidung zwischen Beschwerde und Störung trifft einen eher technischen und medizinischen Aspekt. Eine Beschwerde verbindet sich traditionellerweise mit einer bekannten oder vorausgesetzten biologischen Läsion oder Pathophysiologie, die als notwendiger, wenn nicht hinreichender ätiologischer Faktor betrachtet wird. Eine Störung oder ein Syndrom bezeichnet ein Muster von Symptomen oder anderen klinischen Tatsachen, die zusammen auftreten, ohne das damit etwas über eine notwendige biologische Läsion oder Ätiologie gesagt wäre.

Krankheit versus Leiden

Krankheit und Leiden überschneiden sich insofern, als sich beide auf subjektive Erfahrung beziehen. Dennoch werden nicht alle Formen physikalischen und psychologischen Leidens als Krankheit angesehen. „Leiden ohne Krankheit", für die keine Diagnose erwartet wird, sind Probleme, mit denen Familientherapeuten, Geistliche und andere Experten häufig konfrontiert werden. Beispiele für diese Art von Problemen sind: Entscheidungsschwierigkeiten, ungelöste Kommunikationsprobleme und familiäre Gewalt. Der entscheidende Unterschied zwischen Leiden mit und ohne Krankheit ist nicht in der Quantität oder der Qualität des Leidens zu suchen. Der entscheidende Unterschied erwächst aus der Tatsache, daß Klagen über Krankheit die jeweilige Person von bestimmten Rollenerwartungen befreit und diese Person gleichzeitig verpflichtet wird, alles zu tun, um wieder Gesundheit herzustellen, beziehungsweise die Auswirkungen der Krankheit zu minimalisieren. Wenn Menschen an ihrem Arbeitsplatz fehlen oder den Rollenerwartungen in der Familie und im Haushalt nicht nachkommen, gilt „Krankheit" zumeist als eine akzeptable Erklärung.

Krankheit als ein präsentiertes Problem

Der Prozess der Bedeutungsgebung

Wenn eine Person ihr Leiden als Krankheit bezeichnet, impliziert das neben einer Bitte um Hilfe auch die Erwartung, von einer Rollenverantwortung entlastet zu werden. Falls die leidende Person jedoch weiterhin an ihrer „prämorbiden" Rolle festhält und trotz Krankheit alle Rollenerwartungen erfüllt, erwirbt sie sich damit möglicherweise Pluspunkte auf einem transaktionalen Schuld- und Verdienstkonto (Boszormenyi-Nagy und Spark 1973).

Was anfänglich als Erfahrung von (physischer oder psychischer) Krankheit präsentiert und gleichzeitig als solche auch interpunktiert wird, ist tief in eine Matrix wechselseitiger Erwartungen und Reaktionen zwischen der "kranken" Person, ihren Familienangehörigen, ihren Arbeitskollegen und Angehörigen des Gesundheitswesens sowie anderer helfender Berufe eingebettet. Lediglich auf Beschwerden fokusiert, haben organmedizinisch orientierte Ärzte häufig diese kulturell bedingte transaktionale Matrix der Krankheitserfahrung übersehen.

Leider haben die meisten Familientheoretiker die enge organmedizinische Sichtweise übernommen, in welcher Krankheit auf Beschwerden reduziert wird. Sie identifizieren bei Krankheiten, ebenso wie bei organmedizinisch verstandenen Beschwerden, eine lineare Verursachung. Aus der Perspektive der Systemtheorie sind jedoch organmedizinisch verstandene Beschwerden ein epistemologischer Irrtum. Dies gilt jedoch nicht für das Konzept der Krankheit. Unbeeindruckt von dieser konzeptuellen Schwierigkeit haben pragmatisch vorgehende Familientherapeuten Krankheit unter Berücksichtigung des familiären Kontextes behandelt. Die klinische Wirksamkeit von Kurztherapien, insbesondere der Kurztherapien, die nach einem strukturellen und strategischen Modell arbeiten, beruht gerade darauf, daß sie linear angelegt sind (Dell 1986; Wynne 1986). Ein Großteil der Konfusion im Zusammenhang mit Krankheit läßt sich für Familientherapeuten auflösen, sobald anerkannt wird, daß Krankheit einen Prozess bezeichnet, dessen Sequenzen sich zunächst linear darstellen. Im Zuge der Exploration der sich um diesen Prozess rankenden Ereignisse tritt dann die grundlegend relationale und transaktionale Natur von Krankheit deutlich zutage.

Die erfolgreiche Kontaktaufnahme mit der Familie

Ich betone ausdrücklich, daß das Konzept der Krankheit keineswegs Geringschätzung verdient oder vielleicht sogar ad acta gelegt werden sollte. Es steht ihm vielmehr zu, in allen Modellen der Familientheorie und -therapie als konzeptuelles Kernstück gewürdigt zu werden.

Die Kontaktaufnahme mit der Familie wird von allen Familientherapeuten als ein die Beziehung zwischen Familie und Therapeut entscheidend gestaltender Moment betrachtet. Wenn Krankheit oder Symptome, die ein Familienmitglied mit einer Krankheit in Verbindung bringt, das präsentierte Problem darstellen, sollte der Therapeut den Kontakt mit der Familie in einer Sprache aufnehmen, die die Familie spricht und versteht - d.h. in der Sprache der Krankheit. Wenn der Therapeut die Vorstellung einer Krankheit zurückweist oder ihr ausweicht, indem er vorschnell den Fokus verschiebt oder Umdeutungen vornimmt, wird die Familie dies vielleicht zunächst hinnehmen, häufig jedoch künftig vereinbarten Sitzungen fernbleiben. Nach meiner Erfahrung ist das direkte, offene und ausführliche Besprechen des präsentierten Problems Krankheit ein bei weitem effektiveres Mittel der Kontaktaufnahme mit der Familie als ein ausweichendes Umdeuten.

Als systemischer Familientherapeut räumt Boscolo (Boscolo et al. 1988) in Bezug auf die Kontaktaufnahme mit der Familie ein: „Aber in Fällen mit einer Geschichte chronischer Psychose muß der Therapeut irgendwie akzeptieren, daß ein Familienmitglied anders ist, sonst kann sich die Familie nicht auf das ganze einlassen." (a.a.O., S. 394).

Charismatische Familientherapeuten haben häufig mit Hilfe ihres therapeutischen Talentes zu erreichen versucht, daß sich Familienmitglieder möglichst schnell für etwas anderes als das interessieren, weshalb sie in die Therapie gekommen waren. Später, nachdem die Therapie beendet ist, erleben diese Familien fast regelmäßig einen bitteren „Nachgeschmack" von Enttäuschung und Wut. Sie beklagen sich dann, daß sie für ihr Anliegen keine Hilfe bekommen hätten, selbst dann, wenn sie aus der Therapie Nutzen gezogen haben.

Therapeutische Reaktionen auf die Krankheit als das präsentierte Problem

Da das Thema Krankheit - trotz seiner klinischen und theoretischen Vernachlässigung - weitreichende pragmatische wie klinische Relevanz hat, möchte ich hier die klinischen Konsequenzen von vier verbreiteten Reaktionsmöglichkeiten auf Krankheit als das präsentierte Problem miteinander vergleichen. Die dabei leitenden Grundideen lassen sich aus meiner Sicht sowohl auf physische als auch auf psychische Krankheiten anwenden. Ich möchte mich jedoch hier auf die Schizophrenie und schizophrene Symptome beschränken. Es werden vier mögliche therapeutische Reaktionsweisen gegenüber Familien beschrieben, die schizophrene Symptome als Problem präsentieren:

a. Die Nichtetikettierung oder unkommentierte Etikettierung.

b. Die Umdeutung unter Einbeziehung der familiären Beziehungen bei gleichzeitiger Nichtakzeptanz einer psychiatrischen Diagnose.

c. Die organmedizinische und biologische Interpretation der Schizophrenie.

d. Die bio-psycho-soziale, medizinisch/relationale Interpretation des präsentierten Problems Schizophrenie.

Die Nichtetikettierung oder unkommentierte Etikettierung

Nicht nur Familientherapeuten haben wiederholt besorgt auf die abwertende und stigmatisierende Wirkung von Etikettierungen wie beispielsweise Schizophrenie hingewiesen (Laing und Esterson 1964, Rosenhan 1973, Scheff 1966, Szasz 1961). Es gibt sicherlich eine medizinische Tradition, nur sehr begrenzt Informationen über Krankheiten an Patienten und ihre Familien weiterzugeben. Dieses Vorgehen wird häufig damit gerechtfertigt, daß Informationen ohnehin nicht verstanden, fehlinterpretiert oder auch mißbraucht würden. Besonders bei sehr schweren und komplikationsreichen Krankheiten wurden Diagnosen wie „Krebs" oder auch „Schizophrenie" oft verheimlicht oder verschleiert. So tragen erst seit einigen Jahren verordnete Medikamente die Namen ihrer Wirkstoffe auf der Verpackung. Medizinische Behandlungsanweisungen wurden oft mit nur minimalen Erklärungen gegeben. Mit dem Fortschreiten der öffentlichen Gesundheitserziehung sind jedoch auch die Diagnosen der wichtigsten physischen und psychischen Störungen bekannter geworden. Diese Entwicklung wurde jedoch oft von fachlicher Seite eher mißbilligt. Auch wenn man mit dieser Heimlichtuerei Ängste und Irritationen zu vermeiden versuchte, war die Wirkung doch meist eine belastende Mystifizierung. Oft blieb es den Patienten und ihren Angehörigen überlassen, sich mit den Auswirkungen der Krankheit auseinanderzusetzen, auf die sie doch angemessen hätten vorbereitet werden sollen. Sie blieben von anderen Betroffenen, mit denen sie ihre Erfahrungen hätten austauschen können, weitgehend isoliert. Das Verschweigen einer Diagnose oder deren Mitteilung ohne weitere Erklärung führte zu Verängstigung, Unsicherheit und Desorientierung sowohl bei den Patienten als auch bei den Familienangehörigen (Grunebaum und Chasin 1978, Hatfield und Lefley 1987, Johnson 1987).

Die systemische Umdeutung ohne psychiatrische Diagnose

In den meisten Fällen nahmen Familientherapeuten Umdeutungen vor, wenn psychiatrische Symptome präsentiert wurden. Aus der Sicht der Familie machte dies jedoch nur vorübergehend einen Unterschied zur Diagnose ohne Erklärung oder zur verschwiegenen Diagnose. Sobald schwerwiegende, wiederkehrende oder anhaltende psychiatrische Symptome vorliegen, beispielsweise persistierende Halluzinationen, paranoide Wahnvorstellungen oder ausge-

prägte Antriebslosigkeit, werden solche Beschwerden von Angehörigen aller Kulturen als „Krankheit" interpretiert (Murphy 1976).
Wenn nun ein Therapeut solche Symptome in „Nichtkrankheit" umdeutet, sind gelegentlich Patient und Angehörige zunächst beruhigt oder sie lassen ihre Aufmerksamkeit auf ein neudefiniertes Problem lenken. Jene Art von Symptomen aber, die man zur Schizophrenie zählt, lassen sich nicht für längere Zeit einfach wegschieben. Die Familie wird erneut die Frage stellen: Was für eine Krankheit ist das? Diese Frage der Familie wird durch Reaktionen und „Amateurdiagnosen" außenstehender Personen zusätzlich motiviert und verstärkt, sobald die Symptome wieder außerhalb der Familie manifest geworden sind.
Auch vom Familientherapeuten als Experten für seelische Gesundheit wird erwartet, daß er, mit Krankheit konfrontiert, eine Diagnose liefert. Üblicherweise haben Familientherapeuten weder die Bedeutungen der Symptome, wie sie vom Patienten oder dessen Angehörigen wahrgenommen werden, noch das, was der Patient oder die Familie über derartige Symptome gehört oder gelesen hat, im Detail exploriert. Der traditionelle familientherapeutische Ansatz besteht dagegen eher darin, unmittelbar systemische Hypothesen zu formulieren, vorzugsweise in der Art, daß die Symptome und das Individuum als Symptomträger von der Familie zwecks Aufrechterhaltung dysfunktionaler Beziehungsmuster gebraucht werden. Die negativen Auswirkungen eines solchen Vorgehens gehen in zwei Richtungen:
a. Die Familienangehörigen fühlen sich verantwortlich gemacht, beschuldigt und stigmatisiert, weil sie die Symptome angeblich „brauchen", sie sogar „verursachen".
b. Bestehen die Symptome trotz der systemischen Erklärungen weiterhin oder treten sie erneut auf, fehlen den Angehörigen brauchbare Bewältigungsstrategien.
Typische Folge ist dann eine noch größere Verwirrung, Verstörung und Verzweiflung als vor der Familientherapie. Häufig folgt dem eine Phase gegenseitiger Beschuldigungen der Familienmitgliedern, der sich dann eine weitere Eskalation der Symptome anschließt.
Ich kann leider nicht belegen, wie oft sich diese klinischen Eindrücke als Konsequenzen eines „puristischen" systemischen Ansatzes der Schizophreniebehandlung einstellen. Unglücklicherweise fehlt es an Untersuchungen über systemische Familientherapien bei Schizo-

phrenie, Untersuchungen mit Zufallsstichproben und parallelisierten Kontrollgruppen, die mit einem alternativen Ansatz behandelt wurden. Unter den 290 von Selvini Palazzoli und ihren Mitarbeitern in ihrem neuen Buch (Selvini Palazzoli et al. 1988) aufgeführten Fällen sind 49 als schizophren bezeichnet worden (ob jedoch die diagnostischen Kriterien des DSM-III-R verwendet wurden, ist unklar). Über therapeutische Ergebnisse bei dieser Teilgruppe wird aber nicht berichtet. In dieser jüngsten Untersuchung bringen Selvini Palazzoli und ihre Kollegen, in Übereinstimmung mit meinem klinischen Eindruck, ihre Unzufriedenheit mit dem systemischen Modell zum Ausdruck, teilweise mit den gleichen Begründungen, wie ich sie hier vortrage. Sie nähern sich einem multidimensionalen Ansatz, der große Ähnlichkeit mit der von mir vorgeschlagenen psychosozialen Konsultation zu haben scheint.

Die Heidelberger Gruppe[1] (Retzer et al. 1989) hat kürzlich vielversprechende Ergebnisse systemischer Familientherapien mit manisch-depressiven und schizo-affektiven Patienten und deren Familien vorgelegt. Hier wurde eine medikamentöse Behandlung des Patienten und parallel dazu systemische Familientherapie durchgeführt. Indem sie die Taktik benutzten, den medizinischen Nutzen von Medikamenten zu akzeptieren[2], arbeiteten auch Retzer und Kollegen mit einem Krankheitsmodell, wenn auch nicht in der integrativen Weise, die meine Arbeit kennzeichnet.

Andere Familientherapeuten wie Haley (1980 und 1989) und Madanes (1983) leugnen, daß die Schizophrenie irgendeine biologische Komponente hat und sprechen sich vehement gegen den Einsatz von

[1] Vgl. auch A. Retzer, G. Weber (1991): Entwurf eines Modells psychotischer Systeme (in diesem Band).

[2] Anmerkung des Herausgebers: Hier scheint ein Mißverständnis über die Bedeutung der Medikation in den erwähnten systemischen Familientherapien vorzuliegen. Die Autoren schreiben dazu: „Obwohl alle Mitglieder unseres Teams langjährige praktische Erfahrungen mit der Psychopharmakotherapie von Psychosen haben, entschieden wir uns, für eine eventuelle Pharmakomedikation keine Verantwortung zu übernehmen. Dies bedeutete, daß sich praktisch alle der von uns behandelten Fälle neben der systemischen Familientherapie in ambulanter psychiatrischer Behandlung befanden, die eine Pharmakotherapie einschloß... Wir bemühten uns darum, gegenüber diesen Kollegen und ihren pharmakologischen Maßnahmen neutral zu erscheinen, d.h. weder für noch gegen eine Medikation Stellung zu beziehen. Dies bedeutet jedoch nicht, daß während der Familientherapien nicht über Medikamente gesprochen wurde. Wir gingen regelmäßig den pragmatischen und semantischen Implikationen einer Medikation wie auch einer Nicht-Medikation nach." (Retzer et al. 1989, S.229)

Medikamenten aus, da es sich aus ihrer Sicht ausschließlich um eine hierarchische familiäre Dysfunktion handelt (Haley 1980, Madanes 1980).

Ob Retzer und Kollegen ähnliche Erfolge auch mit Familien schizophrener Patienten wie mit manisch-depressiven und schizo-affektiven Patienten und deren Familien erreichen, bleibt zu untersuchen. Ich selbst gehe davon aus, daß sich nicht die gleichen guten Ergebnisse erreichen lassen werden. Diese Annahme stütze ich auf die wichtigen klinischen Unterschiede zwischen manisch-depressiven und schizoaffektiven Patienten und deren Familien auf der einen Seite und schizophrenen Patienten und deren Familien auf der anderen Seite, wie sie auch von der Heidelberger Gruppe beschrieben werden (Stierlin et al. 1986 und Simon et al. 1989). In meiner Erfahrung sind diese Familienmuster oft erklärbar und akzentuiert durch den grundlegenden und langdauernden Bruch im individuellen Lebenszyklus des Schizophrenen und im familiären Lebenszyklus seiner Familie. Gewöhnlich haben chronische Schizophrene schwerwiegende Defizitsymptome (Apathie, Antriebslosigkeit, sozialer Rückzug u.ä.) über lange und wichtige Phasen ihres Lebens, besonders während der Adoleszenz und als junge Erwachsene und meist schon lange bevor sie den ersten Kontakt mit einem Familientherapeuten hatten. Das Resultat dieser Defizite ist ein starker zentripetaler Sog in die Familie, der im Gegensatz steht zu den üblichen zentrifugalen Tendenzen während dieser familiären Entwicklungsphasen (Stierlin et al. 1973). Dies bedeutet, daß sich die Familienbeziehungen gleichsam verzerrt entwickeln (Wynne 1984), und positive familiäre Resourcen nur schwer zu mobilisieren sind. Diese Entwicklungsprobleme sind nicht spezifisch für die Schizophrenie, aber wegen ihrer Qualität und ihrem zeitlichen Verlauf für die Familie sehr bedeutsam. Der Therapeut muß anerkennen, daß diese Krankheit von den Patienten und deren Familien als etwas betrachtet wird, das seine Ursachen dort hat, wo ihr Einfluß nicht hinreicht. Wenn die Fragen oder Kommentare des Therapeuten jedoch implizieren, daß das Problem hätte verhindert werden können, hätte sich die Familie nur anders verhalten, wird sich die Familie angeklagt und als die „Ursache" der Krankheit sehen (Wynne 1983).

Patienten mit solchen Krankheiten erfahren sich selbst, ebenso wie die unter Inzest oder Gewalt Leidenden, als Opfer. Familien, die bei einem Familienmitglied eine zerstörerische und behindernde Krankheit beobachten, versuchen eine „Ursache" außerhalb ihrer selbst zu identifizieren. Viele Formulierungen der Familiensystemtheorie laufen darauf hinaus, individuelle Schuld durch eine Schuld des Familiensystems zu ersetzen - nicht gerade zum Nutzen für Menschen, die mit ihrer Familie identifiziert sind.

Einschneidende und sich destruktiv auswirkende Krankheiten, ebenso wie Inzest und Gewalt werden meist als zu „real" erfahren, als daß sie wirklich umgedeutet oder ausgeblendet werden könnten. Selbst einem überzeugenden charismatischen Therapeuten wird dies nur schwer gelingen.

Organmedizinische Interpretationen

Innerhalb eines medizinischen Kontextes bieten sich zwei sehr unterschiedliche Ansätze für einen Diskurs mit Familien mit einem kranken Mitglied an - der organmedizinische und der bio-psychosoziale Ansatz. Kommt der organmedizinische Ansatz der Schizophreniebehandlung zum Zuge, dann teilt man den Familienangehörigen und - falls ansprechbar - auch dem Patienten mit, daß die Symptome auf eine spezifische „Hirnfunktionsstörung" zurückzuführen sind. Häufig wird ein „biochemisches Ungleichgewicht" im Gehirn als Ursache der Beschwerden genannt. Konzepte wie die des „chemischen Ungleichgewichtes", einer Störung der Neurotransmitter und der Gene stecken die einzig möglichen Ursachen der Störung ab. Man teilt den Betroffenen mit, daß Familien früher zu Unrecht für die Schizophrenie verantwortlich gemacht worden seien, daß die Familie jedoch keinerlei Anlass habe, sich in irgendeiner Weise schuldig zu fühlen. Eine medikamentöse Behandlung wird als Methode der Wahl vorgestellt, neben zusätzlichen Rehabilitationsprogrammen in und außerhalb der Klinik. Die Angehörigen können darüberhinaus ermutigt werden, sich weitere Hilfe über Angehörigenselbsthilfegruppen zu verschaffen anstatt Familientherapeuten aufzusuchen (Hatfield und Lefley 1987).

Die Vor- und Nachteile dieses Ansatzes unterscheiden sich von Familie zu Familie. Insbesondere hängen sie von dem Grad der Chronifizierung und der Schwere der Krankheit z.Z. der Anwendung dieses Ansatzes ab, sowie vom Alter und vom Gesundheitszustand der Familienangehörigen. Angehörigenselbsthilfegruppen in den Vereinigten Staaten und Westeuropa haben diesen Ansatz auf breiter Front begrüßt. Dies geschah wohl vor allem deshalb, weil er die Familien von Schuldgefühlen entlastet. Er befreit aber auch vor übertriebener Verantwortung. Insbesondere befreit er von dem Anspruch, für den Patienten mehr zu leisten, als man bereit oder fähig ist. Darüber hinaus gibt dieser Ansatz den Familien Gelegenheit, gesunde Kompetenzen zu entwickeln und ihre frühere Sicht zu korrigieren, die dazu führte, daß sie von der Krankheit erdrückt, gequält und überfordert wurden. Oftmals werden diese Angehörigen zu Menschen, die sich tatkräftig und erfolgreich für andere betroffene Familien und Patienten einsetzen.

Allerdings hat dieser Ansatz auch schwerwiegende Nachteile. Allzu oft wird die Schizophrenie als Störung mit fest vorgegebenem Verlauf interpretiert, deren Verschlechterung man nur durch hohe Dosen einer Dauermedikation verhindern könne. Implizit besteht die Gefahr, den Patienten und seine Familie in einer passiven Haltung gegenüber den Symptomen zu bestärken. Chronifizierung oder Verschlechterung der Symptome können somit zu einer sich selbsterfüllenden Prophezeiung werden. Obwohl sich Familienangehörige möglicherweise zunehmend ihrer gesunden Kompetenzen und Ressourcen bedienen und sich für eine bessere Versorgung psychisch Kranker engagieren, glauben sie dennoch häufig, für die Genesung ihres eigenen Familienmitglieds wenig tun zu können.

Bio-psycho-sozialer Umgang mit der „Schizophrenie"

Ein vierter Ansatz ist in mehreren Varianten erprobt worden. Dazu gehören Familieninterventionen mit psychoedukativen Komponenten, aber auch vieles andere mehr. Beispiele sind die Ansätze von Anderson und Kollegen (Anderson et al. 1986); die verhaltensorientierte Familientherapie, die von Falloon und Kollegen entwikkelt wurde (Falloon et al. 1984)[3]; und den Ansatz, den meine Kollegen und ich als System-Konsultation bezeichnet haben (Wynne et al. 1986 und 1987).

Diese Ansätze haben folgendes gemeinsam: Der Therapeut achtet sorgfältig darauf, was der Patient und die Familie als Krankheitssymptome erleben. Er achtet weiter auf die sich daraus ergebenden Konsequenzen und Belastungen für ihr psychologisches und familiäres Funktionieren. Darüberhinaus versucht der Therapeut behutsam zu verstehen, wie die spezifischen Symptome Hoffnungen und Erwar-

[3] Vgl.Falloon, I. (1991): Das Familienmanagment der Schizophrenie (in diesem Band).

tungen der Familienangehörigen bestätigt oder zerschlagen haben, welche Lösungen, innerhalb und außerhalb des Gesundheitssystems, versucht wurden und werden und welche Vorstellungen über den wahrscheinlichen Verlauf der Symptome und deren mögliche Veränderung gegenwärtig vorhanden sind. Ich selbst bevorzuge es in dieser Phase auch zu explorieren welche Erfahrungen die Familie mit Methoden gemacht hat, die das zirkuläre Fragen[4] anwenden (Selvini et al. 1980, Stierlin und Weber 1989).

Indem der Therapeut dem präsentierten Problem, d.h. dem Symptom der Krankheit, offene und respektvolle Aufmerksamkeit entgegenbringt, wird er fast immer folgende Feststellung machen können: Die Familien haben von anderen Fachleuten, vom Fernsehen, aus der Zeitung, von Freunden oder Verwandten und von ihren eigenen Ängsten und Phantasien eine riesige Menge an widersprüchlichen und verwirrenden Informationen über Diagnose und Prognose erhalten, unter anderem auch darüber, ob überhaupt und wie mit schwierigen Symptomen umzugehen sei und was vom Patienten in der Zukunft noch erwartet werden könne. Obwohl die zirkuläre Befragung in den ersten Stadien einer Familienkonsultation sinnvoll sein kann, habe ich oft auch Nachteile beobachtet. Nachdem sich der Therapeut ein realistisches Bild gemacht hat, erlebt die Familie ständiges zirkuläres Fragen meist als zu indirekt, bisweilen sogar als verschleiernd.

Informationen, die der Therapeut der Familie oder der mehrere Familien umfassenden Gruppe direkt gibt, oftmals begleitet und unterstützt von schriftlichem Material (Hatfield; Anderson et al. 1986, Bernheim und Lehman 1985), reinigen dagegen sehr schnell die konfusionierte und unklare Familien-Atmosphäre. Beispielsweise lassen sich auf diese Weise sehr schnell Irrtümer über den angeblich immer schlechter werdenden Verlauf der Schizophrenie und die Notwendigkeit lebenslanger Medikation korrigieren, oder auch etwa

[4] Anmerkung des Herausgebers: Unter zirkulären Fragen bzw. der zirkulären Befragung wird eine in der systemischen Therapie verwendete Interviewtechnik verstanden, die sowohl zum Ziel hat, Informationen über das behandelte System zu gewinnen als auch in das behandelte System einzuführen. Vgl. Penn, P. (1982): Zirkuläres Fragen. Familiendynamik 8: 198-220, Tomm, K. (1987a): Das systemische Interview als Intervention: Teil I. Strategisches Vorgehen als vierte Richtlinie für Therapeuten. System Familie 1: 145-159, Tomm, K. (1987b): Das systemische Interview als Intervention: Teil II. Reflexive Fragen als Mittel der Selbstheilung. System Familie 1: 220-243, Tomm, K. (1988): Das systemische Interview als Intervention: Teil III. Lineale, zirkuläre, strategische oder reflexive Fragen? System Familie 2: 21-40.

die häufige Tendenz, Nebenwirkungen der Medikamente mit schizophrenen Defizitsymptomen zu verwechseln.
All diese Informationen sollten von einem sehr erfahrenen Therapeuten gegeben werden, der in der Lage ist, sowohl die Grenzen des gegenwärtigen Wissens zu betonen als auch mögliche alternative Vorstellungen über die Krankheit, deren Entwicklung und sozialen Kontext zu vermitteln.
Oft lassen sich dadurch die Sichtweise und Optionen der Familie erweitern und vertiefen und mit neuen Konstruktionen des Problems auch mögliche Lösungen in den Blick bringen. Bestimmte Aspekte der Krankheit können sehr klar und eindeutig beschrieben werden, während andere unklar bleiben. Sie werden aber nicht in einem Nebelfeld belassen, worin es keinerlei sichtbare Grenzmarkierungen gibt, wie es bei **radikalen** Konstruktivisten der Fall ist.
Daher geben gut formulierte und zeitlich gut abgestimmte Informationseingaben keinen Anlass zu den Befürchtungen mancher systemischer Therapeuten, diese Ansätze könnten restriktive Sicht- und Verhaltensweisen bei den Patienten und deren Familien erzeugen. Jedoch kann dieser Ansatz zu einem solchen negativen Resultat, wie ich gerne zugebe, führen, wenn er sich in ein organmedizinisches Modell einbettet, und man sich weder um das Vorverständnis der Familie bemüht noch irgendeine Anstrengung unternimmt, an Zukunftsoptionen zu arbeiten. Ein Ansatz, der systemische und psychoedukative Prinzipien integriert, schafft bei den Familien Klarheit und gibt ihnen ein gesundes Selbstwertgefühl, da sie vom Kliniker für fähig gehalten werden auch komplexe klinische Sachverhalte zu verstehen. Darüberhinaus liefert ein solch integrativer Ansatz einen klaren und pragmatisch brauchbaren Gesprächsrahmen für die Frage, welche Problemlösungen zu einem bestimmten Zeitpunkt am ehesten relevant sein könnten.
Die meisten Familientherapeuten, die mit diesem bio-psycho-sozialen Ansatz arbeiten, verstehen die Schizophrenie, wie auch andere Störungen, auf der Grundlage eines Vulnerabilitäts-Stress-Modells der Krankheit. Dieses Modell fokussiert nicht reduktionistisch auf einen sich unaufhaltsam fortentwickelnden Krankheitsprozeß. Es betont stattdessen, daß die Existenz klinischer Symptome das Ergebnis eines wechselwirkenden Gleichgewichts zwischen folgenden drei Faktoren ist: Die angeborene, häufig genetisch bedingte nicht-symptomatische Prädisposition oder Vulnerabilität; die umweltabhängigen

und biologischen Stressoren, die bedingen können, daß die latente Vulnerabilität in manifeste Symptome umschlägt; die protektiven Faktoren in der Person, der Familie und dem sozialen Umfeld, die der Tendenz zur Symptombildung entgegenwirken oder sie kompensieren können. Im Fall der Schizophrenie kann beispielsweise das Phänomen der Reizüberflutung als ein solcher Stressor aufgefaßt werden.

Vulnerabilität läßt sich als ein sehr allgemeines Konzept begreifen, das sich in unterschiedlichem Maße auf fast alle psychologischen und physischen Eigenschaften und auf jedermann anwenden läßt. Aufgrund der von Individuum zu Individuum variierenden Vulnerabilität können die gleichen Erfahrungen für eine Person Stress bedeuten, für eine andere dagegen nicht, zumindest hinsichtlich ihrer Beteiligung an der Symptomverursachung. Mit Hilfe vernünftiger und verständlicher Begriffe versucht dieser Ansatz also zwei Extreme zu vermeiden: Einerseits, daß Familien die Verantwortung (und die Schuld) für Schizophrenie tragen, und andererseits, daß Familien keinen nützlichen Beitrag leisten können.

Die Schuldzuschreibung wird reduziert durch die Vorstellung, daß niemand soviel Weisheit besitzen kann, zu wissen, ob und in welcher Weise bestimmte Lebensereignisse für ein Individuum extremen Streß bedeuten können, für ein anderes jedoch nicht. Andererseits können jedoch Patienten, Familienangehörige und Therapeuten durch die Beobachtung der Ereignissequenzen nach dem Auftreten symptomatischer Episoden lernen. Sie können lernen, welche versuchten Lösungen und Präventionsbemühungen sich als wirksam erweisen. Dieser Ansatz ermutigt Familien, ihr Problemlösungspotential und ihre Fähigkeiten zur Entscheidungsfindung so zu aktivieren, daß es für sie und für den Patienten vernünftig ist. Wenn sie sich überfordert oder schuldig fühlen, oder wenn sie glauben, daß ihr Beitrag irrelevant sei, weil Medikamente die einzig effektive Behandlung darstellen, neigen Familienangehörige oft zu Überinvolviertheit und Kritik am Patienten.

Diese familiären Einstellungen sind „high expressed emotions" genannt worden (Vaughn und Leff 1976). Es gibt gewöhnlich eine Periode, die dem Ausbruch schizophrener Symptome vorausgeht, die sogenannte prämorbide Phase, in der sich die Symptome noch im Anfangsstadium befinden und schwer einschätzbar sind. Der potentielle Patient und seine Angehörigen mühen sich dann gewöhnlich mit Lösungen ab, die, wie die Palo Alto Gruppe gezeigt hat (Watzlawick et al. 1974), zu neuen und akuten Symptomen führen können.

Lange Zeit haben sich Familientherapeuten mit den Familieninteraktionen im Hier und Jetzt beschäftigt, d.h. zu einem Zeitpunkt, da bereits Symptome entwickelt worden waren. Unglücklicherweise haben systemische und strategische Familientherapeuten bisher weitgehend die Tatsache übersehen oder bestritten, daß die biologisch-genetische Vulnerabilität für die Schizophrenie eine wesentliche Vorrausetzung ist.[5]

Das bio-psycho-soziale Modell (Engel 1977; 1980) stellt einen integrativen konzeptuellen Rahmen bereit, mit dessen Hilfe sich nicht nur die Faktoren des familiären und des weiteren sozialen Umfeldes, sondern auch die des individuellen psychologischen und biologischen Funktionierens beurteilen und miteinander verknüpfen lassen. Familienberatung ist ein Prozeß, der sich mit Hilfe des bio-psycho-sozialen Denkmodells am sinnvollsten und wirksamsten verwirklichen läßt. Die in Kooperation zwischen dem Familienberater und der Familie (vorzugsweise in Anwesenheit des Patienten) durchgeführte Bestandsaufnahme beginnt damit, die Aufmerksamkeit auf das Erleben von Leiden und Krankheit zu lenken. Fast immer zielen die ersten Fragen der Familie auf das, was der Therapeut und andere Fachleute über die Natur dieser Krankheit wissen, was im Augenblick getan werden kann und welche weiteren Entwicklungen zu erwarten sind.

Der Beratungsprozeß gestaltet sich respektvoll und kooperativ, nicht autoritär. Der Familienberater hat keine verdeckten, indirekten Strategien. Er geht nicht davon aus, daß die Familie in Familientherapie „gelockt" werden sollte (Wynne et al. 1987 und 1990). Durch die Empfehlung einer Familientherapie könnte sich die Familie dagegen entmündigt fühlen, denn, wenn man als Familie „Therapie" braucht, impliziert dies fast zwangsläufig, daß der Therapeut die Familie für pathologisch oder gestört hält.

Familienberatung geht häufig in Systemberatung über (Wynne et al. 1987). Häufig sind bereits andere Fachleute und Beraterinstitutionen einbezogen, die für die Familie hilfreich aber auch gelegentlich

5 Anmerkung des Herausgebers: Vgl. Nuechterlein und Dawson (1984) zum Überblick über die Vulnerabilitätsliteratur und Tienari et al. (1987) zu Hinweisen auf Anlage-Umweltinteraktionen bei der Schizophrenie.

konfusionierend und hinderlich sein können. Der Systemberater schließt sich nicht nur mit der Familie, sondern wenn nötig auch mit anderen erwähnten Subsystemen zusammen, die in der notwendig interdisziplinären Arbeit mit so komplexen Problemen wie Schizophrenie immer relevant sind.

Manche Familientherapeuten, wie etwa Carol Anderson (1986), die ebenfalls nach einem bio-psycho-sozialen Ansatz arbeiten, vereinbaren mit der Familie einen bestimmten Zeitraum oder eine bestimmte Anzahl von Sitzungen. Ich selbst ziehe es vor, die Zahl der Sitzungen und die entsprechende Zeitspanne offen zu lassen. Mit der Betonung auf Beratung statt auf Therapie ist der Familientherapeut, wie ich glaube, am besten in der Lage, flexibel mit dem präsentierten Problem umzugehen und den Beratungsprozeß sogar vor der Lösung aller Probleme zu beenden. Er kann dann der Familie mitteilen, daß er ihr zutraue selbst erfolgreich an den Problemen weiterzuarbeiten. Einem Hausarzt vergleichbar kann der Familienberater erreichbar sein, falls die Familie nicht weiterkommt und nach erneuter Hilfestellung verlangt. Erneute Hilfestellungen sind bei Familien von schizophrenen Patienten meist notwendig, wenn beispielsweise Negativ-Symptome wie Apathie und Antriebslosigkeit mit medikamentösen Nebenwirkungen verwechselt werden und Übergangsphasen im Lebenszyklus besonders schwierig zu bewältigen sind, nachdem die normalen Entwicklungsphasen unterbrochen wurden. Zur Bewältigung dieser Entwicklungsprobleme benötigt man später meist noch weitere Beratungssysteme im sozialen Umfeld und es kann oft ein erneuter psychoedukative Input für Patient und Familie erforderlich sein, um solche Übergangsphasen zu bewältigen.

Berufsgruppenspezifische Einflüsse auf das verwendete Krankheitskonzept

Insbesondere während der 60er und 70er Jahre haben Familientherapeuten das Konzept der Krankheit vernachlässigt. Sie waren in dem Irrglauben befangen, daß dieses Konzept unvereinbar mit einer systemischen Perspektive sei. Erst in jüngster Zeit beginnt man wieder, zwar sehr zaghaft und oft sehr konfusionierend, die Bedeutung von Krankheit als präsentiertem Problem zu erkennen. Dabei darf man nicht übersehen, daß die Ambivalenz der Familientherapeuten hinsichtlich des Krankheitskonzeptes nicht nur kon-

zeptuelle Probleme widerspiegelt, sondern auch auf berufsgruppenspezifische Schwierigkeiten hinweist. In die meisten Settings, in denen familientherapeutisch gearbeitet wird, kommen medizinische und psychiatrische Patienten durch Überweisung und Empfehlung, sie sind daher nicht repräsentativ für alle schizophrenen Patienten. Jene schizophrenen Patienten und deren Familien, die in die Therapieräume von Familientherapeuten vordringen, gehören wahrscheinlich zu zwei speziellen Teilgruppen schizophrener Patienten: Die erste ist unzufrieden mit und verärgert über die bisherige Behandlung und beklagt sich beispielsweise über Medikamente. Die zweite Teilgruppe besteht aus Patienten, die den Überweiser frustriert haben, weil sie sich von anderen „typischen" Familien unterscheiden, die keine allzu großen Schwierigkeiten machen. Die Folge ist, daß die Patienten und Familien, mit denen es die meisten Familientherapeuten zu tun haben, keinen repräsentativen Querschnitt aller Familien Schizophrener darstellen. Darüberhinaus muß festgestellt werden, daß die Literatur über diese Familien auf unsystematischen Untersuchungen ohne Kontrollgruppen basieren. Dadurch werden den Familientherapeuten irreführende und voreingenommene Eindrücke über die außerordentlich häufig gestörten Familienbeziehungen und die angeblich besonderen Schwierigkeiten bei der Behandlung vermittelt.
Dazu kommt, daß sich Familientherapeuten während der 60er und 70er Jahre überwiegend auf Beziehungsprobleme wie Ehekonflikte und Generationenkonflikte, Kommunikationsprobleme, Schwierigkeiten mit Intimität etc. konzentriert haben. Da die meisten Familientherapeuten keine medizinische Ausbildung haben, ist es verständlich, daß bei ihnen der medizinische Krankheitsbegriff eine nur untergeordneten Rolle spielt. Sicherlich arbeiten einige wenige Familientherapeuten mit einer nicht so einengenden theoretischen Fundierung. Sie arbeiten auch mit Familien, in denen Probleme als Krankheit präsentiert werden, deren Formen von Alkoholismus bis Schizophrenie, von Anorexia nervosa bis Morbus Alzheimer, vom Drogenmißbrauch bis zu Krebs variieren mögen. Dennoch ist der Krankheitsbegriff von Familientherapeuten und Familientheoretikern bislang noch nicht in ausreichendem Maße theoretisch und praktisch gewürdigt worden.
Ich will zusammenfassen: Ich habe einige der Schwierigkeiten aufgezeigt, die Familientherapeuten haben, den Krankheitsbegriff innerhalb des konzeptuellen Rahmens der Systemtheorie zu benutzen. Ich

habe die Behauptung zurückgewiesen, die in unzutreffender Weise aus der Systemtheorie abgeleitete wird, daß die Anerkennung der Krankheit mit dem familientherapeutischen Ansatz unvereinbar sei. Krankheit läßt sich konzeptuell am besten als Interpunktionsstelle fassen, als ein transaktionales und relationales präsentiertes Problem. Fachleute aus dem Gesundheitswesen, einschließlich Familientherapeuten, werden im Rahmen dieser klinischen und transaktionalen Prozesse vielleicht mit der Diagnose einer Störung oder eines bestimmten Leidens reagieren. Der umfassende therapeutische Dialog mit Patienten und Familien über Krankheiten und Störungen wird jedoch nur dann sinnvoll und wirksam sein, wenn er nicht reduktionistisch allein auf biologische oder allein auf familiensystemische Faktoren beschränkt bleibt. Die Durchführung einer kooperativen Beratung mit der Familie, unter Einbeziehung des Gesundheitssystems und der gemeindenahen Einrichtungen, verlangt nach einem umfassenden bio-psycho-sozialen Konzept. Zukünftig muß bei der Arbeit mit komplexen Problemen wie der Schizophrenie ein ganzes Spektrum bekannter familientherapeutischer Prinzipien miteinander kombiniert und integriert werden. Solche scheinbar unterschiedlichen Methoden wie zirkuläres Fragen, psychoedukativer Input und Problemlösungstraining können zu jeweils verschiedenen Phasen wirksam in den therapeutischen Prozeß eingebracht werden. Dies wird zu guten Ergebnissen führen - davon bin ich überzeugt, ohne es bislang belegen zu können. Mit der Durchführung von Familienberatung, systemischer Beratung und behutsam angebotener Familientherapie innerhalb eines bio-psycho-sozialen Konzepts sind Familientherapeuten, wie ich glaube, zu einem zunehmend effektiveren und flexibleren Umgang mit derart schwierigen Problemen fähig, wie sie sich uns als Psychose oder Schizophrenie präsentieren.

Bibliographie

Anderson, C. M., D. J. Reiss, G. E. Hogarty (1986): Schizophrenia and the Family: A Practitioner's Guide to Psychoeducdation and Management. New York (Guilford Press).

Bernheim, K. F., A. F. Lehman (1985): Working with Families of the Mentally Ill. New York (Norton).

Bertalanffy, L. von (1968): General Systemes Theory. New York (George Braziller).

Boscolo, L., G. Cecchin, L. Hoffman, P. Penn (1987): Familientherapie - Systemtherapie. Das Mailänder Modell. Dortmund (Modernes Lernen) 1988.

Boszormenyi-Nagy, I., G. M. Spark (1973): Unsichtbare Bindungen. Die Dynamik familiärer Systeme. Stuttgart (Klett-Cotta) 1981.

Dell, P. F. (1986): In defense of „lineal causality". Family Process 25: 513-521.

Dell, P. F. (1989): Violence and the systemic view: The problem of power. Family Process 28: 1-14.

Eisenberg, L. (1977): Disease and illness: Distinctions between professional and popular ideas of sickness. Culture, Medicine, and Psychiatry 1:9-23.

Engel, G. L. (1977): The need for a new medical model: A challenge for biomedicine. Science 136 (4286): 129-136.

Engel, G. L. (1980): The clinical application of the biopsychosocial model. American Journal of Psychiatry 137: 535-543.

Fabrega, H. Jr. (1974): Disease and Social Behavior: An Interdisciplinary Perspective. Cambridge, Massachusetts (Institute of Technology Press).

Falloon, I. R. H., J. L. Boyd, C. W. McGill (1984): Family Care of Schizophrenia: A Problem-Solving Approach to the Treatment of Mental Illness. New York (Guilford Press).

Foerster, H. von (1981): Observing Systems. Seaside CA (Intersystems Publications).

Goldner, V. (1985): Feminism and family therapy. Family Process 24: 31-47.

Goldner, V. (1988): Generation and gender: Normative and covert hierarchies. Family Process 27: 17-31.

Grunebaum, H., R. Chasin (1978): Relabeling and reframing reconsidered: The beneficial effects of a pathological label. Family Process 17: 443-455.

Haley, J. (1980): Ablösungsprobleme Jugendlicher. München (Pfeiffer) 1981.

Haley, J (1989): The effect of long-term outcome studies on the therapy of schizophrenia. Journal of Marital and Family Therapy 15: 127-132.

Hatfield, A. B.: Coping with Mental Illness in the Family: A Family Guide. Maryland Department of Health and Mental Hygiene. (unveröffentlichtes Manuskript)

Hatfield, A. B., H.P.Lefling (Hrsg.) (1987): Families of the Mentally Ill: Coping and Adaptation. New York (Guilford Press).

Hoffman, L. (1990): Constructing realities: An art of lenses. Family Process 29: 1-12.

Imber-Black, E. (1986): Maybe „lineal causality" needs another defense lawyer: A feminist response to Dell. Family Process 25: 523-525.

Johnson, H. C. (1987): Biologically based deficit in the identified patient: Indications for psychoeducational strategies. Journal of Marital and Family Therapy 13: 337-348.

Kleinman, A. (1988): The Illness Narratives: Suffering, Healing, and the Human Condition. New York (Basic Books).

Laing, R., A. Esterson (1964): Sanity, Madness and the Family. New York (Basic Books).

Madanes, C. (1980): The prevention of rehospitalization of adolescents and young adults. Family Process 19: 179-191.

Madanes, C. (1983): Strategic therapy of schizophrenia. In: W. R. McFarlane (Hrsg.),: Family Therapy in Schizophrenia. New York (Guilford Press).

Murphy, J. M. (1976): Psychiatric labeling in cross-cultural perspective. Science 191: 1019-1028.

Nuechterlein, K. H., M. E. Dawson (1984): A heuristic vulnerability-stress model of schizophrenic episodes. Schizophrenia Bulletin 10: 300-312.

Parsons, T. (1951): Illness and the role of the physician: A sociological perspective. American Journal of Orthopsychiatry 21: 452-460.

Retzer, A., F. B. Simon, G. Weber, H. Stierlin, G. Schmidt (1989): Eine Katamnese manisch-depressiver und schizo-affektiver Psychosen nach systemischer Familientherapie. Familiendynamik 14: 214-235.

Rosenhan, D. (1973) Science 173: 250-258.

Schaffer, L., L. C. Wynne, J. Day, I. M. Ryckoff, A. Halperin (1962): On the nature of sources of the psychiatrist's experience with the family of the schizophrenic. Psychiatry 25:: 32-45.

Scheff, T. (1966): Being Mentally Ill: A Sociological Theory. Chicago (Aldine).

Selvini Palazzoli, M., L. Boscolo, G. Cecchin G. Prata (1980): Hypothetisieren - Zirkularität - Neutralität: Drei Richtlinien für den Leiter der Sitzung. Familiendynamik 6: 123-139. 1981.

Selvini Palazzoli, M., S. Cirillo, M. Selvini, A. M. Sorrentino (1988): Family Games: General Models of Psychotic Processes in the Family. New York (Norton) 1989.

Simon, F. B., G. Weber, H. Stierlin, A. Retzer, G. Schmidt (1989): „Schizo-affektive" Muster: Eine systemische Beschreibung. Familiendynamik 14: 190-213.

Stierlin,H., L.D.Levi, R.J.Savard (1973): Zentrifugale und zentripetale Ablösung in der Adoleszenz: Zwei Modi und einige ihrer Implikationen. In: Döbert,R., J. Habermas (Hrsg.) (1980): Entwicklung des Ichs. Meisenheim (Anton Hain).

Stierlin, H., G. Weber, G. Schmidt, F. B. Simon (1986): Zur Familiendynamik bei manisch-depressiven und schizo-affektiven Psychosen. Familiendynamik 11: 267-288.

Stoeckle, J. D., I. K. Zola, G. E. Davidson (1964): The quantity and significance of psychological distress in medical patients: Some preliminary observations about the decision to seek medical aid. Journal of Chronic Diseases 17: 959-970.

Szasz, T. S. (1961): Geisteskrankheit. Ein moderner Mythos. München (Kindler) 1975.

Tienari, P., I. Lahti, A. Sorri, M. Naarala, J. Moring, K.- E. Wahlberg, L. C. Wynne (1987): The Finnish adoptive family study of schizophrenia. Journal of Psychiatric Research 21: 437-445.

Vaughn, C. E., J. P. Leff (1976): The influence of family and social factors on the course of psychiatric illness: A comparison of schizophrenic and depressed neurotic patients. British Journal of Psychiatry 123: 125-137.

Watzlawick, P. (Hrsg.) (1976): Die erfundene Wirklichkeit. München (Piper) 1981.

Watzlawick, P., R. Fisch (1974): Lösungen: Zur Theorie und Praxis menschlichen Wandels. Bern (Huber).

Weber, G., H. Stierlin (1989): In Liebe entzweit. Die Heidelberger Familientherapie der Magersucht. Reinbek (Rowohlt).

Wynne, L. C. (1965): Some indications and contra-indications for exploratory family therapy. In: Boszormenyi - Nagy, I., I. L. Framo (Hrsg.): Intensive family therapy: Theoretical and practical aspects, with special reference to schizophrenia. New York (Harper & Row).

Wynne, L. C. (1983): Reflections on blame and responsibility for schizophrenia. In: Ricks, D., B. Dohrenwend (Hrsg.): Origins of Psychopathology: Problems in Research and Public Policy. New York (Cambridge University Press).

Wynne, L. C. (1984): The epigenesis of relationl systems: A model for understanding family development. Family Process 23: 297-318.

Wynne, L. C. (1986): Structure and lineality in family therapy. In: Fischman, H. C., B. L. Rosman (Hrsg.) (1986): Evolving Models for Family Change: A Volume in Honor of Salvador Minuchin. New York (Guilford Press).

Wynne, L. C. (1988): Editor's comments. In: Wynne, L. C. (Hrsg.): The State of the Art in Family Therapy Research: Controversies and recommendations. New York (Family Process Press).

Wynne, L. C., S. H. McDaniel, T. T. Weber (1987): Professional politics and the concepts of family therapy, family consultation, and systems consultation. Family Process 26: 153-166.

Wynne, L. C., K. F. Bernheim, A. R. Wynne (1990): Key Issues for Training in Family Therapy with Long-Term, Seriously Mentally Ill Patients and their Families. (im Druck).

4. Die akute und chronische Schizophrenie aus systemischer Sicht

Luigi Boscolo

Die Kommunikation innerhalb und außerhalb der Familie bildet die Grundlage meiner Analyse der Psychose und meiner Ideen über deren Therapie. Werden psychotische Verhaltensweisen gezeigt, entsteht nach einiger Zeit innerhalb und außerhalb der Familie die Vorstellung, daß die psychotische Person „nicht weiß, was sie sagt". Es entsteht die Vorstellung, daß es da irgendeine Kraft gibt, die sie „unvernünftig denken läßt". Das Verhalten der psychotischen Person erscheint nicht voraussagbar. Wenn ihre Verhaltensweisen dennoch voraussagbar erscheinen, sind sie aber ohne jeglichen Bezug zu den Botschaften anderer Personen, mit denen sie in Kontakt steht. Der katatone Schizophrene beispielsweise ist zwar voraussagbar in seinen Verhaltensweisen, denn er bleibt starr und unbeweglich, aber er bezieht sich nicht mehr auf das Verhalten anderer.

Diese sich im Verlauf der Entwicklung einer Psychose regelmäßig ergebende Situation beeinflußt das Familiensystem nachhaltig. Es entsteht eine besondere Art von „kognitiver Landkarte". Die „Gesunden" zeigen zu Beginn einer Psychose gegenüber dem Psychotiker häufig bestimmte Verhaltensweisen: Sie kommunizieren nicht über die Kommunikation, wie sie es üblicherweise tun (wenn einer der beiden „Gesunden" die Reden eines anderen nicht versteht, sagt er zu diesem: „Ich verstehe nicht"). Sprechen sie mit einem „Psychotiker", neigen sie zu einer konfusen Kommunikation. Beispielsweise senden sie dem Psychotiker Botschaften, die vorgeben, zu verstehen, was er sagt. Dabei verstehen sie jedoch nicht, was er sagt. Sie sind davon überzeugt, daß der Psychotiker nicht wisse, was er wolle. Zwei Gründe veranlassen sie das zu tun: Entweder versuchen sie „Streit" zu vermeiden, oder sie handeln aus „humanitären" Gründen („Es geht ihm schon sehr schlecht, wenn wir ihm dann auch noch zusätzlich sagen, daß wir ihn nicht verstehen, wird es ihm noch viel schlechter ergehen").

Dies alles trägt zur Ausgestaltung einer spezifischen Konversation bei, die Ronald Laing (1965) als „Mystifizierung" bezeichnete. Diese Art der mystifizierenden Komunikation - wenn wir sie als mitgeteilte Zeichen verstehen - kann dann dazu beitragen, daß sich das psychotische Verhalten weiter steigert und ausbreitet. Zwischen Psychotiker und Nicht-Psychotiker entsteht eine Kommunikation, durch die der Psychotiker Botschaften erhält, die ihm den Eindruck vermitteln, **als ob** er verstanden worden wäre, während dies in keiner Weise der Fall ist. Mystifizierende Botschaften erhöhen die Wahrscheinlichkeit, sich in einem Kontext wiederzufinden, der absolut ohne Sinn ist. Es wird eine Kommunikation hervorgebracht, in der niemand mehr weiß, was eigentlich gesagt wird.

Unsere Grundannahme ist die, daß eine Person psychotisch wird, weil sie sich in einem Beziehungskontext befindet, in dem relevante Beziehungen keinen Sinn machen (dies entspricht der Hypothese von Bateson et al. (1956); aber auch der Hypothese von Mara Selvini Palazzoli (1988)). Das symptomatische Verhalten entwickelt eine eigene Dynamik, die zu den beschriebenen Rückkopplungen führt und den Anstoß zur Bildung eines Kontextes gibt, innerhalb dessen jegliche Kommunikation ohne Sinn bleibt. Es entsteht ein Circulus vitiosus, der seine Grundlage in positivem Feedback hat.

Solche Beobachtung lassen sich natürlich nur sehr schwer auf das Familiensystem begrenzen. Wir können feststellen, daß sich das beschriebene Phänomen, das wir „Mißverständnis" nennen wollen, auch in Abteilungen psychiatrischer Krankenhäuser und anderen psychiatrischen Diensten wiederholt. Der Aspekt der „Mißverständlichkeit" eröffnet auch dort die Möglichkeit von Symptomen.

„Miss" - Verständnis und „Expressed Emotion"

Unter einer solchen Perspektive lassen sich die Beobachtungen von Brown et al.(1962), die inzwischen zu zahlreichen Untersuchungen und vielen Ergebnissen Anlaß gegeben haben, neu betrachten: Unter den aus dem Krankenhaus entlassenen Schizophrenen hatten diejenigen größere Aussichten, erneut stationär behandelt zu werden, die in sogenannte „high expressed emotion-Familien" zurückkehrten. Die Rückfallneigung war weit geringer bei den Schizophrenen, die in andere Familien zurückkehrten. Ähnliche Beobachtungen beschreibt Jay Haley (1963). Ein Individuum, das in seinen ursprünglichen Lernkontext zurückkehrt, in welchem es seine Symptome entwickelt hat, erhöht damit seine Aussichten, diese Symptome erneut zu entwickeln. Diese Wahrscheinlichkeit wird dagegen geringer, wenn es sich in eine andere Gruppe begibt. Die Rückkehr in den Ausgangskontext fügt das Individuum wieder in positive Feedbackschleifen ein, welche sein symptomatisches Verhalten erneut hervorbringen und verstärken.

Es gibt deutliche Unterschiede zwischen der hier vorgeschlagenen Erklärung und den Erklärungen, die von den meisten „expressed emotion-Forschern" akzeptiert werden. Diese Unterschiede bestehen vor allem in der **Bedeutungsgebung** des Symptoms und der Bewertung der Reaktionen auf das Symptom, das von mir als Teil eines bedeutungsvollen Prozesses gesehen wird. Die erwähnten Studien selbst bestätigen jedoch derartige Überlegungen, indem sie den unterschiedlichen Einfluß des Ausmaßes der „expressed emotion" auf die Rückfallwahrscheinlichkeit zeigen. Unterschiedlich in Abhängigkeit von der kulturellen Zugehörigkeit der Patienten: Die Ergebnisse deuten darauf hin, daß die stattfindende Kommunikation auf unterschiedliche Art und Weise interpretiert wird, abhängig von der Kultur und dem sozialen Kontext, in dem sie stattfindet und in dem sich die kommunizierende Familie befindet.

Diese Ergebnisse werden durch verschiedene Fallstudien bestätigt. Ein von Haley (1963) berichteter Fall ist in diesem Zusammenhang von Interesse. Eine junge Frau hatte verschiedene stationäre Einweisungen mit akuten Symptomen, vor allem deliranten Bewußtseinszuständen, hinter sich. Während der Klinikaufenthalte besserte sich das symptomatische Verhalten sehr schnell. Jedesmal, wenn es schien, daß sie wieder eine gewisse Beziehung zur Realität aufgenommen hatte, kehrte sie nach Hause zurück und wurde zuerst von der Mutter dann vom Vater, die getrennt lebten, aufgenommen. Von beiden Elternteilen erhielt sie widersprüchliche und unvereinbare Botschaften. Wenn sie sich mit ihnen in Kontakt befand, war sie gezwungen, beiden Botschaften einen einheitlichen Sinn zu geben: Der einzig mögliche einheitliche Sinn war der Wahn-Sinn. Möglicherweise wäre in dem EE-Modell eine ähnliche Situation als „high expressed emotion" klassifiziert worden.

Für schizophrenes Verhalten werden heute unterschiedliche Behandlungen vorgeschlagen. Eine der vorgeschlagenen Behandlungen ist die **psychoedukative** Methode. Aus Gründen der Vereinfachung werden hier unter diesem Terminus sowohl die Vorgehensweisen von Anderson et al. (1986) verstanden, als auch die Vorgehensweisen, die auf leicht abgewandelten Modellen beruhen, aber alle darin übereinstimmen, den Familien bestimmte Informationen zukommen zu lassen und das Management des schizophrenen Indexpatienten zu verbessern (Falloon et al. 1985; Berkowitz et al. 1984).

Wenn wir den psychoedukativen Ansatz aus systemischer Perspektive betrachten, kommen wir nicht umhin, diesem gegenüber sehr skeptisch zu sein. Der psychoedukative Ansatz kann ausgesprochen gefährlich sein. Er kann insbesondere dann gefährlich sein, wenn er bei akuten Fällen und ersten schizophrenen Episoden angewandt wird. Wenn er sofort nach der ersten stationären Einweisung angewendet wird, kann er einen außerordentlich negativen Einfluß im Sinne der Ausgestaltung einer chronischen Entwicklung haben. Diesen Einfluß gewinnt der psychoedukative Ansatz besonders dadurch, daß er in die Familien sehr mächtige Ideen über die Diagnose der Schizophrenie und der damit verbundenen Prognose einführt. Diese Ideen schaffen in der Folge die Realität einer unabwendbaren und chronischen Krankheit. Der psychoedukative Ansatz heftet der gestörten Person sofort ein Etikett an und unterstützt damit den Beginn einer Karriere als Schizophrener. Genau in die diametral entgegengesetzte Richtung geht jede von der Mailänder Schule[1] entwickelte Intervention. Indem der psychoedukative Therapeut das **Wort** „Schizophrenie" unter Aufwendung seiner ganzen fachlichen Autorität in die Familie einführt, bringt er gefährliche Erwartungen und Resignation hervor.

[1] Anmerkung des Herausgebers: Unter dem Oberbegriff der Mailänder Schule lassen sich inzwischen einige Teams subsummieren: Ursprünglich bestand die Mailänder-Gruppe bis etwa zum Jahre 1980 aus Mara Selvini Palazzoli, Luigi Boscolo, Gianfranco Cecchin und Guiliana Prata. 1980 trennte sich von diesem Team Luigi Boscolo und Gianfranco Cecchin. 1982 gründete Mara Selvini Palazzoli zusammen mit Guiliana Prata das „Nuovo Centro per lo Studio della Famiglia", dem in der Folge auch andere Teammitglieder angehörten (Stefano Cirillo, Matteo Selvini und Anna Maria Sorrentino). 1985 trennte sich Guiliana Prata von dieser Gruppe und gründete das „Centro di Terapia Sistemica e di Ricerca".

Es kann jedoch auch eingeräumt werden, daß dieses Modell bei chronischen Fällen, die eine lange Geschichte von vielen Klinikeinweisungen und mehreren Jahre psychotischen Verhaltens hinter sich haben, seine Nützlichkeit haben mag. Wenn schon vieles vergeblich versucht worden ist, kann man auch eine Art „intramuraler" Behandlung der Schizophrenie versuchen: man kann im Hause der Familie ein kleines Irrenhaus organisieren, um die Symptomatik des Patienten zu kontrollieren.

Darüber hinaus muß die Frage der Zweckmäßigkeit des psychoedukativen Ansatzes zusammen mit dem Problem der Diagnose gesehen werden. Die psychiatrische Diagnose ist trotz vieler Anstrengungen kein „objektiver" Befund, sondern hängt weitgehend von dem Behandler ab, der eine Diagnose formuliert. Die Studien von Kendell (1975) zeigen dies eindrücklich. Aber nicht nur das: Die von einem Therapeuten erstellte Diagnose tendiert mit der Zeit dazu, schlechter zu werden, wenn dieser Therapeut nicht in der Lage ist, eine therapeutische Veränderung zu erreichen. So war vor etwa 20 Jahren in den USA die Diagnose **„pseudoneurotische Schizophrenie"** weit verbreitet. Häufig ließ sich beobachten, daß ein Fall, der zunächst als „Neurose" oder „neurotischer Charakter" diagnostiziert worden war, nach einiger Zeit in die Kategorie **„pseudoneurotische Schizophrenie"** eingeordnet wurde. Dies geschah meist dann, wenn die eingesetzten therapeutischen Maßnahmen nur spärliche oder keine Ergebnisse erbracht hatten und man weiterhin psychotisches Verhalten beobachtete. Wenn in der Klinik dieses Verhalten persistierte und sich die Persönlichkeit nicht schnell genug wieder faßte, verwandelte sich die Diagnose schnell in **„Schizophrenie"**.

In diesem Zusammenhang ist die von D. L.Rosenhan (1985) beschriebene Studie interessant, in der einige Psychologen und Psychiater, die den Prozeß der Diagnoseerstellung untersuchten, sich in verschiedene psychiatrische Anstalten einweisen ließen und alle über dasselbe verrückte Symptom klagten: Sie hörten eine Stimme. Alle erhielten ohne Unterschied die Diagnose „Schizophrenie". Kein Psychiater bemerkte, daß sie nicht schizophren waren. Die einzigen, die eine gewisse Überraschung und Verwunderung zeigten, waren die hospitalisierten Patienten, die irgendeinen „Unterschied" zwischen sich und den Forschern bemerkten: Eine Atmosphäre des „Nicht-Wahnsinns". Diese Atmosphäre läßt sich als die Umkehrung der

„besonderen Atmosphäre" verstehen, die nach Pao (1984) den Therapeuten darauf hinweisen kann, daß er einen Schizophrenen vor sich hat.
Eine denkbare Anwendungsmöglichkeit des psychoedukativen Ansatzes könnte darin bestehen, ihn als **Taktik** zu handhaben: Also keine Unterweisung der Familie, die man durchführt, indem man die in der Familie vorhandenen Krankheitskonzepte explizit akzeptiert und verstärkt, sondern eine Akzeptanz der familiären Ängste und der von der Familie konstruierten Landkarten. Dies alles müßte jedoch immer bei Beibehaltung des **strategischen** Ziel geschehen, eine Therapie zu beginnen, die darauf abzielt, das Familiensystem und damit auch diese Landkarten zu **verändern**. Die Anwendung des psychoedukativen Ansatzes in diesem Sinne würde damit zu einer Strategie der therapeutischen Kooperation. Es würde möglich, einen Prozeß der Veränderung auch in den Familien einzuleiten, die niemals akzeptieren würden, ihren Modus vivendi schon zu Beginn einer Therapie in Frage gestellt zu sehen. Wenn man eine solche Intervention innerhalb eines systemischen Modells integrieren will, ist der dabei wesentliche Punkt, die Familie weiterhin als Ganzheit zu betrachten und zu behandeln. Einer der von uns behandelten Fälle war beispielsweise eine Familie mit einem 21jährigen Sohn, der mehrere stationäre Einweisungen mit akuten schizophrenen Symptomen hinter sich hatte. Diese Familie verweigerte jeglichen Gesprächskontakt, da sie die Krankheit völlig negierte. Unsere erste Verschreibung war die, daß wir darauf bestanden, daß uns die Eltern eine schriftliche Erklärung des Sohnes vorlegen sollten. In dieser schriftlichen Erklärung sollte der Sohn darin einwilligen, daß wir mit seinem Vater und seiner Mutter Gespräche führen. In einem solchen Falle läßt sich die Therapie durchaus mit einer taktischen psychoedukativen Intervention beginnen.

Die Grenzen systemischer Therapie

Ein systemischer Ansatz kann nicht auf die Familie begrenzt werden, sondern muß diese Begrenzung überschreiten. Dies gilt insbesondere im Falle der Schizophrenie und vor allem dann, wenn diese chronisch geworden ist und sich durch Interventionen einer ganzen Reihe von Experten die Situation lediglich verschlechtert hat. Der Blick muß

dann, statt nur auf die Familie, auf das gesamte soziale Netz gerichtet sein. Gleichzeitig ist es dabei jedoch möglich, die Familie als faktischen Ort der Interventionen beizubehalten.
Der Therapeut sollte in solchen Fällen immer die Beziehungen der Familie zu anderen Systemen einbeziehen, die über das präsentierte Problem in enger Verbindung mit der Familie stehen. Die Interventionen in den Familien können Erfolg haben, aber oft genug ist zu beobachten, daß sich nach einer gewissen Zeit die Veränderungen unter den natürlichen außerfamiliären Umweltbedingungen wieder neutralisieren. Es kann daher möglich sein, daß der Schizophrene auch andere, nicht auf die Familie zielende Interventionen benötigt: rehabilitative Maßnahmen, die Herstellung der Verbindung zu anderen Systemen, z.B. zu Gleichaltrigen, usw. Die Handlungen des Therapeuten müssen ihren Platz in der systemischen Vision einer umfassenden Milieutherapie finden.
Innerhalb eines umfassend verstandenen Milieus muß der Therapeut jedoch ein System auswählen, auf das hin er seine Interventionen orientieren kann. Dieses System bleibt weiterhin häufig die Familie. Die Familie muß jedoch dann als ein Subsystem verstanden werden, als ein Teil rückgekoppelter Muster, mit denen der Therapeut interagieren sollte. Der Therapeut tritt nun also gleichzeitig in Kontakt mit der Familie und den relevanten außerfamiliären Systemen. Dazu bezieht er alle mit dem angebotenen Problem in Verbindung stehenden Elemente, seien diese menschliche oder nicht-menschliche, mit ein. Therapeutische Erfahrungen mit Familien, die ein schizophrenes Mitglied haben, lassen mich zu der Feststellung kommen, daß familiäre Veränderungen häufig mit einer Verschlechterung der Symptomatik des Indexpatienten einhergehen können, Verschlechterungen, die bis zur Einweisung in eine psychiatrische Klinik gehen können. Der Therapeut sollte daher immer vorbereitet sein, mit den stationär arbeitenden Kollegen so Kontakt zu halten, daß sich auch die stationären Behandlungen in die Gesamtheit der umfassenden Therapie einfügen können. Es kann sogar notwendig sein, aktiv einzugreifen, beispielsweise durch Unterstützung der Eingliederung des Patienten in eine Gruppe außerhalb der Familie (besonders bei jungen Patienten). Dabei ist der Therapeut in einer öffentlichen Institution oftmals gegenüber dem Therapeuten in privater Praxis im Vorteil, da seine institutionelle Eingebundenheit ihm günstige Bedingungen verschafft, um über ein gemeinsames Ziel mit anderen Institutionen in Verbindung zu kommen.

Während der 60er Jahre war unser Mailänder Zentrum für Familientherapie (Centro di Terapia della Famiglia di Milano) von einer Welle größter Begeisterung getragen. Diese Begeisterung war durch neue Erfahrungen der Mitglieder des Zentrums bedingt. Wir mußten nicht mehr auf sehr langsame Veränderungen warten, wie es früher im Rahmen des psychoanalytischen Modells oft der Fall war. Diese Begeisterung zeigte sich besonders dann, wenn sich psychotische Fälle auf oft dramatische und unerwartete Weise besserten. Diese Begeisterung führte schließlich zu der Überzeugung, daß sich durch Veränderung des „Familienspieles", wie wir es damals nannten, alle Probleme lösen liessen. Wir betrachteten daher die Familientherapie als die Therapie der Wahl für schizophrene Psychosen.

Später stießen wir dann auf schizophrene Fälle, insbesondere solche in chronifizierten Zuständen, die sich nicht in 15 Sitzungen (und manche nicht einmal in 20 Sitzungen) änderten. Unsere zur Begeisterung Anlaß gebenden Erfolge betrafen hauptsächlich akute Psychosen. Chronische Psychosen zeigten sich oft von unseren Interventionen unbeeindruckt und unbeeinflußt. Obwohl sich das Familienspiel oft änderte oder auch **die anderen** Familienmitglieder sich veränderten, blieb der chronische Schizophrene weiterhin der chronische Schizophrene.

Auf Grund dieser Erfahrungen entwickelten wir die Überzeugung, daß die Familientherapie **eine** der möglichen Therapien sein kann. Darüber hinaus muß der Indexpatient „lernen", sich auch mit anderen Systemen außerhalb der Familie, in Beziehung zu setzen. Oft genug sind chronische Schizophrene bereits in der Familie abgekapselt und isoliert und es gelingt ihnen nur schwer, die notwendigen Kontakte herzustellen und aufrecht zu erhalten. Hieraus ergibt sich die Notwendigkeit, die Therapie chronisch Schizophrener auch als rehabilitative Therapie oder man könnte auch sagen, als multisystemische Therapie zu verstehen. Gleichzeitig entsteht jedoch damit eine paradoxe Situation: Wenn sich die in Betracht gezogenen Systeme gleichzeitig verdichten und erweitern, kann es schwieriger werden, eine systemische Intervention einzuführen, ja gelegentlich sogar schon, sie zu entwerfen.

Um dieser paradoxen Situation zu entkommen, versuchen wir weiterhin den primären Fokus auf der Familie zu halten. Wenn es uns

dabei gelingt, eine Wirkung innerhalb der Familie zu haben, kann dies der erste wichtige Anstoß sein, um aus der **Sackgasse** des chronischen Prozesses herauszukommen und neue Entwicklungsmöglichkeiten zu eröffnen. Hier liegen die grundsätzlichen Unterschiede zu einer pharmakologischen Standardtherapie sowie zu den psychoedukativen Ansätzen. Beide können lediglich Formen der Verwaltung des chronischen Prozesses sein.
Heute werden innerhalb der systemischen Therapie unterschiedliche Modelle angewendet. Eines davon ist das von Mara Selvini Palazzoli (1988) vorgeschlagene. Es führt letztendlich zu einer strukturellen Intervention. Die „invariante Verschreibung"[2] versucht die Eltern (das elterliche Subsystem) vom Indexpatienten zu trennen. Auch dies kann eine Methode sein, die sicher gute Möglichkeiten bietet, eine Veränderung zu erzielen. Aber aus unserer Sicht muß eine solche Veränderung zusätzlich verknüpft sein mit einer **Zukunftsperspektive** im Sinne neuer Entwicklungen, da „man nicht zweimal in denselben Fluß steigen kann". Es gilt immer zu betrachten, in welche Richtungen angestoßene Veränderungen führen können.

Die Umdeutung

Die Umdeutung stellt eine von uns bevorzugte therapeutische Möglichkeit dar. Sie gibt uns Möglichkeiten, in die Familie **einzutreten**, um innerhalb der Familie unseren Aktionsort zu finden. Darüber hinaus stellt die Umdeutung auch eine Möglichkeit dar, die oben beschriebenen Schwierigkeiten der „chronischen Familien" zu überwinden, die diagnostiziert und überdiagnostiziert worden sind und mittlerweile schon „sklerotisiert" erscheinen. In solchen Fällen muß die goldene Regel systemischen Handelns heißen, das anzunehmen,

[2] Anmerkung des Herausgebers: Die „invariante Verschreibung" ist eine Verschreibung, die Mara Selvini Palazzoli und Guiliana Prata etwa seit 1979 benutzt haben. Das „invariante" dieser Verschreibung ist die Tatsache, daß allen behandelten Familien diese Verschreibung gegeben wurde. Der Hauptauftrag dieser Verschreibung ist eine Anweisung an die Eltern, einige Male zusammen auszugehen und den zu Hause bleibenden Kindern lediglich eine Nachricht zu hinterlassen in Form eines Zettels, auf dem steht: „Heute abend sind wir nicht zu Hause." Die Eltern werden darüberhinaus noch genauer instruiert, wie sie die Fragen ihrer Kinder zu beantworten haben. vgl. Selvini Palazzoli, M., G. Prata (1983): Eine neue Methode zur Erforschung und Behandlung schizophrener Familien, in: Stierlin, H., L. Wynne, M. Wirsching: Psychotherapie und Soziotherapie der Schizophrenie. Berlin, Heidelberg, New York, Tokyo (Springer) besonders S. 276ff.

was das System uns zu geben hat. Es gilt, sich nie in die Symmetrie[3] mit der Familie zu begeben. Wenn die Familie einen Indexpatienten vorführt, der seit zehn Jahren als schizophren diagnostiziert ist, ist es sinnlos, diesen Prozeß und die Familie anzugreifen, indem man beispielsweise proklamiert: „Er ist nicht schizophren!" Zwar kann auch dies gesagt werden, aber dann auf sehr moderate Weise. Es läßt sich beispielsweise fragen: „Wie kommt es, daß er sich nicht wie ein **klassischer** Schizophrener verhält, wenn er schizophren ist?" Auf diese Art und Weise akzeptiert man einerseits die Definitionen der Familie und bietet gleichzeitig eine andere Lesart für sie an.

Auf diese Weise zu handeln, bedeutet auf der Ebene der Benennungen zu operieren, indem man eine Umdeutung des Terminus „schizophren" liefert. Das von der Familie akzeptierte Etikett wird angenommen, aber es wird etwas anders verwendet. Auf diese Weise läßt sich beginnen, eine neue Realität mitzugestalten. Dieses Vorgehen kann schon sehr früh, oft schon zu Beginn des ersten Gespräches mit der Familie, durchgeführt werden.

Eine andere Möglichkeit bietet sich bei einer anderen uns häufig begegnenden Familie, die mit sehr genauen und klaren Ideen zum Therapeuten kommt: Der Patient ist „der Patient" und man legt ein riesiges Paket von Krankenakten vor. Daneben stehen die anderen Familienmitgliedern, die sich vehement als Co-Therapeuten anbieten und den Patienten „abliefern" wollen, um dann rasch wieder zu gehen. In solchen Fällen ist es sinnvoll, auf der einen Seite den Patienten zu behandeln und auf der anderen Seite der Familie zu verstehen zu geben, daß es die gesamte Kernfamilie ist, die vom Therapeuten in Obhut genommen wird.

Es geht bei all diesen Vorgehensweisen darum, sich in einem Balanceakt mit der Familie zu arrangieren, dabei jedoch jede Symmetrie zu

[3] Anmerkung des Herausgebers: Der Begriff der Symmetrie wurde von Gregory Bateson (1935) bei der Erforschung des Interaktionsverhaltens eines Eingeborenenstammes in Neuguinea eingeführt. Symmetrie beschreibt einen sozialen Differenzierungsprozess, der die Gleichheit zwischen den Interaktionspartnern betont. Für den Bereich der Familien- und Systemtherapie wird dieser Begriff auf ein Interaktionsmuster angewandt, in dem zwei oder mehr Interaktionspartner danach streben in die dominante Position zu gelangen. Der fortgesetzte Versuch in die dominante Position der Beziehung zu gelangen, kann zu einer „symmetrischen Eskalation" führen, die in einem Zusammenbruch der Beziehung enden kann. Vgl.: Bateson, G. (1935): Kulturberührung und Schismogenese. in: Bateson, G. (1972): Ökologie des Geistes. Frankfurt/M. (Suhrkamp) 1981, S. 99-113. Watzlawick, P., J. H. Beavin, D. D. Jackson (1967): Menschliche Kommunikation. Bern (Huber) 1969. Simon, F. B., G. Weber (1987): It`s more fun to compete. Über den therapeutischen Umgang mit hoch-symmetrischen Beziehungen. Familiendynamik 12: 176-181.

vermeiden. Dadurch läßt sich das vermeiden, was mit dem psychodynamischen Terminus „Widerstand" beschrieben wird. Dieser „Widerstand" wird zunichte gemacht, indem das Verhalten der Familie, die Art und Weise wie sich die Familie gibt, akzeptiert wird. Gleichzeitig ist diese Akzeptanz der Beginn einer auf Veränderung zielenden therapeutischen Arbeit.

Besonders wichtig ist der Beginn der Behandlung und hierbei besonders die Eröffnung der ersten Sitzung. Es sollte vom ersten Augenblick an mit dem schizophrenen Patienten kommuniziert werden. Die Absicht des Therapeuten, daß er sich an den Patienten als einem wesentlichen Teil des therapeutischen Prozesses wendet, sollte sehr klar zum Ausdruck kommen. Das sollte ganz unabhängig davon geschehen, in welchem Zustand sich der Patient befindet, selbst wenn er sich kataton präsentiert oder sich nur in Form eines unverständlichen Wortsalates äußert. Gleichgültig welches Verhalten der Patient zeigt, man muß mit ihm sprechen und ihm Fragen stellen.

Das behandelte Familiensystem hat seine mehr oder weniger stereotypen Reaktionen auf diese Strategie. Fast schon klassisch zu nennen ist die Situation, in der der Therapeut dem Indexpatienten Fragen stellt, und die anderen Familienmitglieder antworten. Die Familie entwertet damit die Handlungen des Therapeuten. Sie betrachtet ihn als eine Person, die nicht in der Lage ist, die besonderen Schwierigkeiten der Situation zu begreifen. In einem solchen sehr häufig anzutreffenden Szenario sollte der Therapeut nicht von seiner Strategie abweichen. Er sollte den Patienten weiterhin befragen und **seine Antworten kommentieren**, gleichgültig wessen und welche Antworten er erhält. Wenn beispielsweise der Indexpatient in keiner Weise auf die Fragen des Therapeuten antwortet, kann ein adäquater Kommentar in der Behauptung bestehen, die Antworten nicht verstanden zu haben. Ein solcher Kommentar ist etwa gleichbedeutend mit der Botschaft: „Ich habe Ihnen eine Frage gestellt und Sie haben mir geantwortet." Auf diese Weise bestätigt man nicht nur das erste Axiom der Kommunikationspragmatik („Man kann nicht nicht-kommunizieren"; Watzlawick et al. 1969), sondern man führt gleichzeitig wieder eine Bedeutung für alle „nichtexistenten" oder „unsinnigen" Antworten des Patienten ein. Damit sind die „schizophrenen" Verhaltensweisen wieder in den Bereich des verursachten und willentlichen Verhaltens zurückgekehrt. Implizit bestätigt man: „Sie haben sich entschieden, keine Antwort zu geben, also haben Sie sicher Ihre guten Gründe dies zu tun."

Danach läßt sich fortfahren: „Ich werde Ihnen nun Fragen stellen und Sie werden dann entscheiden, ob Sie mir antworten, entweder, indem Sie sich mir zu verstehen geben oder indem Sie sich mir nicht zu verstehen geben. Wenn Sie meinen, gute Gründe zu haben, um sich mir nicht zu verstehen zu geben, werden Sie fortfahren, sich mir nicht zu verstehen zu geben." Es ist auch möglich, dieses Verhalten direkt zu verschreiben: „Geben Sie sich mir nicht zu verstehen!" Mit dieser sehr einfachen Intervention lassen sich mehrere Effekte erzielen: Zunächst erhält der Patienten, und damit natürlich auch die anderen anwesenden Familienmitglieder, eine Botschaft ohne jedoch in eine Metakommunikation einzutreten. Diese Botschaft könnte etwa lauten: „Ich bin der Meinung, daß der Indexpatient meine Fragen beantworten kann. Wenn er in der Lage ist, mir zu antworten, **ist er wie die anderen**." Damit widerspricht der Therapeut der Grundannahme dieser Familien, daß es eine Polarisierung zwischen den „Gesunden", den Denkenden, und dem Nichtdenkenden, dem „Verrückten" gibt. Eine solche Prämisse führt Familien häufig in die Einbahnstraße des chronischen Prozesses, in der es bald schon keine Wendemöglichkeit mehr gibt. Die Arbeit des Therapeuten muß darauf gerichtet sein, den trennenden Graben zwischen diesen polar angeordneten Bastionen zu füllen. Um dies effektiv tun zu können, ist es unabdingbar, auf Metakommunikation zu verzichten. Es ist ein schwerer therapeutischer Fehler, zu sagen: „Aber er ist doch wie die anderen." Eine derartige Mitteilung würde im gleichen Augenblick, in dem sie ausgesprochen wurde, vom Familiensystem disqualifiziert werden. Nach dieser Eingangssequenz müssen nun die Antworten, die gegeben werden (oder die, die nicht gegeben werden), dazu genutzt werden, die Gräben „zuzuschütten". Dazu bedarf es einer gewissen Umsicht: Es ist notwendig, beide Logiken zu akzeptieren, die Logik des Vernünftigen und die Logik des Unvernünftigen. Es ist notwendig, beide auf einer Ebene gleichberechtigt zu behandeln. Es ist notwendig, beide zu akzeptieren und gleichzeitig auch beiden zu mißtrauen und dabei dennoch **niemals in eine Metakommunikation einzutreten**. Fast regelmäßig erzielt man dadurch Wirkungen, die sich in der Überraschung der Familienmitglieder zeigt, wenn sie ihren „Kranken" sehen, der zu denken und zu reden beginnt. Eine einfache und sehr nützliche Technik in Familiensitzungen mit einem schizophrenen Familienmitglied ist einfach die, sehr viel mit dem

Indexpatienten zu sprechen. Die Sitzung kann dadurch fast zu einer Einzelsitzung in Anwesenheit der anderen Familienmitglieder werden.
Die Begründung und die Nützlichkeit dieses Vorgehens hat mit den bisherigen Erfahrungen der Familie zu tun. In den Interaktionen zwischen dem Psychotiker und seinen Angehörigen, gelegentlich auch zwischen dem Psychotiker und anderen Behandlern, wurde eine Realität gestaltet, innerhalb der der Indexpatient „der Abweichler", der Dissident, der andere war, derjenige, der eine andere Logik hat und eine andere Art zu denken. Im Rahmen dieses Interaktionsmusters ist es immer sehr einfach, eine Beziehung zu den „Vernünftigen" zu finden und gleichzeitig oft sehr schwierig, eine Beziehung zum „Verrückten" aufzunehmen. Daher ist es zwar sehr einfach, aber therapeutisch nicht sinnvoll, wenn der Therapeut nur mit den Gesunden spricht und diese ihrerseits miteinander und mit dem Therapeuten nur über den Patienten sprechen. Die Versuchung eines solchen Vorgehens stellt eine Falle dar, die man umgehen sollte: Es ist sinnvoll, immer mit dem Patienten zu sprechen, ihn auf irgendeine Weise miteinzubeziehen, ihn nie zu vergessen.
Auch wenn der Patient kataton ist, kann man ihm, wie oben dargestellt, Fragen stellen. Daneben ist es aber auch möglich, die anderen Familienmitglieder zu fragen: „Er hat sich entschieden, nicht zu sprechen, aber wenn er sich entschlösse, zu sprechen, was würde er Ihrer Meinung nach sagen?" Auch in einer solchen Frage ist die implizite Metabotschaft enthalten, daß keine Antwort zu geben eine willentliche und klare Entscheidung darstellt. All diese therapeutischen Manöver haben das Ziel, Beziehungen umzustellen und den „Abweichler" wieder einzubeziehen. Wie seltsam es Therapeuten anderer Ansätze auch erscheinen mag, man erhält auf seine Fragen fast immer Antworten.

Metaphern und die Verschiebung des Aufmerksamkeitsfokus

Die Umdeutung erzielt dort ihre größten Wirkungen, wo sie mit der Verwendung von Metaphern verbunden wird. Durch die Verwendung von Metaphern wird es auch möglich, neue Sichtweisen einzuführen, ohne zu metakommunizieren. Gleichzeitig kann dadurch eine intensive emotionale Beteiligung provoziert werden. Die verwendete Metapher kann vom Therapeuten selbst kreiert werden oder aus den vorangegangenen familiären Kommunikationen herausgelesen werden. Im zweiten Falle ist es die Aufgabe des Therapeuten, die Metapher explizit zu machen und sie der Familie zu „entschleiern". Durch die Verwendung von Metaphern werden im therapeutischen Gespräch neue Perspektiven eingeführt, die ein anderes Licht auf die Interaktionen werfen. Insbesondere können die Interaktionen in einem anderen Licht erscheinen, die mit der Zeit eine stereotype „Lesart" erhalten hatten.

Die auf den „Schizophrenen" fokussierte Aufmerksamkeit verschiebt sich durch die Verwendung von Umdeutungen und Metaphern langsam auf alle an der Sitzung Beteiligten. In der Regel bringen die Familien ein Symptom oder eine Reihe von Symptomen in die Therapie mit, die aus der Sicht der Familie einer einzigen Person zugeordnet sind. Die beschriebenen therapeutischen Methoden provozieren gleichsam ein „Rutschen der Argumente", wodurch am Ende der Sitzung über die **Kommunikation** zwischen allen Mitgliedern des Systems diskutiert werden kann.

Ein klinischer Fall

Die bisher dargestellten Positionen und Techniken sollen nun anhand einer Falldarstellung erläutert werden. Es handelt sich um die erste Sitzung einer Therapie.

Das Interview fand mit dem 50jährigen Indexpatienten, seiner Frau und seiner 26jährigen Tochter statt. Frau und Tochter leiteten ein kleines Geschäft. Der Mann war als verschlossen, ohne Freunde und als Einzelgänger beschrieben worden. Eineinhalb Jahre vor der Sitzung war die Firma, in der der Mann als Arbeiter beschäftigt war, in Konkurs gegangen. Da er sich plötzlich ohne jegliche Beschäftigung wiederfand, hatte er begonnen langsam zu verkümmern. Er hatte angefangen Stimmen zu hören, insbesondere vernahm er die Stimme einer Nachbarin, die ihn beschimpfte („Arsch").

Diese Symptomatik war öffentlich geworden, als der Mann eines Tages zu seiner Nachbarin gegangen war, um ihr Vorhaltungen zu machen. Die Nachbarin hatte daraufhin erschrocken die Ehefrau angerufen, die ihrerseits nun mit einer Reihe von Neurologen und Psychiatern Kontakt aufgenommen hatte.

Nach einer längeren Befragung durch den Therapeuten wurde offensichtlich, daß der Indexpatient in großer Einsamkeit und verlassen zu Hause lebte, während sich seine Frau und seine Tochter um das kleine Geschäft kümmerten. Es zeigte sich ein regelhaftes und stabiles Antwortmuster: Jede Frage versuchte die Ehefrau sofort zu beantworten, gleichgültig an wen die Frage gestellt war. Die Tochter wartete geduldig auf eine an sie gerichtete Frage, der Vater zeigte sich gänzlich desinteressiert und vermied sogar jeglichen Blickkontakt mit dem Therapeuten. Dieses Muster schien die Familiensituation wiederzugeben: Mutter und Tochter, die (auch untereinander) viel sprachen, während der Vater an deren Interaktion nicht teilnimmt und stattdessen alleine zu Haus saß. „Wie eine Nippesfigur", beschreibt der Therapeut dieses Muster, indem er so eine erste Umdeutung über eine Metapher einführt. Die Ehefrau erzählt, daß diese Situation sich vor etwa zwölf Jahren eingestellt hatte, seitdem die Familie nicht mehr in ihrer alten Wohnung lebte, die über dem kleinen Geschäft gelegen hatte.
Der Therapeut stellte nun eine erste Hypothese auf: Mutter und Tochter haben die Beziehung zueinander auf Kosten ihrer Beziehung zum Vater stabilisiert. Dieser ist seinerseits als eine Art von Nippesfigur zu Hause geblieben. Als der Vater nun auch noch den Kontakt zu seiner Firma verloren hatte, begann er, **für niemanden zu existieren** und hörte Stimmen. Diese akustischen Halluzinationen können aus unterschiedlichen Perspektiven betrachtet werden. Einerseits geben sie ihm die Illusion von Kommunikation, andererseits präzisieren sie sehr genau seine Situation. Die präsentierte Situation wird in der genannten Metapher wiedergegeben. Es läßt sich feststellen, daß tatsächlich der verbale häusliche Austausch zwischen den beiden Frauen auf der einen Seite und dem Mann auf der anderen Seite praktisch auf Null reduziert ist.
Gegen Ende der Sitzung tritt der Therapeut in einen intensiven Austausch mit dem Indexpatienten. Zunächst spricht der Therapeut mit dem Patienten über sein Desinteresse an dem Familiengespräch, wobei er seine Fragen mehrfach wiederholen muß.

Therapeut: Wenn Sie die Stimme Ihrer Frau hören, wie nehmen Sie sie wahr, die Stimme Ihrer Ehefrau?
Mann: Zu laut.
Therapeut: Lauter als die des Fernsehers oder weniger laut?

Mann: Lauter.
Therapeut: Aber Sie haben keinen Regler, keinen Knopf, um sie zu verändern?
Mann: Ach nein!
Therapeut: Und die Stimme Ihrer Tochter, wie hören Sie die?
Mann: Nein, die ist in Ordnung.
Therapeut: Also ist es eine Frage des Programms, des Kanals?

Der Therapeut führt an diesem Punkt eine neue Metapher ein. Durch die verwendeten Umdeutungen ist der Aufmerksamkeitsfokus vom Symptom auf die Kommunikation verschoben worden. Die Metapher der Programmkanäle bekräftigt erneut diese Fokusverschiebung. Um die Metapher wirksam werden zu lassen, ist sie auf eine sehr konkrete Ebene gebracht worden - ohne Metakommunikation. Aufgrund seiner Isolation hat der Indexpatient eine psychologische Taubheit entwickelt; die „Membranen" seines Programmkanals sind verdichtet und sklerotisiert, deshalb hört er die Fragen nicht.

Therapeut: ... also ist der Programmkanal A offen, während der Programmkanal B dazu neigt, sich nicht zu öffnen. Sie finden den Programmkanal nicht und also sind Sie depressiv. Sie hätten gerne alle Programmkanäle offen? Haben Sie ein Interesse daran, daß sie alle offen sind oder ist das für Sie ohne Interesse?
Mann: Die Programmkanäle offen, bei beiden!
Frau: Gegen Dich.
Mann: Gegen mich! Und in der Zwischenzeit reden ...
Tochter: Das heißt, es würde Dir gefallen ...?
Mann: Hören!
Tochter: Eine Unterhaltung haben wie Mama und ich sie haben, willst Du dies mit uns haben? Würde Dir das gefallen?
Mann: Es würde mir gefallen, aber ...
Frau und Tochter (zusammen): Aber was?
Mann: Wenn ich zwei Worte gesagt habe, dann ...
Tochter: Aber weil Du es willst, nicht weil wir es wollen.
Therapeut: Ich muß einen Augenblick zu meinen Kollegen, um mich mit diesen zu beraten.

Die Verwendung der Metapher von den Programmkanälen hat die familiäre Kommunikation zum Gegenstand der Sitzung gemacht.

Die ganze Familie beginnt langsam, sich der stillschweigenden Mitarbeit bewußt zu werden, die notwendig war, damit sich die Kommunikation zwischen Mutter und Tochter einerseits und die Nicht-Kommunikation mit dem Ehemann andererseits stabil etablieren konnte.

Therapeut: Ich habe mich mit meinen Kollegen beraten und diese stimmen mit mir überein, daß aus irgendeinem Grunde die Übertragungen unterbrochen worden sind. Wenn Sie miteinander sprechen, gibt es Programmkanäle, die nicht funktionieren. Der Programmkanal zwischen Mutter und Tochter funktioniert, aber es kommt keine Kommunikation zwischen Papa und Mama und zwischen Papa und Tochter zustande. Sie haben gesagt, daß diese Situation vor einigen Jahren anders aussah. Die Verbindung konnte abends, beim Nachhausekommen aufgenommen werden..
Mann: Ja ...
Therapeut: Dann gab es eine Unterbrechung. Wir haben schon darüber gesprochen. Aufgrund dieser Unterbrechung haben Sie sich alleine und isoliert wiedergefunden. Von da an sind Sie immer ernster und verschlossener geworden, so als ob die Membranen eines Programmkanals sich verdichtet und verhärtet hätten, wodurch Sie in gewisser Weise nichts mehr gehört haben. Dadurch haben Sie sich schließlich noch einsamer gefühlt: Die beiden arbeiteten immer zusammen, waren immer zusammen. Schließlich haben Sie sogar noch Ihre Arbeit verloren. Bei dieser Arbeit hatten Sie noch den einzigen Platz, an dem Sie Stimmen hören konnten. Als dieser Platz für Sie auch nicht mehr existierte, verstärkte sich Ihre Isolation noch mehr.

Während dieser Rekonstruktion der Vergangenheit verwendet der Therapeut kontinuierlich Umdeutungen, die sich auf die Kommunikation beziehen, sowie auf den Mangel an Kommunikation, der zur Einsamkeit führt.[4]

Therapeut: Selbstverständlich hört man, wenn man sich in der Isolation befindet, andere Stimmen. Sie selbst hörten Stimmen, die von außen kommen; denn in gewissem Sinne hören Sie die Stimmen, die im Hause kreisen, nicht mehr.

[4] Anmerkung des Herausgebers: Im Italienischen kann dem Wort „sentire" eine doppelte Bedeutung gegeben werden. Es kann sowohl „fühlen" als auch „hören" bedeuten. „Sentire le voci" bedeutet dann „Stimmenhören" und „Sentirsi solo" bedeutet „sich einsam fühlen".

Mann: Habe verstanden ...
Therapeut: Haben Sie verstanden, was ich sagen will? Sie hören nicht mehr die **inneren** Stimmen im Haus, also hören Sie die, die von außen kommen ...

Es ist klar, daß es verrückt macht, „Stimmen zu hören, die von außen kommen", die eigentlich vom Mauerwerk gefiltert werden müßten. Aber dennoch sagt der Patient, daß er „verstanden hat": Er hat verstanden, daß er die Stimmen innerhalb des Hauses nicht hört, weil sie nicht an ihn gerichtet sind. Für seine Frau und seine Tochter ist er nicht da. Folglich gibt es im Hause, aus seiner Sicht, eine völlige Nicht-Kommunikation. Der Indexpatient **hat Recht**, denn die Stimmen seiner Frau und seiner Tochter gibt es **für ihn** nicht; er hat auch Unrecht, denn es gibt natürlich die gesagten Worte.
In dieser Phase der Sitzung ist der Indexpatient in intensivem Kontakt mit dem Therapeuten, er schaut diesen an und zeigt sich in der Lage und interessiert, mit ihm zu kommunizieren.

Therapeut: Das alles sind Dinge, die passieren können. Mit der Zeit bildet sich jedoch aus Gründen, die wir noch nicht kennen, eine Art von psychischer Taubheit. Ich habe dies vorhin durch das Bild von den Fernsehprogrammen auszudrücken versucht. Wir verstehen, daß man sich mit dieser Art von Taubheit immer mehr verschließt.
Mann: Ach ja, ich weiß!
Therapeut: Nun, unser Vorschlag ist nun der, uns noch einmal zu treffen, um zu sehen, wie es zu dieser Entwicklung gekommen ist. Wir sind einverstanden, daß Sie in der Zwischenzeit mit der Pharmakotherapie fortfahren, falls Sie sie noch durchführen...
Frau: Ja, er führt sie noch durch.
Therapeut: Gehen Sie auch weiterhin zu Ihrem Psychologen, es erscheint uns angebracht, daß Sie damit fortfahren, auch wenn Sie hierher zu uns kommen.
Frau: Ah, er kann also weiterhin dorthin gehen?
Therapeut: Sicher.

In dieser Sequenz wird eine Rekontextualisierung des Symptoms vorgenommen, wobei gleichzeitig - für den Moment - die Definition der Krankheit akzeptiert wird und der Indexpatient aufgefordert wird, mit der üblichen pharmakologischen Therapie fortzufahren.

Therapeut: Nun, nachdem wir diesen Eindruck gewonnen haben, den ich Ihnen eben mitgeteilt habe, würden wir Ihnen gerne einen Test mitgeben, der uns von Nutzen sein wird, um Ihre psychologische Taubheit besser verstehen zu können. Wir würden Sie gerne in einem Monat wiedersehen und wir möchten, daß Sie in der Zwischenzeit an jedem zweiten Montag nach dem Abendessen Gespräche zwischen sich stattfinden lassen. Sie sollten dies auf dem Kalender notieren: An einem Montag zwischen Vater und Mutter und am folgenden zwischen Vater und Tochter. Der Test, den wir Ihnen geben wollen, dauert insgesamt eine halbe Stunde: Während 15 Minuten spricht einer von Ihnen und sagt, was ihm einfällt, mit dem Ziel, den Kommunikationskanal zu öffnen. Währenddessen hört der andere zu und macht sich Notizen. Während der nächsten 15 Minuten tauschen Sie die Seiten: Wer zugehört hat, spricht und wer sprach, hört zu.
Frau: Also, ich spreche ...
Therapeut: Zum Beispiel, er hat vorhin gesagt, daß er gerne hätte, Sie senkten die Stimme. Also, dies wird eine seiner Anregungen sein. Sie sollten sehen, wie Sie diese Kanäle öffnen.

Bibliographie

Anderson, C. M., D. J. Reiss, G. Hogarty. (1985): Schizophrenia and the Family. New York (The Guildford Press).

Bateson G., D. D. Jackson, J. Haley, J. Weakland: Auf dem Weg zu einer Schizophrenietheorie. In: G. Bateson et al. 1969: Schizophrenie und Familie. Frankfurt (Suhrkamp) S. 11-43.

Berkowitz, R, R. Eberlein-Vries, L. Kuipers, J. P. Leff (1984): Educating relatives about schizophrenia. Schizophrenia Bulletin, 10 (3): 418-425.

Boscolo, L., G. Cecchin, L. Hoffman, P. Penn (1987): Familientherapie - Systemtherapie. Das Mailänder Modell. Theorie, Praxis und Konversation. Dortmund (Modernes Lernen) 1988.

Brown, G. W., E. M. Monck, G. M. Cartstairs, J. K. Wing (1962): Influence of family life on the course of schizophrenic illness. British Journal of Preventive and Social Medicine 16: 35-68.

Falloon, I. R. H., J. L. Boyd, C. W. McGill (1984): Family Care of Schizophrenia. New York (The Guilford Press).

Haley, J. (1963): Gemeinsamer Nenner Interaktion. Strategien der Psychotherapie. München (Pfeiffer) 1978.

Kendell, R. E. (1975): The Role of Diagnosis in Psychiatry. Oxford. (Blackwell).

Laing, R. D., A. Esterson (1964): Sanity, Madness and the Family: Families of Schizophrenics. London (Tavistock Publications).

Pao, P. N. (1979): Schizophrenic Disorders. New York (International Universities Press).

Rosenhan, D. L. (1985): Gesund in kranker Umgebung. In: Watzlawick, P. (Hrsg.) : Die erfundene Wirklichkeit. München (Piper) 1985.

Selvini Palazzoli, M., S. Cirillo, A. M. Sorrentino, M. Selvini (1988): Giochi psicotici nella famiglia. Mailand (Raffaelo Contino).

Watzlawick, P., D. D. Jackson, J. Beavin (1967): Menschliche Kommunikation. Bern (Huber) 1969.

5. Entwurf eines Modells psychotischer Systeme[1]

Arnold Retzer und Gunthard Weber

Das Nachdenken über „endogene Psychosen" ist spätestens seit Mitte des letzten Jahrhunderts eng verknüpft und häufig gefesselt an ein Nachdenken über Ätiologie und die Hoffnung, eine einfache Ursache zu entdecken.

1845 legte Wilhelm Griesinger sein Lehrbuch „Die Pathologie und Therapie der psychischen Krankheiten" vor. Er hatte den Anspruch, die Psychiatrie zu einem akzeptierten Teilgebiet der sich stürmisch entwickelnden naturwissenschaftlichen Medizin zu machen. In der Folge etablierte sich bis zum Ende des 19. Jahrhunderts die medizinische Psychiatrie an den Universitäten. Sie verstand sich dort vor allem als eine ätiologische Forschungsdisziplin, die psychopathologisches Differenzen und diagnostisches Kategorisieren weitgehend mit therapeutischem Nihilismus verband. Diese Entwicklung bezeugen beispielsweise die Konsequenzen für psychiatrische Patienten: Die Krankenhausaufenthalte wurden länger, die Anzahl chronischer Patienten nahm zu (Brown 1969).

Schon auf der ersten Seite seines Buches faßt Griesinger die Hauptaussage und das „Programm" seines Werkes zusammen: „Der erste Schritt zum Verständnis der Symptome ist ihre Localisation. Welchem Organ gehört das Phänomen des Irreseins an? - Welches Organ

[1] Der Begriff des „Systems" leitet sich von „systema" (griech.) = Zusammengesetztes ab. Er bezeichnet eine aus Elementen zusammengesetzte und geordnete Ganzheit. Die Zusammensetzung und die Ordnung der Elemente geschieht durch die Operationen eines Beobachters. Durch die Operationen des Ein- und Ausschlusses von Elementen und des Ordnens der Elemente untereinander zu Beziehungen oder Muster kreiert der Beobachter ein „System". An dieser Stelle soll schon einem weitverbreiteten Mißverständnis entgegengetreten werden: Der Begriff des Systems ist kein Synonym für Familie und Systemeigenschaften sind keine Eigenschaften von Familien oder gar Familienmitgliedern. Auch wenn wir in der vorliegenden Arbeit Familien betrachten und von Familien die Rede sein wird, so sind die von uns als Beobachter geordneten und zusammengesetzten Muster keine Individuen, sondern interaktionelle, kognitive und affektive Muster.

muß also überall und immer notwendig erkrankt sein, wo Irresein vorhanden ist? - Die Antwort auf diese Frage ist die erste Voraussetzung der ganzen Psychiatrie. Zeigen uns physiologische und pathologische Thatsachen, daß dieses Organ nur das Gehirn sein kann, so haben wir vor Allem in den psychischen Krankheiten jedesmal Erkrankungen des Gehirns zu erkennen." (Griesinger 1845, S.1)

Jetzt, 140 Jahre nach Erscheinen diese Buches, werden „Entdeckungen" zur Ätiologie des „Irresein" in einer Serie „weltweiter Sensationen" in Journalen und Magazinen verkündet: Eine Forschergruppe an der Universität London (Sherrington et al. 1988) glaubte in einer Untersuchung von sieben Familien ein Gen auf dem Chromosom Nr. 5 entdeckt zu haben, das zur Schizophrenie prädisponiert. Eine andere Gruppe in den USA (Egeland et al. 1987) glaubt das prädisponierende Gen für manisch-depressive Psychosen auf dem kleinen Arm des Chromosom Nr. 11 entdeckt zu haben. Die Ergebnisse beider Studien mußten inzwischen zurückgenommen oder relativiert werden (Davies 1989, Kelsoe et al. 1989, Robertson 1989).

Etwa zur gleichen Zeit kommt Joseph Zubin, der Erfinder des Vulnerabiliäts-Modells der Schizophrenie (Zubin und Spring 1977), zu der ernüchternden Erkenntnis, „daß wir bezüglich Ätiologie abgrundtief unwissend sind" (Zubin 1989, S.14).

Allerdings unterbreitet er sogleich angesichts der Tatsache, daß nach wie vor das Ätiologieproblem ungelöst ist, den nächsten Lösungsvorschlag, nämlich, „an die Stelle unserer ätiologischen Unkenntnis die bisher entwickelten wissenschaftlichen Modelle über die vermutete Ätiologie zu setzen" (a.a.O.).

Wir nehmen in unserer Erörterung psychotischen Verhaltens angesichts dieser verwirrenden Situation folgenden Standpunkt ein: Auch wir wissen nicht, was die Ursachen der „endogenen Psychosen" sind. Wir fühlen uns dadurch jedoch nicht zu therapeutischem oder wissenschaftlichem Nihilismus verurteilt. Da es (zur Zeit) unentscheidbar zu sein scheint, was die Ursachen psychotischen Verhaltens sind oder wo danach zu suchen sei, nehmen wir uns die Freiheit und die Verantwortung, selbst zu entscheiden, was, wie und wo wir beobachten.[2]

[2] Allerdings kann schon die Frage der Ursache nicht voraussetzungslos gestellt werden. Kausalität existiert strenggenommen nur im Kontext des Interesses eines Beobachters, seines Interesses, Ordnung in die Vielfalt der Tatsachen zu bringen. Ordnung, die ein Beobachter beispielsweise herstellen kann, indem er sein Netz der Kausalität über die Tatsachen wirft. Ordnung kann ein Beobachter auf zwei verschiedene Weisen in die Tatsachen bringen (vgl. Retzer 1989):

Wir haben uns entschieden, interaktionelle, kognitive und affektive Muster in Familien mit einem psychotischen Mitglied zu beobachten und zu beschreiben, Muster, die sich im individuellen Verhalten des psychotischen Familienmitgliedes, in den Interaktionen innerhalb seiner Familie und nicht zu letzt auch in den Interaktionen zwischen dem Patienten, bzw. seiner Familie und möglichen Therapeuten, Beratern oder Helfern zeigen. Die folgenden Beschreibungen basieren auf Erfahrungen im therapeutischen Umgang mit diesen Familien.[3]

Unsere Musterbeschreibungen sind keine handlungsabstinenten Modelle, sondern Ergebnis von und gleichzeitig Anleitung zu therapeutischem Handeln. Die Legitimation solchen Handelns leitete sich zunächst von der Beobachtung ab, daß psychotisches Verhalten im Kontext der zu beschreibenden Muster auftritt und Teil dieser Muster ist, bei Veränderungen dieser Muster jedoch auch verschwinden kann. Die therapeutischen Handlungen, die unseres Erachtens Veränderungen dieser Muster anstoßen können, werden an anderer Stelle ausführlich dargestellt (Weber und Retzer 1991).

Muster der Beschreibung

Zwei Beschreibungsebenen, die sich überschneiden und wechselseitig bedingen, sollen hier diskutiert werden. Diese Ebenen sind die Zeitorganisation und die Beziehungsrealität in Familien mit psychotischem Verhalten.

a) durch Beschreibung von Mustern, die durch funktionale Verknüpfungen von Tatsachen hergestellt werden,
b) durch Erklärung der Entstehung der einen Tatsache aus einer anderen über einen verursachenden Mechanismus.
Die erste Art und Weise der beobachtenden Herstellung von Ordnung ist die von uns praktizierte, die zweite ist die beobachtende Ordnungserzeugung durch das Kausalitätsprinzip, dessen absolute Gültigkeit und Notwendigkeit wir, ähnlich wie es Bertrand Russell tut, in Frage stellen: „Zweifelsohne ist der Grund, weshalb das altbekannte Kausalitätsprinzip die Bücher der Philosophen seit so langer Zeit durchgeistert, einfach der, daß die Idee einer Funktion den meisten von ihnen unbekannt ist und sie deshalb nach einer ungebührlich vereinfachten Darstellung suchen...auch das Kausalitätsprinzip ist ein Relikt einer vergangenen Zeit, das, wie die Monarchie, nur deshalb am Leben geblieben ist, weil man es irrtümlicherweise für unschädlich hält" (Russell 1912/13).

[3] Diese Erfahrungen konnten wir im Rahmen eines mehrjährigen Forschungsprojektes machen, über das an anderer Stelle schon berichtet wurde (Stierlin et al. 1986, Weber et al. 1987, Simon et al. 1989, Retzer et al. 1989). Die Mitglieder der Forschungsgruppe sind: A. Retzer, G. Schmidt, F. B. Simon, H. Stierlin, G. Weber .

Nach Karl Jaspers scheint ein mögliches Unterscheidungskriterium zwischen „psychotischen" und „nicht-psychotischen" Mustern das der „Nichtverstehbarkeit" (Jaspers 1923, S.483) zu sein. Jaspers definiert „verstehen" als das „von innen gewonnene Anschauen des Seelischen" (a.a.O., S. 24). Da es nicht möglich ist, einen anderen Menschen von innen anzuschauen, und dabei etwas Seelisches zu finden, wird die Innenperspektive des Beobachters zum Maßstab für den Beobachteten. Die Vorausetzung dabei ist die Gleichartigkeit des Seelischen bei Verstehendem und Verstandenem. Diese Gleichartigkeit erstreckt sich vor allem auf den Bereich der Interpretationen, der Bedeutungs- und der Sinngebungen. Ist diese Gleichartigkeit nicht mehr anzunehmen, wird der Andere unverstehbar. Anders ausgedrückt, er zeigt sich außerhalb des sozialen Konsens, zumindest soweit dieser zwischen ihm und seinem Beobachter zur Wirkung kommt oder kommen sollte (a.a.O., S.659).
Jaspers selbst eröffnet in seinen Erörterungen des Verstehensbegriffes die Möglichkeit des Zusammenbruchs von sozialem Konsens und holt damit das „Unverstehbarkeitstheorem" wieder aus dem qualitativ anderen, nämlich pathologischen, in den Bereich des prinzipiell Möglichen zurück. Bei prinzipieller „Unabschließbarkeit des Verstehens...können wir auch keine Voraussage machen darüber, was ein Mensch tun und wie er sich verhalten wird." (Jaspers 1923, S.298). Einige Jahrzehnte später wird Heinz von Foerster die Konsequenz der „Unabschließbarkeit des Verstehens" durch dem Formalismus der „nicht-trivialen Maschine" (v.Foerster 1971) beschreiben.[4]

[4] Heinz von Foerster (1971) unterscheidet „triviale" und „nicht-triviale Maschinen, wobei sich der Begriff der „Maschine" auf definierte funktionale Eigenschaften einer abstrakten Größe bezieht, insofern also einen Formalismus darstellt. In unserem Falle kann dieser Formalismus jedoch auf den hier interessierenden konkreten Gegenstand, ein menschliches Individuum und seine Interaktionen mit anderen, angewandt werden.
Eine **triviale** Maschine ist durch eine eindeutige Beziehung zwischen ihrem „Input" (Reiz, Stimulus, Frage usw.) und ihrem „Output" (Reaktion, Response, Antwort usw.) charakterisiert. Ein einmal beobachteter Output für einen bestimmten Input ist also für diesen Input auch in der Zukunft immer gleich. Es handelt sich um ein voraussagbares System.
Eine **nicht-triviale** Maschine zeigt dagegen eine variable Input-Output Beziehung. Diese Beziehung wird durch den Input und den internen Zustand der Maschine bestimmt, wobei vorausgegangene Operationen der Maschine ihre gegenwärtigen Reaktionen festlegen. Es handelt sich also um ein nicht voraussagbares System.
Heinz von Foerster meint, daß sich das Interaktionsverhalten menschlicher Individuen oder Organisationen besser mit dem Formalismus der nicht-trivialen Maschine als mit

Der Unterschied, der es zunächst überhaupt rechtfertigt von psychotischem im Unterschied zu nicht-psychotischem Verhalten zu sprechen, ist der Unterschied in der Beobachtung, ob sich ein sozialer Konsens hergestellt oder nicht. Psychotisches Verhalten kennzeichnet die Vermeidung eines sozialen Konsenses, sowohl zwischen „Psychotikern" als auch zwischen „Psychotikern" und „Nicht-Psychotikern".
Die verschiedenen Wege aus dem sozialen Konsens unterscheiden die einzelnen „psychotischen Systeme", seien es die Interaktionsmuster von Individuen oder von sozialen Organisationen wie beispielsweise Familien.

Muster der Zeitorganisation

Für die soziale Organisation menschlichen Verhaltens erscheint neben der mit Hilfe von Bewegungsabläufen (dem rieselnden Sand einer Sanduhr, dem sich bewegenden Schatten einer Sonnenuhr, den Zeigerbewegungen einer Taschenuhr usw.) gemessenen „physikalischen Zeit" die „subjektive Zeit" oder die „Eigenzeit" konstituierend. Spätestens seit Norbert Elias (1984) wäre wohl besser von „Wir-Zeit" zu reden, da die soziale Konsensbildung eng mit dieser Art von Zeitorganisation verbunden ist. Elias zeigt, wie die Zeit vor allem eine sozial koordinierende und integrierende Funktion hat. Die Arbeiten von Jean Piaget (z.B. 1946 und 1950) machen deutlich, wie mit Hilfe der Zeit - als „eine In-Beziehung-Setzung der Ereignisse" (Piaget 1950, S.309) - individuelle und soziale Ordnung in die Tatsachen gebracht wird.
Die menschliche Physiologie besitzt kein spezifisches Sinnesorgan für die Zeitwahrnehmung. Der Sprache scheint jedoch eine zentrale Bedeutung beim Ordnen der Dinge mit Hilfe der Zeit zuzukommen. So ist etwa die Fähigkeit mit Hilfe der Zeit Abläufe zu strukturieren, beispielsweise durch die Erzeugung von Rhythmen, eng mit der Funktion kortikaler Sprachzentren verknüpft (Grüsser 1983).
Die experimentelle Physiologie der Zeitwahrnehmung nimmt ihren Ausgangspunkt von der Bestimmung des „kritischen Zeitintervalls

dem der trivialen Maschine beschreiben läßt. Er kommt dadurch ohne Annahme irgendeiner Pathologie zum selben Schluß wie Karl Jaspers: Die Unabschließbarkeit des Verstehens oder mit den Worten Foersters, die analytische Unbestimmbarkeit entzieht das menschliche Individuum prinzipieller Voraussagbarkeit.

T_c" (Grüsser 1983, S.91). Dieses kritische Zeitintervall wird experimentell bestimmt durch die Messung des minimal notwendigen Zeitraumes zwischen zwei Reizen, innerhalb dessen es noch möglich ist, zeitliche Unterschiede und damit eine Reihenfolge von Reizen wahrzunehmen. Dieses kritische Zeitintervall, das circa 30 Millisekunden beträgt, stellt somit das Zeitintervall zwischen zwei Reizen dar, das den Unterschied zwischen „Gleichzeitigkeit" und „Nacheinander" hervorbringt.

Interessanterweise ist die Länge dieses „minimalen Zeitintervalles" relativ unabhängig von Hirnläsionen. Versuchspersonen mit Durchblutungsstörungen in der linken Gehirnhälfte, die deswegen eine Sprachstörung zeigen, haben ein gleich langes „minimales Zeitintervall" wie Versuchspersonen ohne diese Störung. Dagegen ist die Länge dieses Zeitintervalles hoch sensibel für Veränderungen im interaktionellen Kontext der Versuchspersonen. So bringen geringfügige Veränderungen der Fragestellung durch den Versuchsleiter (statt: „Haben Sie einen oder zwei Reize wahrgenommen?" wird gefragt: „Welcher war der erste und welcher war der zweite Reiz?") ein um das zehnfache verlängertes „minimales Zeitintervall" hervor (Pöppel 1987).

Neben dem „minimalen Zeitintervall", der unteren Wahrnehmungsschwelle für Ungleichzeitigkeit von Reizen, scheint es auch so etwas wie eine „maximale Wahrnehmungsschwelle" für Reize zu geben, über die hinaus Reizinformationen nicht mehr zu Wahrnehmungsgestalten zusammengefaßt und integriert werden können. Diese „maximale Wahrnehmungsschwelle" liegt bei etwa drei Sekunden (Pöppel 1983). Somit scheint, zumindest was die einfache Reizerkennung und Verarbeitung angeht, die „Gegenwart" oder der „Augenblick" bestimmbar zu sein: Sie oder er ist drei Sekunden lang.[5]

Auch wenn wir uns mit den bisherigen Erörterungen im Bereich der experimentellen Physiologie und der Signalerkennung einfacher akustischer oder visueller Reize befanden und der uns interessie-

[5] Geübte Redner, aber auch die meisten in der Alltagssprache erfolgreichen Sprecher, scheinen dies schon immer in der Praxis „gewußt zu haben", indem sie „Äußerungseinheiten" verwenden, die etwa drei Sekunden dauern (Feldmann 1955). Die meisten Verszeilen in Gedichten unterschiedlichster Sprachen und Stile beziehen sich ebenfalls auf einen Augenblick von etwa drei Sekunden Dauer (Turner, Pöppel 1983). In der Musik wurde an Beispielen von Mozart, Mahler, Brahms, Haydn und Beethoven gezeigt, wie die durchschnittliche Dauer der meisten musikalischen Tempi im Bereich der sogenannten „Präsenszeit" liegt (Epstein 1983), d.h. im „Augenblick" von drei Sekunden.

rende Bereich der individuellen und sozialen Organisation von Tatsachen mit Hilfe der Zeit sicher ungleich komplexer ist, erscheint uns die Identifizierung eines „mittleren Zeitintervalles", das durch eine minimale und eine maximale Zeitintervallschwelle abgegrenzt wird, für die weitere Erörterung hilfreich.
Gregory Batesons Informationsbegriff scheint ein Bindeglied zwischen den beiden erwähnten Phänomenbereichen zu sein. Für ihn ist jede Information, von der Signalerkennung bis zu komplexen Sinn- und Bedeutungskonstruktionen eine „Mitteilung über einen Unterschied" (Bateson 1970), da die menschlichen Sinnesorgane nur Mitteilungen über Unterschiede aufnehmen können und nur Unterschiede operieren können. Diese Unterschiede müssen Ereignisse in der Zeit zugeordnet werden können, um wahrnehmbar zu sein.
Dies läßt sich nun präzisieren: Diese Unterschiede als Unterschiede in der Zeit (= Zeitintervalle) müssen in ein „mittleres Zeitintervall" passen. Sie dürfen, sollen sie Informations- und Bedeutungskonstruktion ermöglichen, nicht unter die „minimale Zeitintervallschwelle" und nicht über die „maximale Zeitintervallschwelle" geraten.
Es kann nun der Eindruck entstehen, als genüge es, wenn man sich als Mensch, der an Information und Bedeutung interessiert ist, Reizunterschieden im „mittleren Zeitintervall" aussetzt. Dem ist aber nicht so. Wieder hilft hier eine Metapher Batesons weiter, die Metapher des Schalters (Bateson 1979, S. 135ff). Ein solcher Schalter "zerhackt" den Fluß der Zeit in unterschiedlich lange Zeitintervalle, so daß dadurch Information und Bedeutung entstehen kann. Das entscheidende der Schalter-Metapher ist nun, daß dieser Schalter und auch der Schalterbetätiger ein Teil des beobachtenden und informationsherstellenden Systems ist und keine Eigenschaft „da draußen". Somit steht der Schalter für die individuelle und soziale Zeitorganisation informationsverarbeitender lebender Systeme.
Wenn es in der experimentellen Physiologie der Zeitwahrnehmung um das Erkennen von Reizsignalen geht, worum geht es bei der individuellen und sozialen Zeitorganisation?
Es geht um zweifaches: Einmal um die Organisation der wahrgenommenen Tatsachen mit Hilfe der Zeit und zum anderen um Organisation der Zeit mit Hilfe von Tatsachen. Somit ist die Zeit gleichzeitig Organisator wie Organisation menschlicher Erfahrung, Erlebens und Verhaltens.

Um dies genauer zu erläutern soll menschliche Erfahrung, Erleben und Verhalten **textanalog** betrachtet werden. Die Textanalogie ist eine Methode der Anthropologie, die in den letzten Jahren zunehmend an Bedeutung gewonnen hat (z.B. Chatman 1978, Iser 1978, Geertz 1986, Bruner 1986, Turner 1986) und unserer Ansicht nach ein anwendungsorientiertes Beispiel für die Erkenntnistheorie des radikalen Konstruktivismus (v.Glasersfeld 1987, v.Foerster 1985) darstellt.

Hierbei wird menschliche Erfahrung, Erleben und Verhalten als **Erzählung**[6] verstanden, in der Tatsachen, ihre Wahrnehmung und Bewertung in eine zeitliche Sequenz gebracht werden, so daß das Ergebnis ein relativ kohärenter bedeutungsvoller Bericht über den Erzähler und seine Umwelt ist, mit dessen Hilfe er neben dem Gefühl der eigenen Kontinuität und Bedeutung eine pragmatische Organisationsanleitung für die Gegenwart und die Zukunft entwickeln kann.[7]

Für die „Erstellung" einer Erzählung werden nun die Operationen mit und durch die Zeit zentral. Hierbei sind in einer Art Stufenfunktion, ausgehend von der Konstruktion eines mittleren Zeitintervalles Operationen zu vollziehen, die folgende Zeiterlebnisse ermöglichen: Gleichzeitigkeit, Ungleichzeitigkeit, Aufeinanderfolge, Gegenwart und Dauer. Insbesondere dem „Gedächtnis" kommt dabei eine zentrale Bedeutung zu, sowohl als Ausdruck wie auch als Vorausetzung erzählender Zeitorganisation. Die Trennung zwischen einem individuellen und einem „kollektiven Gedächtnis" (Halbwachs 1950) ist aufgehoben, da Gedächtnis in der Erzählung/im Erzählen schon sozial definiert ist. Über den Zusammenhang von „Gedächtnis" als Ausdruck und Folge von Zeitorganisation in Erzäh-

[6] Edward M. Bruner definiert genauer, was unter einer Erzählung zu verstehen ist, und wie eine Erzählung sich als soziales Geschehen manifestiert: „Die Elemente in Erzählungen sind die Geschichten. Die **Geschichte** ist die abstrakte Sequenz der Ereignisse, systematisch verknüpft, die syntaktische Struktur. Der **Diskurs** ist der Text, durch den die Geschichte manifestiert wird: die Veröffentlichung in einem bestimmten Medium wie einer Novelle, einem Mythos, einem Film, einer Konversation oder was auch immer. Das **Erzählen** ist die Handlung, der Akt des Erzählens, der kommunikative Prozess, der die Geschichte im Diskurs entstehen läßt. Es wird keine Unterscheidung zwischen 'erzählen' und 'inszenieren' gemacht, da dieselbe Geschichte erzählt oder gespielt oder auch beides werden kann" (Bruner 1986b, S.145).

[7] Dies kann auch zu einer „Erzählung" oder einer Bedeutungskonstruktion führen, wie sie eine als schizophren diagnostizierte Patientin während einer familientherapeutischen Sitzung anbot: „Wenn mein bisheriges Leben eine Wanderung durch eine Schneelandschaft wäre, dann schaue ich mich um, und ich sehe keinerlei Spuren im Schnee. Das ist schlimm!"

lung und dem interaktionellen Kontext haben in sehr unterschiedlicher Form aber mit ähnlichem Ergebnis Heinz von Foerster (1948) und Jorge Luis Borges (1981) nachgedacht.[8]

Durch unsere Grundoperation der Herstellung von Ungleichzeitigkeit im mittleren Zeitintervall schaffen wir in unseren Erzählungen sozial konstruierte Bedeutungseinheiten. „...durch unsere willkürliche Konstruktion eines Beginns und eines Endes (Umlegen des batesonschen Schalters) schaffen wir Grenzen, Rahmen des Erlebens und genau dadurch konstruieren wir das Erleben. Im Alltag hat jeder Beginn seine Voraussetzungen und ein Ende impliziert nicht, daß die Zeit anhält oder das Ereignis zu Ende ist. Wir kreieren die Erlebnis- und Bedeutungseinheiten aus der Kontinuität de Lebens heraus. Jedes Erzählen/Gespräch ist eine willkürliche Bedeutungssetzung im Gedächtnisfluß, durch die wir das eine hervorheben und das andere vernachlässigen, d.h. jede Erzählung ist interpretativ. Das Konzept eines Erlebens hat daher eine explizite Zeitdimension, durch die wir ein Erleben leben, das beim Erzählen selbstbezüglich wird" (Bruner 1986a, S. 7).

Lebende Systeme, also auch menschliche Individuen und deren Familien, stehen ständig vor der Notwendigkeit verschiedenste Ereignisse in unterschiedlichster Hinsicht zu differenzieren und zu bewerten. Die dabei möglichen Bewertungen können sehr unterschiedlich, oft sogar gegensätzlich und widersprüchlich sein.[9] Um zu überleben, müssen lebende Systeme solche gegensätzlichen und

[8] H. v. Foerster entwickelt ein Modell des Gedächtnisses, in dem „Elementarbewußtseinseinheiten" auf hypothetische Träger imprägniert gedacht werden. Da nach einiger Zeit ein solcher Träger von selbst seine Imprägnation verliert, müssen diese Bewußtseinsinhalte, sollen sie erhalten werden, wieder auf freie Träger übertragen werden. Dieser Transformationsvorgang wird als Bewußtsein empfunden und vermittelt sich sozial, etwa durch abgefragt werden (im Falle sinnloser Silben) oder im sozialen Diskurs (v. Foerster 1948).
Borges macht auf die negative Seite von Gedächtnis aufmerksam und beschreibt die Möglichkeit über den Diskurs diese negative Seite zu neutralisieren. In seiner Erzählung „Das unerbittliche Gedächtnis" (Borges 1981) besitzt die Gestalt des Funes ein absolutes Gedächtnis, er erinnert sich an jede Einzelheit, so daß er schließlich daran stirbt, erdrückt von seinem unendlichen Gedächtnis. In einem Interview (Borges und Ferrari 1985) beschreibt Borges, „daß die Erinnerung des Vergessens bedarf" und, daß das Gespräch das Mittel ist, nicht, um sich zu erinnern, sondern, um die Bürde des Gedächtnisse zu erleichtern, d.h. letztlich, um im Diskurs neue Kohärenz in der Zeit zu konstruieren.

[9] „Zwei Seelen sind in meiner Brust" ist das klassische Beispiel für die gegensätzliche Bewertung und Balancierungsaufgabe, andere Beispiele sind die Balancierung der Bewertungen von Wünschen wie beispielsweise den Wünschen nach Nähe und nach Distanz.

widersprüchlichen Bewertungen vor allem was die „Selbstbewertung" angeht in irgendeiner Weise balancieren (Morin 1980).
Diese Balancierung geschieht in der Zeit und mit Hilfe der Zeit, wobei der Beschreibende/Bewertende im „nächsten Augenblick" zum Beschriebenen/Bewerteten wird: „Die Gegenwart des 'Selbst-als-Beschreiber' wird Teil der Vergangenheit und Teil des Inhaltes des Gedächtnisses, sie wird Teil der Wissenssphäre. Ein neues 'Selbst-als-Beschreiber', dessen Beschreibungsgegenstände nun auch das alte 'Selbst-als Beschreiber' einschließt, ist plötzlich da. Der Augenblick wird konstituiert durch die Schließung dieses Zirkels. Selbsterkenntnis ist ein permanenter Transformationsprozess eines Beschreibers in einen Beschriebenen und der Hervorbringung eines neuen Beschreibers; es ist ein sich kontinuierlich erweiterndes Mandala, dessen Form das 'Selbst-als-Beschreiber' und dessen Inhalt das 'Selbst-als-Beschriebener' ist" (Turner 1986, S.81).[10]
Geht man nun von der grundlegenden Operation zur Herstellung von Ereignissen und deren Bewertung durch „Ungleichzeitigkeit im mittleren Zeitintervall" aus, so ergeben sich zwei extreme Formen der Balancierung von Gegensätzlichkeit und Widerspruch:
Ein extremes „Nacheinander", d.h. eine extrem diachrone Zeitorganisation durch Überschreiten des maximalen Zeitintervalles, führt zur Aufhebung von Widersprüchlichkeit, indem nacheinander jeweils nur eine Seite der Gegensätzlichkeit wahrnehmbar wird, bewertet, erlebt, ja gelebt werden muß, da die Kohärenz und Integration der Wahrnehmungs- und Erzählungsgestalt aufgebrochen ist. Wir sprechen in diesem Falle von **diachroner Dissoziation**.
Eine extreme „Gleichzeitigkeit", d.h. eine extrem synchrone Zeitorganisation durch ein Unterschreiten des minimalen Zeitintervalles dagegen führt ebenfalls zu einer Aufhebung von Widersprüchlichkeit, jedoch auf andere Weise. Das „minimale Zeitintervall" wird hier unterschritten und damit keine Unterscheidung mehr zwischen unterschiedlichen Ereignissen, Bewertungen und Tendenzen erlebbar.

[10] Samuel Beckett stellt diese Reflexivität des Beschreibers oder Erzählers meisterhaft in seinem Roman „Molloy" (Beckett 1951) dar. Das beschreibende und das beschriebene Selbst werden sowohl in die Zeit als auch in den Raum „übersetzt". Beckett stellt beide durch zwei Figuren dar, A und B genannt, die sich an unterschiedlichen Stellen des Raumes befinden. Was die Konstruktion und das Erleben der Zeit ist, wird von Beckett dem Leser als Erfahrung des Raumes vorgeführt.

Mit der Aufhebung der Unterscheidung wird auch deren Gegensätzlichkeit aufgehoben. Mehr noch: es wird jede Bedeutung, die immer eine Bedeutung des Unterschiedes ist, aufgehoben. Wir sprechen in diesem Falle von **synchroner Dissoziation**.

Es gibt Anhaltspunkte dafür, daß Neuroleptika ihre Wirkung auch bei der Zeitorganisation entfalten und diese synchrone Dissoziation verändern können.[11]

Betrachtet man als Beobachter aus der Außenperspektive die Konsequenzen beider Dissoziationsformen, so sind diese sehr ähnlich beschreibbar. In beiden Fällen sind auf der Beschreibungsebene des Individuums Erlebnisse gegensätzlicher Wahrnehmungen, Bewertungen und Tendenzen (Ambiguität, Ambivalenz[12], Ambitendenz) ausgeschlossen. Familienmitglieder scheinen sich und andere ambivalenzfrei zu erleben.

Wenn alle Familienmitglieder dem gleichen Dissoziationsmodus zur gleichen Zeit folgen, zeigen sich in den Familieninteraktionen die Konsequenzen in der Weise, daß gegensätzliche Positionen, Interessen, Bewertungen und Verhaltensweisen kaum zu beobachten und nur schwer zu beschreiben sind. Diese sind jedoch die Vorrausetzung für die Beschreibung von Konflikten, so daß ein außenstehender Beobachter neben der Ambivalenzfreiheit in beiden Fällen der Dissoziation relativ konfliktfrei erscheinende soziale Systeme beschreiben kann.

[11] Psychopharmakologische Experimente weisen daraufhin, daß die „antipsychotische Wirkung" von Neuroleptika durch ihren Eingriff in die Zeitorganisation erklärt werden kann. So scheinen Neuroleptika die Frequenz der „inneren Uhr" von Ratten herabzusetzen und Amphetamine, von denen bekannt ist, daß sie psychotisches Verhalten begünstigen können, diese Frequenz zu erhöhen. Darüberhinaus wurde gezeigt, daß Neuroleptika Ambiguität in Folge von verkürzten Zeitintervallen, also in Folge von synchroner Dissoziation, beeinflussen können: Versuchspersonen wird eine zu optischer Täuschung Anlass gebende perspektivisch gezeichnete Treppe (Schröder-Treppe) gezeigt. Diese Treppe kann alternierend aus einer Perspektive von unten und aus einer Perspektive von oben wahrgenommen werden. Ein Neuroleptikum (Haloperidol) reduziert die Anzahl der spontan empfundenen Perspektivenumkehrungen. Siehe dazu: Fisch (1990), Harris, Phillipson (1981), Maricq, Russell (1983), Meck (1986).

[12] Eugen Bleuler führte bei einem Vortrag vor dem Verein schweizerischer Irrenärzte im November 1910 den Begriff der Ambivalenz in die psychiatrische Diskussion ein. Sie zeigt sich ihm, wenn „die verschiedenen Psychismen zugleich mit negativen und positiven Vorzeichen versehen (sind), daß das nämliche Ding positiv und negativ gefühlsbetont oder positiv und negativ gedacht oder erstrebt wird" (Bleuler 1911b, S. 43).

In Familien, in denen ein Familienmitglied schizophrene Verhaltensweisen zeigt, finden wir idealtypisch eine Art der Zeitorganisation, die extreme „Gleichzeitigkeit" und damit eine synchrone Dissoziation erzeugt. Das „minimale Zeitintervall" wird unterschritten, „der batesonsche Schalter" wird sehr schnell betätigt, so daß es nicht zur unterscheidenden Wahrnehmung und Konstruktion gegensätzlicher Bedeutungen und Tendenzen kommt (Simon et al. 1989).
Die Situation ist vergleichbar der Situation eines Kinobesuchers, dem der Filmvorführer die hunderttausende von Einzelbildern eines Spielfilmes, die im Nacheinander einer diachronen Belichtung (innerhalb des mittleren Zeitintervalls) eine erkennbare, „bedeutsame" Handlung ergeben, gleichzeitig und übereinander belichtet. Das Resultat einer solchen Art von maximalisierter Synchronität wäre für den Zuschauer ein Bild auf der Leinwand, worin sich Unterschiede und damit auch Bedeutungskonturen aufgelöst haben.
In einer Beobachterperspektive des Individuums geht diese Gleichzeitgkeit einher mit dem Erleben von Ambivalenzfreiheit. Es erscheint ein Bedeutungsnebel, in dem sich beliebig erscheinende Aussagen gleichzeitig und unverknüpfbar nebeneinander darstellen. In der Literatur zur Schizophrenietherapie wird das Erleben von Therapeuten in diesem Nebel synchroner Dissoziation eindrücklich beschrieben (z.B. Schaffer et al. 1962).
Wynne und Singer (1965) beschreiben Phänomene der „Kommunikationsabweichung" in Familien mit einem schizophrenen Mitglied. Es scheint in diesen Familien nicht möglich, zu einer Koordination von Handlungen und Bedeutungen im familiären Interaktionsprozess zu kommen. Eine solche Koordination, soll sie zustande kommen, hätte jedoch zur Vorrausetzung, daß das minimale Zeitintervall überschritten wird und sich Bedeutungen unterscheidbar „festmachen" lassen und dadurch in Kommunikation entstehen und verhandelbar werden.
Fritz B. Simon zeigte kürzlich (Simon 1989) in seiner formalen Modellierung schizophrener Denkstörungen mit Hilfe der Chaos-Theorie, wie eine Erweiterung von Bedeutung hin zum extremen Pol einer maximalisierten Synchronität aller Bedeutungen zu „einer vollkommen unvorhersehbaren, chaotischen Folge nahezu unendlicher

Eigenbedeutungen führen kann - die Strukturen der subjektiven Realität lösen sich mit der Bedeutung der Zeichen auf." Die hunderttausende von Bildern eines 90 minütigen Spielfilmes erscheinen gleichzeitig belichtet.
Der durch synchrone Dissoziation erlebten Ambivalenzfreiheit entspricht auf der Ebene der familiären Interaktionen eine seltsam anmutende Konfliktlosigkeit. Diese wurde als „Pseudogegenseitigkeit" (Wynne et al. 1958) beschrieben und bezeichnet sowohl den intrafamiliären Konsensabbruch als auch den durch das Gefühl der „Seltsamkeit" (vgl. Pao 1979 und Boscolo 1991)[13] markierten Abbruch des Konsenses zu einem Beobachter.

Die Zeitorganisation manisch-depressiven Verhaltens

In Familien mit einem Mitglied, das manisch-depressives Verhalten zeigt, finden wir idealtypisch, besonders in den Phasen „unauffälligen" oder „depressiven" Verhaltens, eine extrem diachrone Zeitorganisation, eine Zeitorganisation des „Nacheinander", die eine diachrone Dissoziation erzeugt. Das „maximale Zeitintervall" wird soweit überschritten, „der batesonsche Schalter" so langsam betätigt, daß die Verbindung zwischen unterschiedlichen Wahrnehmungen, Bedeutungen und Tendenzen auseinanderreißt.
Die diachrone Dissoziation hat ähnliche Konsequenzen wie die synchrone Dissoziation. Auf der Interaktionsebene der Familie geraten Gegensätze, seien es solche der Sichtweisen, der Wertungen oder auch der Verhaltensregeln nicht miteinander in Konflikt, da diese Gegensätze zeitlich so nacheinander geordnet werden, daß ihre

[13] Pao beschreibt die „seltsame Atmosphäre" folgendermaßen: „Im Setting eines Interviews fühlen wir uns mit dem Interviewten in Kontakt, wenn wir uns auf eine Konversation einlassen; es gibt dann eine lebendige, freundliche oder auch unfreundliche Interaktion zwischen uns. Während eines Interviews mit einem Schizophrenen spürt man dagegen sehr wenig von diesem Kontakt. Es entsteht eine Unsicherheit, ob man überhaupt emotional mit ihm in Kontakt ist; man hat zeitweise den Eindruck als sei eine Barriere zwischen dem Interviewer und dem Interviewten; gelegentlich fühlt sich der Interviewer so, als ob er sich mit einem Roboter unterhalte; häufig sind Stereotypien der Bewegung, der Mimk und auch der Worte zu beobachten; Teile des Interaktionsverhaltens des Schizophrenen - seine Gebärden, seine Sätze und sein Interaktionsstil - sind losgelöst und abgekoppelt von den üblicherweise mit ihnen verbundenen Zielen und Absichten. Alle diese Qualitäten der Atmosphäre erzeugen in uns ein Gefühl als sei der Patient hier und gleichzeitig nicht hier. Mit anderen Worten, zwei Menschen tauschen miteinander Rituale aus, aber der Geist (mind) des einen ist meilenweit entfernt vom Geist (mind) des anderen" (a.a.O., S. 13).

Verbindung miteinander abreißt und sich dadurch ihre Gegensätzlichkeit und potentielle Konfliktträchtigkeit in der Zeit aufhebt. Auf der individuellen Beschreibungsebene sind die Seiten ambivalenter Tendenzen und Bewertungen ebenfalls zeitlich voneinander getrennt. Sie sind soweit voneinander getrennt, daß es wiederum möglich wird, sich und andere ambivalenzfrei zu erleben.

Die Zeitorganisation schizo-affektiven Verhaltens

In Familien mit einem schizo-affektiven Familienmitglied finden wir eine ungleich kompliziertere Zeitorganisation. Wir finden Interaktionsbereiche, in denen eine diachrone Zeitorganisation verwirklicht wird neben Interaktionsbereichen, in denen eine synchrone Zeitorganisation praktiziert wird. Die synchrone Zeitorganisation ist jedoch nicht wie bei der schizophrenen Familie maximal synchronisiert, sondern es wird häufig das „minimale Zeitintervall" überschritten. Das hat sowohl auf der interaktionellen als auch auf der individuellen Ebene Konsequenzen. Es erscheint nicht mehr ein lebloses, konfliktfreies soziales System, sondern ein konfliktgeladenes System, in dem Konflikte und Auseinandersetzungen sehr leicht eskalieren. Diese Eskalationen können zu mörderischen und sehr gefährlichen Auseinandersetzungen, vor allem um die Macht der Beziehungsdefinition werden. Andererseits kann auch deeskaliert werden, häufig mit Hilfe einer Veränderung der Zeitorganisation, entweder durch Einführung diachroner oder durch Einführung synchroner Dissoziation, wir nennen diesen Prozess **die dissoziative Deeskalation**. Beobachtbar wird diese Deeskalation häufig durch das Erscheinen psychotischen Verhaltens. Synchrone Dissoziation geht dabei mit schizophrenen Symptomen und diachrone Dissoziation mit affektiven Symptomen einher. Das Verhalten des Indexpatienten kann nun wieder als krank definiert werden, sich daran anschließende Klinikaufenthalte entflechten vorübergehend das Konfliktfeld, ohne daß eine Trennung droht.
Auf der individuellen Ebene bedeutet die Überschreitung des „minimalen Zeitintervalles", daß in vielen Bereichen Ambivalenz erlebbar wird. Ein psychopathologisches Korrelat des Erlebens von Ambivalenz, oder es ließe sich auch vom Ausleben von Ambivalenz sprechen[14], kann beispielsweise eine katatone Symptomatik sein.

[14] Die Trennung von Wahrnehmung und Bewertung auf der einen Seite und Handlung auf der anderen Seite, scheint vom sich schizophren Verhaltenden aufgehoben zu

Klinisch werden zwei Formen der Katatonie unterschieden: Eine erregte hypermobile und eine stuporöse Form. Auch sie scheinen noch einmal durch unterschiedlich lange Zeitintervalle oder „Umschaltfrequenzen" gekennzeichnet zu sein.

Bei der hypererregten Form scheint das „minimale Zeitintervall" weiter überschritten zu werden, der „Zeitschalter" wird weniger häufig als bei der stuporösen Form betätigt. Dies bringt sich in einer erkennbaren, wenn auch anscheinend ziellosen motorischen Bewegung und Unruhe zum Ausdruck, was sich als ein Versuch beschreiben ließe, die Spannung erzeugenden ambivalenten Pole der Bewertungen und Tendenzen auf der motorischen Ebene durch Handlung ins Gleichgewicht zu bringen.

Bei der stuporösen Form wird das „minimale Zeitintervall" geringfügiger überschritten, der „Zeitschalter" wird häufiger als bei der hypererregten Form betätigt. Es kommt zu einem raschen Abbruch der Versuche, die Ambivalenzpole zumindest auf der motorischen Ebene auszubalancieren. Bei Maximierung der Ambivalenzspannung zeigt sich hier körperliche Bewegungslosigkeit (Im Körper läßt sich jedoch ein Alarmzustand mit teilweise extrem hohen Blutdruckwerten und Pulsfrequenzen sowie Ausschüttung von Nebennierenrindenhormonen etc. diagnostizieren).

Im Lichte des Gesagten und angesichts der Stellung der schizoaffektiven Psychose zwischen den Formen der Zeitorganisation, wie sie im Rahmen der manisch-depressiven und der schizophrenen Psychosen realisiert werden, liegt es nahe, die Katatonie an der Nahtstelle zwischen schizophrenen und schizo-affektiven Störungen anzusiedeln. Einige Autoren sehen katatone Symptome sogar als spezifische schizo-affektive Syptome an (z.B. Taylor und Abrams 1977, Angst et al. 1979).

Neben dem eskalierenden Konflikt, der gelegentlich mörderische Dimensionen annehmen kann, zeigt sich uns bei schizo-affektiven Patienten nunmehr auch häufig der Selbstmord als Versuch, aus einer

werden. Im Bereich der Handlung gibt es keine Ambivalenz, diese gibt es nur in der Wahrnehmung und Bewertung. Der „Verrückte" scheint nun aber die Ambivalenz aus dem Bereich der Wahrnehmung und Bewertung in den Bereich der Handlung zu rücken. So kann die Ambivalenz der Bewertung „Mit einem lachenden und einem weinenden Auge" verrückt erscheinen in den Versuch in der Handlung auch ambivalent zu sein: „der Patient will zugleich essen und nicht essen; er setzt dutzende von Male an, den Löffel zum Munde zu führen, bringt es aber nicht fertig und macht ganz andere unnütze Bewegungen" (Bleuler 1911a, S.43).

maximalen Ambivalenz- und Konfliktspannung herauszukommen. Es mehren sich die Hinweise in der Literatur (Cohen et al. 1972, Dingman und McGlashan 1986, Rohde et al. 1989, Welz et al. 1978, Rohde und Marneros 1990), daß die Suizidtendenz schizo-affektiver Patienten die von manisch-depressiven und schizophrenen Patienten deutlich übersteigt.

Eine kürzlich vorgelegte retrospektive Studie (Rohde und Marneros 1990) bestätigt dies und zeigt darüberhinaus ein interessantes Nebenergebnis. Im Gegensatz zu der bisher in der Suizidliteratur vertretenen Meinung, daß „verheiratet sein" ein „protektiver Faktor" (z.B. Kreitman 1988) hinsichtlich der Suizidgefahr sei, zeigten die Ergebnisse von Rohde und Marneros, daß „die Tatsache verheiratet zu sein...offensichtlich ein fördernder Faktor für Suizidalität ist"(a.a.O.). Auf dem Hintergrund unseres Modells der Zeitorganisation erscheint dieses Ergebnis durchaus plausibel. Aufgrund der erhöhten Ambivalenz- und Konfliktspannung in schizo-affektiven Paarbeziehungen kann eine solche emotional wichtige Paarbeziehung der Kontext für eine Konflikteskalation sein, die wiederum die Wahrscheinlichkeit einer suizidalen „Lösung" erhöht.[15]

Beziehungsrealität

Wenn man als Beobachter, beispielsweise als Familientherapeut, eine Familie und die Verhaltensweisen ihrer Mitglieder untereinander betrachtet, wird man nach einiger Zeit Redundanzen (Bateson 1968) beschreiben können: Bestimmte, sich wiederholende Verhaltenssequenzen.

Diese Redundanzen fallen dadurch auf, daß sie sich wiederholen und im statistischen Sinne unwahrscheinliche Prozesse sind, deren Wahrscheinlichkeit beobachtet zu werden aber mit jeder Wiederholung wächst. Unwahrscheinlich angesichts der Menge anderer, nicht gezeigter, gleichwohl möglicher Verhaltensequenzen. Es stellt sich die Frage nach einer Erklärung dieser augenscheinlich stabilen Unwahr-

[15] Während einer von den Autoren durchgeführten Paartherapie mit einem Ehepaar mit schizo-affektivem Verhalten, erschien beiden Ehepartnern die Ausweglosigkeit ihrer verstrickten Konflikteskalation bei gleichzeitigem Festhalten an dieser Paarbeziehung so groß, daß beide die Wahrscheinlichkeit, sich selbst oder den anderen umzubringen, gleich hoch einschätzten.

scheinlichkeiten. Eine Erklärung ließe sich in Regeln finden, nach denen diese beobachteten Austauschprozesse vorgenommen und andere ausgeschlossen werden. Diese Regeln können als Ausdruck und Folge der Wirklichkeitskonstruktionen der beobachteten Familienmitglieder begriffen werden, die sich im Interaktionsverhalten realisieren und ihre Bestätigung finden. Simon (1988) unterscheidet Regeln darüber, wie die Welt zu beschreiben (deskriptive Regeln) und wie darin zu handeln sei (präskriptive Regeln).

Beide Regelgruppen ergeben gleichsam eine Landkarte und einen Marschplan, nach dem entsprechend gehandelt werden kann.

Die Wirklichkeitskonstruktionen können in verschiedenste Bereiche unterteilt werden, beispielsweise:

a. Konstruktionen über die individuelle Identität der Familienmitglieder. Etwa darüber, wieweit man sich selbst und andere als autonom und als Zentrum eigener Initiative sieht und entsprechend handelt oder als weitgehend abhängig und gebunden an die Sicht- und Verhaltensweisen anderer.

b. Konstruktionen über die Stabilität der Konstruktionen, über den Grad ihrer Verbindlichkeit oder Unverbindlichkeit, ihrer Veränderbarkeit oder Unveränderbarkeit. Es handelt sich um die Art und Weise, wie die Welt im allgemeinen und die Familie im besonderen beschrieben, wie Beziehungen, Normen, Regeln und Werte definiert, der Familie und ihren einzelnen Mitgliedern Eigenschaften zugeschrieben oder absprochen und die beschriebene Welt, insbesondere die Menschen darin, als voraussagbar und berechenbar betrachtet werden.

c. Konstruktionen über die logische Ordnung der Konstruktionen. Es lassen sich hier unterschiedliche logische Strukturen familiärer Wirklichkeitskonstruktionen beschreiben: Das Spektrum erstreckt sich von der nahezu ausschließlichen Verwendung einer zweiwertigen „Entweder-Oder-Logik", nach der die Welt in sich ausschließenden Gegensatzpaaren (richtig-falsch, gut-böse, stark-schwach, aktiv-passiv) geordnet wird, bis zu einer mehrwertigen „Sowohl-Als-Auch-Logik", nach der sich wechselseitig ausschließende Entscheidungen nicht nötig oder nicht möglich sind, bzw. eine dritte, vierte oder auch jede beliebige Möglichkeit denk- und realisierbar ist.

d. Die Konstruktion der interaktionellen Beeinflußbarkeit. Hier werden Annahmen der Familienmitglieder darüber konstruiert, wie-

weit gegenseitige Kontrolle möglich ist (d.h. ob und in welchem Ausmaß ein Element einer Beziehung die Beziehung einseitig definieren kann). Auf der Handlungsebene der Familieninteraktion zeigt sich dies als das Ausmaß, in dem versucht wird, bestimmte Verhaltens-, Denk- und Gefühlsweisen bei einem anderen Familienmitglied hervorzurufen oder zu verhindern.
Die einzelnen Familienmitglieder haben keinen direkten Zugang zu den Wirklichkeitskonstruktionen der anderen Familienmitglieder. Sie stellen füreinander durch ihr wechselseitiges Interaktionsverhalten lediglich wechselseitige Anstöße zur Konstruktion von Wirklichkeiten bereit. Diese Anstöße, die vorhandene Konstruktionen stören oder bestätigen können, bewirken familiäre Organisationsformen mit unterschiedlichen Entwicklungsmöglichkeiten.

Die Beziehungsrealität schizophrenen Verhaltens

Idealtypisch läßt sich in Familien mit einem schizophrenen Mitglied eine Beziehungsrealität beschreiben, die wir als „weich" (Stierlin 1981) bezeichnen wollen. Es gibt keinen Konsens über die deskriptiven und präskriptiven Regeln. Eine Beliebigkeit von Bedeutungsgebungen geht mit einer Beliebigkeit von Interaktionsregeln einher. Auch wenn die vorherrschende Logik eine „Entweder-Oder-Logik" ist, die die Möglichkeit der Koexistenz verschiedener Sichtweisen ausschließt, kommt es meist nicht zu Konflikten. Konflikt setzt einen Konsens zumindest über die Bedeutung der im Konflikt liegenden gegensätzlichen Positionen voraus. Ambivalenz erscheint ebenfalls nur in geringem Maße erlebbar, da diese einen nun „individuellen Konsens" (ein mit sich selbst einig sein) über die unterscheidbare Bedeutung verschiedener Selbstbeschreibungen voraussetzt.
Die Kommunikationsuneindeutigkeit führt zu einer Unberechenbarkeit der Familienmitglieder und deren Beziehungen untereinander. Neues und „Anstoßerregendes" erscheint nicht möglich. Entwicklung scheint unterbrochen. Dialog scheint nicht stattzufinden, da die konsensuelle Bestätigung minimalisiert wird. Regeln scheinen sich nicht ändern zu können, da sie sich ständig ändern. Neues scheint nicht entstehen zu können, da alles neu ist. Dies läßt sich besonders deutlich beobachten, wenn Spannungen in den Beziehungen zunehmen und durch die beschriebene Art der Kommunikationsabweichungen sofort wieder reduziert werden.

Die Beziehungsrealität manisch-depressiven Verhaltens

In Familien mit einem manisch-depressiven Mitglied finden wir eine Beziehungsrealität, die wir als „hart" bezeichnen und die sich idealtypisch folgendermaßen beschreiben läßt.
Die Wirklichkeitskonstruktionen nehmen hier die Güte und die Gültigkeit von Naturgesetzen an, auch wenn sie sich auf eher „weiche" Bedeutungsbereiche wie Wertungen, Erklärungen sozialer Sachverhalte und Selbst- und Fremdbeschreibungen beziehen. Es gibt einen weitgehenden Konsens innerhalb der Familie über die deskriptiven und präskriptiven Regeln. Diese erscheinen verbindlich aber auch unveränderbar. Sie stehen nicht zur Disposition.
Die vorherrschende Logik im Denken wie im Handeln ist auch hier eine zweiwertige „Entweder-Oder-Logik", die weder zum Konflikt führt - der strikte familiäre Konsens, die negative Sanktionierung von Abweichungen und die Loyalität läßt dies nicht zu - noch zum Erleben von Ambivalenzen bei den einzelnen Familienmitgliedern, da auch deren Selbstbeschreibung einer „Entweder-Oder-Eindeutigkeit" folgt.
Auf der Ebene der familiären Kommunikation zeigt sich dem Beobachter eine technisch anmutende Eindeutigkeit bestätigender Kommunikationsweisen. Die Kommunikation erscheint gleichzeitig eindeutig und monoton. Eigentlich ist schon alles gesagt.
Der maximalisierte Konsens, verbunden mit dem Versuch der Herstellung von Kommunikationseindeutigkeit, führt zu einer sozialen „Mechanisierung", wo Neues, Zufälliges, Anstoßerregendes und „Dissidentes" nicht möglich erscheint. Das Familiensystem macht den Eindruck eines Kommunikationsnetzwerkes, innerhalb dessen lediglich bestätigende Impulse gesendet und empfangen werden. Auf der Beschreibungsebene des individuellen Familienmitgliedes bestätigt sich jedes Individuum seine ambivalenzfrei erlebten Wirklichkeitskonstruktionen.[16]
Diese harte Beziehungsrealität kann jedoch vorübergehend aufgeweicht werden. Wenn jemand in manisches Verhalten ausbricht, erweicht er die Beziehungsrealität. Ebenso schnell wie die Erwei-

[16] Eindrucksvoll erlebten wir dies in einem Nachuntersuchungsgespräch mit einem Paar, in dem die Frau seit 16 Jahren immer wieder manisch- depressives Verhalten zeigte. Fast wörtlich wiederholten beide ihre Beschreibungen und Bewertungen wie im Erstgespräch vier Jahre zuvor. Ein Teammitglied, das das Gespräch hinter der Einwegscheibe beobachtete und das die Frau früher in einer psychiatrischen Klinik behandelt hatte, hatte den Eindruck, als sei die Zeit der letzten 15 Jahre angehalten worden.

ichung stattgefunden hat, findet anschließend jedoch auch wieder die Rückkehr zur harten Beziehungsrealität statt.

Die Beziehungsrealität schizo-affektiven Verhaltens

In Familien mit einem Mitglied, das schizo-affektives Verhalten zeigt, finden wir oft gleichzeitig nebeneinander harte und weiche Wirklichkeitskonstruktionen. Diese unterschiedlichen Wirklichkeitskonstruktionen können über längere Zeit fest auf verschiedene Mitglieder verteilt sein oder sie können rotieren, so daß, gelegentlich während einer einzigen familientherapeutischen Sitzung Familienmitglieder zu Beginn der Sitzung beispielsweise eher eine harte Wirklichkeit konstruieren und am Ende eher eine weiche Beziehungsrealität.

Obwohl man zunächst den Eindruck erhält, daß das praktizierte logische Muster ein „Entweder-Oder-Muster" ist, wird bei genauerer und längerer Betrachtung und bei Einbeziehung der oben beschriebenen Rotation deutlich, daß die Familienmitglieder zumindest vorübergehend flexiblere logische Konstruktionen erfahren haben und mit diesen experimentieren. Insofern erscheint das starre „Entweder-Oder-Muster" auch aufgeweicht, und es zeichnet sich ein „Sowohl-Als-Auch-Muster" ab, wenn dies auch (noch) nicht das vorherrschende Muster geworden ist. Insbesondere, wenn es um die Definition von Beziehungen und hier vor allem in affektiv bedeutsamen Bereichen geht, kommt das „Entweder-Oder-Muster" sehr deutlich zur Geltung, und es ergeben sich sehr heftige Kontrollkämpfe, insbesondere um das symptomatische Verhalten des Indexpatienten, die Bewertung seines Verhaltens und um die Definition von Wirklichkeit überhaupt bzw. um die Definition von Beziehung.[17] Häufig wird versucht, die sich eskalierenden Kontrollkämpfe durch Kopplung an andere Systeme wie beispielsweise psychiatrische Kliniken zu deeskalieren. Die Einführung eines medizinischen Krankheitsdenkens hilft dann zwar vorübergehend die Spannungen zu reduzieren, niemand hat mehr persönliche Schuld, aber dieser Vorteil wird mit dem Nachteil der Reduzierung persönlicher Verantwortung und Erhöhung von Passivität beim experimentieren mit Neuem bezahlt. Es läßt sich sagen, daß in schizo-affektiven Familien Bedeutungen

[17] So erklärt etwa ein Vater seinem Sohn, als dieser ihn daran erinnerte, er habe einmal gesagt, es wäre besser gewesen, wenn der Sohn damals abgetrieben worden sei: „Wenn du so etwas behauptest, bist du wirklich verrückt!"

festgemacht werden, ohne zu erstarren, daß Beziehungen relativ klar definiert werden, ohne statisch zu werden, daß eine „Sowohl-Als-Auch-Logik" zumindest am Horizont erscheint und daß dies alles aber auch mit der Gefahr verschiedenster Eskalationen verbunden ist.

Beziehungsrealitäten zwischen Therapeuten und Familien mit psychotischem Verhalten.

Beziehungsrealität wird nicht nur zwischen Familienmitgliedern beobachtbar, sondern auch zwischen Therapeuten und Familien, wenn diese miteinander in Interaktion treten (vgl. Simon et al. 1989). Diese Perspektive erscheint besonders relevant in bezug auf die therapeutischen Konsequenzen, die sich aus dem jeweiligen Erleben des Therapeuten, seinen Handlungsimpulsen und den Einladungen zur Übernahme bestimmter Funktionen ergeben, Konsequenzen im Hinblick auf die Mitgestaltung einer neuen oder die Bestätigung der alten Beziehungsrealität.
Im Kontakt mit einer Familie mit einem **schizophrenen** Mitglied erlebt sich der Therapeut häufig konfusioniert (vgl. Pao 1979 und Schaffer et al. 1962), es ergibt sich nur schwer ein Konsens über die Definition einer therapeutischen Beziehung[18] und der Therapeut ist

[18] Ein Beispiel aus einer Therapie soll die Konfusion über die Definition einer therapeutischen Beziehung verdeutlichen. Im Erstinterview mit einer Familie, in der der Sohn als schizophren diagnostiziert worden war, beantwortet der Indexpatient die Frage des Therapeuten nach dem Anlass für ein familientherapeutisches Erstinterview folgendermaßen: „ Es wurde schon lange einmal Zeit, daß wir etwas mit der ganzen Familie machen und nicht immer nur dieses griechische Wort." Der Therapeut (A.R.) nimmt an, daß er mit dem „griechischen Wort" das Wort „Schizophrenie" meint und fragt: „Welches griechische Wort?" Der Indexpatient antwortet: „Na, Morbus Bleuler." Wenn wir einmal vom Inhalt absehen und uns nicht um die griechische, lateinische oder deutsche Herkunft eines Wortes kümmern, hat jedes der implizit oder explizit benutzen Worte einen Kontext, der sich auf die Beziehung zwischen Patient und Therapeut bezieht und in seiner Abfolge die Vermeidung der Definition einer therapeutischen Beziehung zur Folge hat:
Die angedeutete Selbstbeschreibung „ich bin schizophren", hätte für die Beziehung zwischen Therapeut und Patient bedeuten können: „wir befinden uns hier in einer therapeutischen Beziehung und ich bin der Patient." Durch die Beschreibung: „Morbus Bleuler", konfusioniert der Patient die therapeutische Beziehung insofern, da es sich beim Terminus „Morbus Bleuler" um einen Fachterminus von ärztlichen Kollegen handelt, eine Art Geheimsprache, die der Patient als langjähriger Psychiatriepatient natürlich inzwischen auch perfekt beherrscht. Diese Geheimsprache wird zwischen Ärzten am Krankenbett eines Kranken mit der Diagnose „Schizophrenie" benutzt, wenn die Ärzte beabsichtigt, den „Kranken" über seine Diagnose im Unklaren zu lassen. Der Indexpatient in unserem Beispiel definiert sich also damit nicht mehr als Patient, sondern als ärztlicher Kollege, der in der Geheimsprache der Ärzte über einen Patienten (wen?) spricht.

versucht, die Familie oder den Idexpatienten negativ zu konnotieren (z.B. „Eine gute Antwort, aber nicht auf meine Frage"). Häufig versucht der Therapeut Ordnung, Struktur und Klarheit herzustellen, oft mit Hilfe des Versuches einer Diachronisierung der Zeitorganisation (z.B. „Erzählen Sie einmal ganz genau und eins nach dem anderen."), meist jedoch vergeblich, oft steigert dieser Kontrollkampf um die Realität noch weiter die Konfusion.

Im Kontakt mit einer Familie mit einem **manisch-depressiven** Mitglied erlebt der Therapeut häufig einen diachronen Wechsel von entweder einer Eingebundenheit in ein „hypomanisches" unverbindliches und wohlgestimmtes Geplauder oder einer Eingebundenheit in ein „subdepressives" Klagen unabänderlichen Belastetseins. In beiden Fällen fühlt er sich nicht in einer wirkungsvollen Beziehung zur Familie. Weil er sich gelangweilt, erschöpft und häufig therapeutisch wirkungslos fühlt, neigt er ebenfalls zu negativer Konnotation der Familie. Er fühlt den Impuls entweder die Familie zu aktivieren oder zu bremsen, je nach dem Angebot der Familie („Könnten Sie sich Aktivitäten vorstellen, die Ihnen Freude und Abwechslung bieten" oder „lassen Sie uns einmal vernünftig darüber reden").

Im Kontakt mit einer Familie mit einem **schizo-affektiven** Mitglied erlebt sich der Therapeut im Gegensatz zum Erleben mit den beiden anderen Familientypen häufig neugierig und angeregt. Ein Konsens über die therapeutische Beziehung scheint sich schnell herzustellen. Die Familie erscheint dem Therapeuten motiviert und er neigt daher eher zu positiver Konotation („eine spannende Familie"). Wenn jedoch die Konfliktspannung in der Familie steigt, erhält er Einladungen zu vermitteln, „Schlimmeres zu verhindern" oder auch die Einladung, für eine der im Konflikt liegenden Positionen Partei zu ergreifen.

Ergebnisse einer Katamnesestudie affektiver Psychosen

Das vorgestellte Modell psychotischer Systeme ist unser Konstrukt zur Beschreibung dieser Familien aber auch die Grundlage unserer Handlungen (Weber und Retzer 1991) in der therapeutischen Interaktion mit diesen Familien. Nachdem wir einige Jahre Erfahrungen mit der Familientherapie psychotischen Verhaltens gesammelt hatten und unser Modell in der therapeutischen Arbeit ständig

erweitert und modifiziert hatten, führten wir eine systematische Nachuntersuchung der von uns behandelten Familien durch. Diese Nachuntersuchung war einerseits getragen von der Neugier über die weitere Entwicklung der von uns behandelten Familien aber andererseits auch von der Frage, inwieweit unser Modell brauchbar, viabel (v. Glasersfeld 1980), für die Behandlung psychotischen Verhaltens ist.
Über die wichtigsten Ergebnisse dieser Nachuntersuchung soll nun berichtet werden.

Die Entwicklung der Rückfälle nach systemischer Familientherapie

Dreißig der von uns behandelten Familien wurden nach einer minimalen Katamnesezeit von einem Jahr nachuntersucht. Tabelle 1 zeigt eine Übersicht der untersuchten Stichprobe:

Diagnostische Struktur der Katamnesestichprobe

Diagnose (DSM-III-R)	Anzahl (ABS.)	Geschlecht (ABS.)		Alter bei Symptombeginn	Alter bei Erstinterview	Stationäre Behandlung (Anzahl)
		M	W			
Bipolar psychotisch (296.0)	20	10	10	23,00 (Jahre)	30,55 (Jahre)	4,75
Bipolar manisch (296.4)	11	6	5	20,27 (Jahre)	28,55 (Jahre)	5,00
Bipolar depressiv (296.5)	9	4	5	26,33 (Jahre)	32,89 (Jahre)	4,44
Schizoaffektiv (295.7)	10	5	5	19,30 (Jahre)	21,00 (Jahre)	2,40

Tab. 1

Wir gehen davon aus, daß die stationäre Wiederaufnahme ein guter Maßstab sowohl für die individuelle Psychopathologie des Indexpatienten als auch den Prozesszustand des Familiensystems ist. Epidemiologische Studien (Angst et al. 1980) unterstützen diese Annahme. Angst und Kollegen untersuchten in einer großen Längsschnittuntersuchung über den Verlauf affektiver Psychosen 245 Patienten. Von den dabei insgesamt diagnostizierten 1338 „Krankheitsphasen" wurden 3% nicht, 10% ambulant und 87% stationär behandelt. Diese Ergebnisse zeigen, daß die stationäre Aufnahme eine gute Schätzung des tatsächlichen „psychotischen" Verhaltens erlaubt.
Da es jedoch wenig Sinn macht, lediglich die Anzahl der für jeden Fall ermittelten stationären Aufnahmen zusammenzutragen, gilt es auch die Relation zur Beobachtungszeit zu berücksichtigen.
Wir tun dies, indem wir unsere Veränderungsvariable **Rückfall-Rate** nennen und sie als Quotient aus der Anzahl der stationären Aufnahmen des Indexpatienten und dem jeweiligen Beobachtungszeitraum berechnen:

$$\text{RÜCKFALL-RATE} = \frac{\text{Anzahl der station. Aufnahmen}}{\text{Beobachtungszeitraum (Jahre)}}$$

Für die Rückfall-Raten vor dem Familienerstinterview ergeben sich dadurch Beobachtungszeiträume von Symptombeginn bis zum Datum des Erstinterviews. Für die Rückfall-Raten nach der Familientherapie ist der Beobachtungszeitraum gleich dem Katamnesezeitraum (Zeitspanne vom letzten Familiengespräch bis zum Katamneseinterview).
Die Tabelle 2 gibt einen Überblick über die Rückfall-Raten in der Untersuchungsstichprobe (N=30) für die Zeit vor der Familientherapie (Symptomdauer bis zum Erstinterview) und die Zeit nach Familientherapie (Zeitraum vom letzten Familiengespräch bis zum Katamneseinterview = Katamnesezeitraum).
Die Tabelle zeigt, daß lediglich einer der dreißig Fälle während der gesamten Symptomdauer vor der Familientherapie (12 Jahre) ohne stationäre Behandlung blieb. Im Zeitraum nach der Familientherapie gibt es insgesamt 14 Fälle (47%), die keiner stationären Behandlung bedurften (Rückfall-Rate = 0,000) und für die in Klammern der entsprechende Katamnesezeitraum angegeben ist.

Fall NR	Rate vor	Rate nach	Differenz der Raten	Rangreihe
1	1,000	1,000	0,000	6,5
2	1,333	0,400	0,933	16
3	2,000	0,000 (1)	2,000	26
4	6,000	0,000 (5)	6,000	30
5	0,375	0,400	-0,025	5
6	0,250	0,500	-0,250	4
7	3,000	0,200	2,800	28
8	1,000	0,000 (3)	1,000	17
9	0,381	1,500	-1,119	1
10	1,000	0,000 (1)	1,000	18
11	0,600	0,500	0,100	8
12	1,500	1,500	0,000	6,5
13	1,000	0,333	0,666	15
14	1,500	0,000 (2)	1,500	21
15	0,000 (12)	0,333	-0,333	3
16	2,000	0,200	1,800	22
17	0,444	0,333	0,111	9
18	2,500	0,000 (4)	2,500	27
19	6,000	0,000 (3)	6,000	29
20	2,000	0,000 (5)	2,000	23
21	2,000	0,000 (4)	2,000	24,5
22	2,000	0,000 (4)	2,000	24,5
23	0,750	0,250	0,500	12
24	0,500	0,000 (1)	0,500	13
25	0,417	0,000 (2)	0,417	11
26	2,000	0,600	1,400	20
27	2,000	1,000	1,000	19
28	0,500	0,000 (3)	0,500	14
29	0,462	1,000	-0,538	2
30	0,333	0,000 (1)	0,333	10

Tab. 2

Die Zahlen in Klammern geben bei einer Rückfallrate von 0,000 den entsprechenden Anamnese/Katamnesezeitraum (in Jahren) an.
Rangreihe 1 - 10: Subgruppe mit den schlechtesten Ergebnissen.
Rangreihe 21 - 30: Subgruppen mit den besten Ergebnissen.

Die dritte Spalte stellt die Rückfall-Raten-Differenzen zwischen den beiden Rückfall-Raten vor und nach Familientherapie dar und gibt damit ein Maß für die individuelle auf den Fall bezogene Entwicklung der Rückfall-Raten in der Zeit an.
Eine positive Rückfall-Raten-Differenz stellt dabei eine Abnahme der Rückfall-Raten dar, eine negative Differenz eine Zunahme und eine Rückfall-Raten-Differenz von 0,000 eine gleichbleibend konstante Rückfall-Rate. Damit zeigen sich 23 Fälle (76,67%) als gebessert, 2 Fälle (6,60%) als unverändert und 5 Fälle (16,67%) als nach Familientherapie verschlechtert.
In der letzten Spalte schließlich werden die Fälle der Gesamtstichprobe entsprechend der Rückfall-Raten-Differenzen in eine Rangreihe gebracht, die es ermöglicht, für Untersuchungen des Therapieprozesses Teilgruppen an Hand der Veränderungsvariable Rückfall-Raten-Entwicklung zu bilden.
Tabelle 3 und Abbildung 1 zeigen bei unterschiedlichen Ausgangs-Rückfall-Raten in der Gesamtstichprobe und den beiden diagnostischen Subgruppen eine deutliche Reduktion der Rückfall-Raten, die für alle drei gebildeten Gruppen signifikant bis hochsignifikant ist.
Die Gruppe der schizo-affektiven Psychosen zeigt das größte Ausmaß an Rückfall-Raten-Reduktion (fast 90%). Die Gruppe der manisch-depressiven Psychosen fast 70% Rückfall-Raten-Reduktion.

Übersicht über die Rückfall-Raten-Mittelwerte, vor und nach Familientherapie, deren prozentuale Reduktion nach Familientherapie in der Gesamtstichprobe (N), der Subgruppen der manisch-depressiven Psychosen (MDP) und der schizoaffektiven Psychosen (SAP):

	Vor	Nach	%-Reduktion	Signifikanz der Mittelwertunterschiede [1]
N	1,4948	0,3350	77,59	p< 0,0005 SIG: ...
MDP	1,2456	0,4008	67,82	p< 0,025 SIG: .
SAP	1,9933	0,2033	89,81	p< 0,005 SIG: . .

[1] t - Test zur Prüfung des Mittelwertunterschiedes zweier abhängiger Stichproben.

Tab. 3

Die folgende Abbildung zeigt diese Verhältnisse noch einmal grafisch:

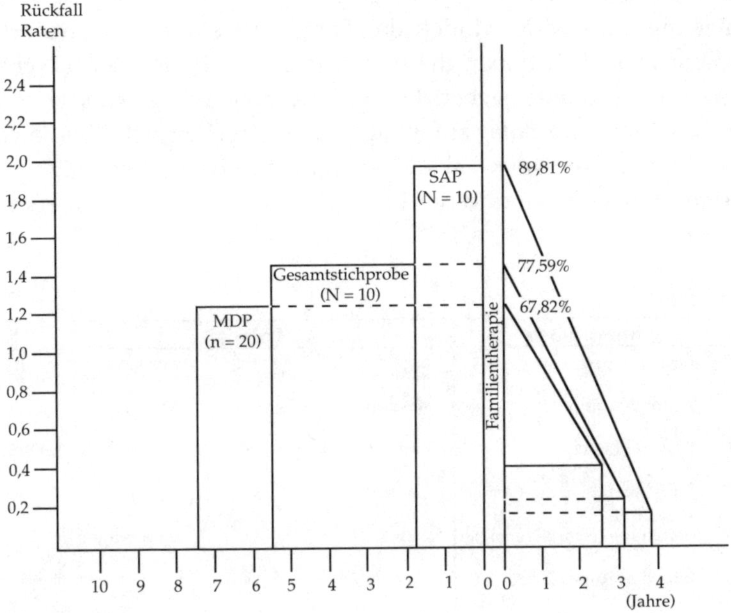

Abb. 1

Zusammenfassend läßt sich sagen: In einem Beobachtungszeitraum von durchschnittlich etwa drei Jahren nach Abschluß der Familientherapien und einer durchschnittlichen Anzahl von **6,6** Familiengesprächen, beobachteten wir eine Reduktion der stationären Rückfall-Raten um **67,82%** bei den „manisch-depressiv" und um **89,81%** bei den „schizoaffektiv" diagnostizierten Patienten.[19]

[19] Für weitere Informationen, beispielsweise zur Psychopharmakaverordnung vor und nach der systemischen Familientherapie weisen wir auf die erste Veröffentlichung unserer Studie hin (Retzer et al. 1989). Hier sei nur soviel gesagt, da es darüber gelegentlich Mißverständnisse zu geben scheint (vgl. Wynne 1991), daß die Ergebnisse den Schluß nahelegen, daß die im Katamnesezeitraum beobachteten Veränderungen nicht durch Psychopharmakawirkungen zu erklären sind.

Veränderungen in den Familiensystemen und deren Wirklichkeitskonstruktionen, die im Zusammenhang mit Rückfällen stehen

Um Veränderungen in den behandelten Familiensystemen und deren Wirklichkeitskonstruktionen zu untersuchen, wurde unser handlungsanleitendes Modell über Familien in ein „Messinstrument" transformiert. Wir haben die uns zentrale erscheinenden Beschreibungsdimensionen in sieben Ratingdimensionen umgewandelt.[20] Alle Dimensionen sind polar aufgebaut und erstrecken sich über jeweils eine zehnstufige Skala. Tabelle 4 zeigt eine Zusammenstellung der Rating-Dimensionen und der Pole zwischen denen sie sich erstrekken.

Dimensionen		Polarität		
I.	Beziehungsrealität	hart	vs.	weich
II.	Zeitorganisation	synchron	vs.	diachron
III.	System - Logik	Entweder - Oder	vs.	Sowohl - Als - Auch
IV.	Individuation in der Familie	gering	vs.	ausgeprägt
V.	Beziehungskontrollversuche	gering	vs.	ausgeprägt
VI.	Interviewatmosphäre	lähmend / öde	vs.	hypomanisch / läppisch
VII.	Krankheitskonzept	Opfer	vs.	Täter

Tab.4

Dieses Rating wurde zu zwei Zeitpunkte der Begegnung mit jeder untersuchten Familie durchgeführt: Für das Erstinterview und für das Katamneseinterview.

Um aus den Ergebnissen der Nachuntersuchung Folgerungen für die therapeutische Praxis ableiten zu können, läßt sich fragen, welche der in unserem Ratingsystem zwischen Erst- und Katamneseinterview erfaßten Veränderungen familiärer Prozesse als therapeutisch relevant anzusehen sind. Als Kriterium der therapeutischen Relevanz wählten wir die Veränderung der schon beschriebenen Rückfall-Rate.

[20] Für die inhaltliche Beschreibung der einzelnen Ratingdimensionen vgl. Retzer et al. 1989, S. 223 ff.

Mit Hilfe der Rangreihe, orientiert an den Rückfall-Raten-Differenzen vor und nach Familientherapie (vgl. Tabelle 2), lassen sich zwei Subgruppen zu je zehn Fällen zusammenstellen. Die erste Gruppe umfaßt die zehn besten Rangplätze (mit den größten Rückfall-Raten-Differenzen), die zweite die zehn schlechtesten Rangplätze (mit den geringsten, keinen oder negativen Rückfall-Raten-Differenzen).
Die Untersuchung dieser beiden Subgruppen zeigt, daß es keine signifikanten Unterschiede bezüglich des Geschlechts, der Diagnose, des Alters der Indexpatienten und der behandelnden Therapeuten der Familien gibt. Ebenso unterscheidet der formale Charakter der Familientherapie, d.h. die Anzahl der Gespräche und die Gesamtzeitdauer der Familientherapie nicht signifikant zwischen beiden Subgruppen.
Die Möglichkeit, die Relevanz therapeutischer Interventionen abzuschätzen, ergibt sich aus Berechnungen der Rating-Unterschiede zwischen Erst- und Katamneseinterview. Dabei stellt sich die Frage: Sind solche Unterschiede, falls sie sich beschreiben lassen, Unterschiede, die einen Unterschied in Bezug auf gute bzw. schlechte Katamneseergebnisse machen?
Die folgende Tabelle gibt einen Überblick über die Ergebnisse:

Durchschnittliche Skalenwerte (1-10) der Ratingdimensionen (I-VII) in der Subgruppe (N=10) der zehn besten (+) und der zehn schlechtesten (-) Rückfall-Raten-Differenzen zum Zeitpunkt des Erstinterviews (EIV) und des Katamneseinterviews (KIV).

	-					+				
	EIV	RANGE	KIV	RANGE	SIG	EIV	RANGE	KIV	RANGE	SIG
I	2,40	1-4	3,50	2-7	-	3,70	1-8	4,30	3-7	-
II	7,40	3-9	6,50	3-9	-	5,50	2-10	5,20	3-8	-
III	2,30	1-5	4,10	2-8	..	2,50	1-5	6,00	2-9	..
IV	2,60	2-4	4,40	1-9	..	2,70	1-5	6,20	3-9	..
V	6,90	2-10	6,50	3-9	-	6,30	2-9	4,90	2-8	-
VI	4,20	1-7	4,40	1-7	-	3,60	1-5	4,90	2-7	..
VII	3,50	2-9	3,90	1-6	-	2,50	1-4	5,40	3-8	...

Signifikaniz (SIG) nach WILCOXON-Test für abhängige Stichproben:
- : nicht signifikant
. : signifikant mit p< 0,05
.. : signifikant mit p< 0,01
... : signifikant mit p< 0,001

Tab. 5

Die Ergebnisse zeigen, daß bei Berücksichtigung der Zeit einige Unterschiede zwischen Erst- und Katamneseinterview beschreibbar sind.
Gemeinsam erscheinen beiden Subgruppen Prozesse, die sich innerhalb der Beschreibungsdimensionen III (Systemlogik) und IV (Individuation) finden und sich als Entwicklungen weg von einer binären zweiwertigen „Entweder-Oder-Logik" hin in Richtung zu einer „Sowohl-Als-Auch-Logik" verstehen lassen. Gleichzeitig läßt sich eine Entwicklung zu einer ausgeprägteren Individuation in den Familien beschreiben.
Aber diese beiden Entwicklungsprozesse werden gleichermaßen für beide Subgruppen beschrieben, d.h. sie machen keinen Unterschied in Bezug auf die Rückfall-Raten-Entwicklung.
Dagegen zeigen sich auch Entwicklungsprozesse, die sich nur bei der Gruppe der Familien mit deutlich reduzierter Rückfall-Raten-Entwicklung finden lassen.
Hier finden sich **hochsignifikante Unterschiede** (d.h. ausgeprägte Veränderungsprozesse) in Bezug auf das **familiäre Krankheitskonzept** zwischen Erst- und Katamneseinterview. Dieser Entwicklungsprozess läßt sich als Verflüssigung eines verdinglichten Krankheitskonzeptes beschreiben. Damit geht einher, daß der identifizierte Patient nicht mehr in gleichem Maße als „Opfer" (von sich selbst wie auch den anderen Familienmitgliedern) gesehen wir. Ihm wird nun mehr Verantwortung für sein Verhalten zugeschrieben, er wird (von sich selbst wie auch den anderen) mehr als „Täter" betrachtet. Hier wird auch die Interviewatmosphäre deutlich lebendiger beschrieben.
Um dies zusammenzufassen: die Entwicklung zu einer größeren familiären Individuation und zur Anwendung einer mehrwertigen Logik geht **nicht** mit einer bedeutsamen Reduktion der Rückfall-Raten einher, **wenn in der Familie ein Familienmitglied ausschließlich als Opfer einer Krankheit gesehen wird.** Hingegen verbindet sich die Entwicklung zu größerer familiären Individuation und zur Anwendung einer mehrwertigen Logik **dann mit einer deutlichen Reduktion der Rückfall-Raten**, wenn die Mitglieder einer Familie (also auch und gerade der identifizierte Patient) sich **sowohl als Täter als auch als Opfer** dessen sehen, was mit ihnen und den anderen geschieht.

Hier zeigt sich somit die Verflüssigung des zuvor durch wiederholte Bestätigung etablierten Krankheitskonzeptes in einem direkten Zusammenhang mit der weiteren Rückfall-Raten-Entwicklung.

Voraussetzungen familiärer Koevolution in psychotischen Systemen.

Welche Bedingungen erscheinen nun auf dem Hintergrund klinischer Erfahrung, des dargestellten theoretischen Modells und der Ergebnisse der Katamnesestudie geeignet, die individuelle und familiäre Koevolution in Familien mit einem psychotischen Mitglied zu unterstützen?

Die Möglichkeit innerhalb der familiären Überlebenseinheit auf Dissens zu stoßen, eröffnet Anregungungen zur Koevolution individueller und familiärer Strukturen. Dieses wechselseitige Anstoßen von Familienmitgliedern aneinander erscheint jedoch nur dann koevolutionäre Möglichkeiten zu eröffnen, wenn es nicht zu „weich" (wie im Falle schizophrenen Verhaltens) und nicht zu „hart" (wie im Falle manisch-depressiven Verhaltens) ausfällt. Fällt es zu weich aus, erfordert es keine verändernde Anpassungsleistung des Anstoßenden, fällt es zu hart aus, erfordert es keine verändernde Anpassungsleistung des Anstoßerregenden. Somit erscheint der konfliktträchtige Dissens eine Bedingung familiärer Koevolution zu sein.[21]

Eine weitere Vorausetzung für familiäre und individuelle Koevolution auch und gerade in Familien mit einem psychotischen Familienmitglied betrifft das Verhältnis von Autonomie und Abhängigkeit. Ein Mensch, der maximal autonom erscheint und sich von daher nicht durch den Dissens mit seiner Überlebenseinheit deformieren läßt und seinerseits diese deformiert, ist darauf angewiesen, daß sich seine Umwelt nicht verändert, will er seine in dieser Weise autonome Identität bewahren. Dadurch bringt ihn jedoch seine maximalisierte Autonomie in maximalisierte Abhängigkeit von dieser Überlebenseinheit. Sie muß so bleiben wie sie ist, damit er so bleiben kann wie er ist.

Somit erscheint das ambivalente Individuum, besonders in Hinblick auf die grundlegende Ambivalenz von Autonomie und Abhängig-

[21] Vgl. dazu Retzer (1991)

keit, als eine weitere Bedingung familiärer Koevolution. Langfristig erscheint die Optimierung beider Seiten dieser Ambivalenz zur Koevolution beizutragen. Es ergibt sich die paradoxe Situation, daß Autonomie zur Abhängigkeit und Abhängigkeit zur Autonomie führen kann.

Bei Mitgliedern blockierter psychotischer Systeme kann die Wiedereinführung dieser Ambivalenz zu einem Anstoßen weiterer Koevolution führen. Die Ergebnisse unserer Katamnesestudie zeigen, daß die Wiedereinführung der Ambivalenz von Autonomie und Abhängigkeit, die Erweichung des Krankheitskonzeptes und damit die Hervorbringung einer Opfer/Täter-Ambivalenz zu einer weiteren Entwicklung dieser Familien beitragen konnte und sich gleichzeitig die individuelle „Psychopathologie" reduzierte, beobachtbar etwa an der drastischen Verringerung stationär-psychiatrischer Behandlungen.

Auch als psychotisch diagnostizierte Familienmitglieder erscheinen im Kontext ihrer familiären Überlebenseinheit nie völlig autonom und nie völlig abhängig. Sie scheinen gerade in dieser Ambivalenz ihre mit den anderen Familienmitgliedern gemeinsame Chance zur Koevolution zu haben.

„Autonomie ist also auf Abhängigkeit von der Umgebung gegründet, und der Begriff der Autonomie steht zu dem der Abhängigkeit in einem komplementären, wenn auch zugleich antagonistischen Verhältnis. Andererseits muß ein offenes autonomes System gleichzeitig geschlossen sein, um seine Individualität und seine Originalität zu bewahren...In der Welt der einfachen Dinge gilt, daß eine Tür entweder offen oder geschlossen ist, in der Welt der Komplexität muß ein autonomes System offen und geschlossen zugleich sein" (Morin 1987, S.101).

„Endogene Psychosen": Einheitlicher Prozess oder getrennte Strukturen?

Wir haben in dieser Arbeit die Begrifflichkeit und Terminologie der Psychiatrie benutzt, auch wenn wir diese Begrifflichkeit auf teilweise erweiterte Phänomenbereiche, wie das Interaktionsverhalten angewendet haben. Die Benutzung unterschiedlicher Begriffe für unterschiedliche Beobachtungen kann implizieren, daß sich diese differenten Begriffe auch auf differente Entitäten beziehen. Im Falle der

Verwendung diagnostischer Begriffe für die verschiedenen Diagnosen endogener Psychosen könnte dies implizieren, daß von den verschiedenen Psychosen als verschiedener struktureller Entitäten ausgegangen wird.
Dies ist nicht der Fall. Auch wenn der Begriff der Einheitspsychose eine eigene Geschichte innerhalb der psychiatrischen Begriffsgeschichte hat, möchten wir diesen Begriff auf unsere Überlegungen anwenden. Wir gehen bei psychotischem Verhalten von einem einheitlichen Prozess aus, der in unterschiedliche Richtungen verlaufen kann. Gemeinsam scheint dem gesamten psychotischen Prozess zu sein, daß die Verhaltensweisen des psychotischen Familienmitgliedes nicht sozial konsensfähig sind. Wie dieser soziale Konsens jedoch verlassen wird, unterscheidet sich von Fall zu Fall und von Diagnose zu Diagnose. Die unterschiedlichen Wege aus dem sozialen Konsens beziehen sich vor allem auf die unterschiedliche Art und Weise, wie mit Ambivalenz und Konflikt umgegangen wird. Wobei sich unserer Ansicht nach dieser unterschiedliche Umgang eng verknüpft mit der Art und Weise wie Zeit organisiert wird. Aber all dies sind keine Eigenschaften von Individuen oder Familien, sondern Prozesse in der Zeit, die sich „mit der Zeit" verändern können. So läßt sich etwa beobachten, wie im Laufe manchmal nur einer Familiensitzung beispielsweise aus einer Familie mit schizophrenen Mustern eine solche mit schizo-affektiven Mustern wird.
Man kann noch weitergehen. Klinische Erfahrung und die Ergebnisse unserer Katamnesestudie zeigen einen Weg aus den psychotischen Prozessen. Dieser Weg scheint über die schizo-affektiven Muster zu führen. Die Interventionen des Therapeuten sollten daher neben der Aufweichung des Krankheitskonzeptes darauf gerichtet sein, die Extrempositionen einer „zu harten" oder „zu weichen" Wirklichkeitskonstruktion in den Familien zu stören und einen dritten Weg zwischen einem in den Familien immer gültigen „Entweder-Oder-" und einem immer gültigen „Sowohl-Als-Auch"- Muster zu eröffnen.

Angst, J. (1980): Verlauf schizo-affektiver Psychosen. In: Schimmelpfenning, G. W. (Hrsg.) (1980): Psychiatrische Verlaufsforschung. Bern, Stuttgart, Wien (Huber).

Angst, J., W. Felder, B. Lohmeyer (1979): Schizoaffective disorders. Results of a genetic investigation. J. Affective Disord. 1: 139-153.

Bateson, G. (1968): Redundanz und Codierung. In: Bateson, G. (1972): Ökologie des Geistes. Frankfurt/M. (Suhrkamp) 1981.

Bateson, G. (1979): Form, Substanz und Differenz. In: Bateson, G. (1972): Ökologie des Geistes. Frankfurt/M. (Suhrkamp) 1981.

Bateson, G. (1979): Geist und Natur. Eine notwendige Einheit. Frankfurt/M. (Suhrkamp) 1982.

Beckett, S. (1951): Molloy. Frankfurt/M. (Suhrkamp) 1975.

Bleuler, E. (1911a): Dementia praecox oder Gruppe der Schizophrenien. Tübingen (Edition diskord) 1988.

Bleuler, E. (1911b): Vortrag über Ambivalenz. Zentralblatt für Psychoanalyse 1.

Borges, J. L. (1981): Das unerbittliche Gedächtnis. In: Borges, J. L. (1981): Erzählungen I. München (Hanser).

Borges, J. L., O. Ferrari (1985): Lesen ist denken mit fremdem Gehirn. Gespräche über Bücher & Borges. Zürich (Arche) 1990.

Brown, G. W. (1969): Length of hospital stay and schizophrenia: a review of statistical studies. Acta psychiat. neurol. scand. 35: 414.

Bruner, E. M. (1986a): Experience and its expressions. In: Turner, V. W., E. M. Bruner (Hrsg.) (1986): The anthropology of experience. Urbana, Chicago (University of Illinois Press).

Bruner, E. M. (1986b): Ethnography as narrative. In: Turner, V. W., E. M. Bruner (Hrsg.) (1986): The anthropology of experience. Urbana, Chicago (University of Illinois Press).

Chatman, S. (1978): Story and discours. Ithaca (Cornell University Press).

Cohen, S. M., M. G. Allen, W. Pollin, Z. Hrubec (1972): Relationship of schizo-affective psychosis to manic depressiv psychosis and schizophrenia. Arch Gen Psychiatry 26: 539-546

Davies, K. (1989): Studys throws doubt on site of 'manic depression gene'. New Scientist 1691:20.

Dingman, C., T. McGlashan (1986): Discriminating characteristics of suicid. Acta Psychiatr Scand 71: 91-97.

Egeland, J. A., D. C. Gerhard, D. L. Pauls, J. N. Sussex, K. K. Kidd, C. R. Allen, A. M. Hostetter, D. E. Houseman (1987): Bipolar affective disorders linked to DNA markers on chromosome 11. Nature 325: 783-787.

Elias, N. (1984): Über die Zeit. Frankfurt/M. (Suhrkamp) 1987.

Epstein, D. (1983): Das Erleben der Zeit in der Musik. Struktur und Prozeß. In: Meier, H. (Hrsg.): Die Zeit. München (Piper) 1989.

Feldmann, H. (1955): Das Wesen des Rhythmus im Experiment an Gehörlosen und Normalsinnigen. Archiv für Psychiatrie und Zeitschrift für Neurologie 194: 36-61.

Fisch, H.-U. (1990): Die Wirkung von Neuroleptika auf das Erleben der Zeit. In: Ciompi, L. und Dauwalder, H.-P. (Hrsg.) (1990): Zeit und Psychiatrie. Bern, Stuttgart, Toronto (Huber).

Foerster, H. v. (1948): Das Gedächtnis. Wien (Franz Deuticke).

Foerster, H. v. (1971): Zukunft der Wahrnehmung: Wahrnehmung der Zukunft. In: Foerster, H. v. (1985): Sicht und Einsicht. Braunschweig, Wiesbaden (Vieweg).

Geertz, C. (1986): Making experience,authoring selves. In: Turner, V. W., E. M. Bruner (Hrsg.) (1986): The anthropology of experience. Urbana, Chicago (University of Illinois Press).

Glasersfeld, E. v. (1980): Der Begriff der Anpassung und Viabilität in einer radikal konstruktivistischen Erkenntnistheorie. In: Glasersfeld, E. v. (1987): Wissen, Sprache und Wirklichkeit. Braunschweig, Wiesbaden (Vieweg).

Griesinger, W. (1845): Die Pathologie und Therapie der psychischen Krankheiten. Stuttgart (Krabbe).

Grüsser, O.-J. (1983): Zeit und Gehirn. In: Meier,H. (Hrsg.): Die Zeit. München, (Piper)

Halbwachs, M. (1950): Das kollektive Gedächtnis. Stuttgart 1967.

Harris, J. P., O. T. Phillipson (1981): Chlorpromazine reduce the perceptual ambiguity of a reversible visual figure. Neuropharmacology 20: 1337-1338.

Iser, W. (1978): The act of reading. Baltimore (John Hopkins University Press).

Jaspers, K. (1923): Allgemeine Psychopathologie. Berlin, Heidelberg (Springer) 1973.

Kelsoe, J. R., E. I. Ginns, J. A. Egeland, D. S. Gerhard, A. M. Goldstein, S. J. Bale, D. L. Pauls, R. T. Long, K. K. Kidd, G. Conte, D. E. Houseman, S. M. Paul (1989): Re-evaluation of the linkage relationship between chromosome 11p loci and the gene for bipolar affective disorder in the Old Order Amish. Nature 342: 238-243.

Kreitman, N. (1988): Die Epidemologie des Suizids und Parasuizids. In: Kisker, K. P., H. Lauter, J.-E. Meyer, C. Müller, E. Strömgren (Hrsg.) (1988): Psychiatrie der Gegenwart. Bd. 2. Krisenintervention, Suizid, Konsiliarpsychiatrie. Berlin,Heidelberg, New York (Springer).

Maricq, A.V.,M.C. Russell (1983): The differential effects of Haloperidol and Methamphetamine on time estimation in the rat. Psychopharmacology 79: 10-15.

Meck, W. H. (1986): Affinity for the Dopamine D2 receptor predicts neuroleptic potency in decreasing the speed of an internal clock. Pharmacol. Biochem. Behav. 25: 1185-1189.

Morin, E. (1980): La Methode 2: La vie de la vie. Paris (Edition du Seuil).

Morin, E. (1987): Komplexität als Herausforderung. Tumult, Zeitschrift für Verkehrswissenschaft 9/1987: 93-108.

Pao, P. N. (1979): Schizophrenic disorders. New York (International Universities Press).

Piaget, J. (1946): Die Bildung des Zeitbegriffs beim Kinde. Zürich (Rascher) 1955.

Piaget, J. (1950): Der Aufbau der Wirklichkeit beim Kinde. Stuttgart (Klett Cotta) 1975.

Pöppel, E. (1982): Lust und Schmerz. Grundlagen menschlichen Erlebens und Verhaltens. Berlin 1982.

Pöppel, E. (1987): Die Rekonstruktion der Zeit. In: Paflik, H. (Hrsg.) (1987): Das Phänomen Zeit in Kunst und Wissenschaft. Weinheim (VCH).

Retzer, A. (1989): Das Problem der Beliebigkeit in der Familientherapie. System Familie 2: 217-222.

Retzer, A. (1991): Familie und Individuation: Über die Verhältnisse von Dissens und Konsens, Autonomie und Abhängigkeit in direkter sozialer Interaktion. Dialektik 19 (im Druck).

Retzer, A., F. B. Simon, G. Weber, H. Stierlin, G. Schmidt (1989): Eine Katamnese manisch-depressiver und schizo-affektiver Psychosen nach systemischer Familientherapie. Familiendynamik 14: 214-235.

Roberson, M.(1989): False start on manic depression. Nature 342: 222.

Rohde, A., A. Marneros, A. Deister (1989): Suizidalität im Langzeitverlauf der schizoaffektiven Psychosen. In: Marneros, A. (Hrsg.) (1989): Schizoaffektive Psychosen. Verlauf, Therapie und Prophylaxe. Berlin, Heidelberg, New York (Springer).

Rohde, A., A. Marneros (1990): Suizidale Symptomatik im Langzeitverlauf schizoaffektiver Psychosen. Nervenarzt 61: 164-169.

Russell, B. (1912/13): On the motion of cause. In: Russell, B.: Mysticism and logic. London (Penguin Books) 1953.

Schaffer, L., L. C. Wynne, J. Day, I. M. Ryckoff, A. Halperin (1962): On the nature and sources of the psychiatrist's experience with the family of the schizophrenics. Psychiatry 25: 32-45.

Sherrington, R., J. Brynjölfsson, H. Peturrson, M. Potter, K. Dudleston, B. Barraclough, J. Wasmuth, M. Dobbs, H. Gurling (1988): Localization of a susceptibility locus for schizophrenia on chromosome 5. Nature 336: 164-167.

Simon, F. B. (1988): Unterschiede, die Unterschiede machen. Klinische Epistemologie: Grundlagen einer systemischen Psychiatrie und Psychosomatik. Berlin, Heidelberg, New York (Springer).

Simon, F. B. (1989): Das deterministische Chaos schizophrenen Denkens. Familiendynamik 14: 236-258.

Simon, F. B., G. Weber, H. Stierlin, A. Retzer, G. Schmidt, (1989): „Schizo-affektive" Muster: Eine systemische Beschreibung. Familiendynamik 14: 190-213.

Stierlin, H. (1981): Die „Beziehungsrealität Schizophrener". Psyche 35: 49-65.

Turner, F. (1986): Reflexivity as evolution in Thoreaus „Walden". In: Turner, V. W., E. M. Bruner (Hrsg.) (1986): The anthropology of experience. Urbana, Chicago (University of Illinois Press).

Turner, F., E. Pöppel (1983): The neural lyre. Poetic meter, the brain, and time. Poetry (Aug.1983): 277-309.

Turner, V. W. (1986): Dewey, Dilthey, and drama: An essay in the anthropology of experience. In: Turner, V. W., E. M. Bruner (Hrsg.) (1986): The anthropology of experience. Urbana, Chicago (University of Illinois Press).

Taylor, M., R.Abrams (1977): Catatonia. Arch. Gen. Psychiat. 34, 1223.

Weber, G., F. B. Simon, H. Stierlin, G. Schmidt (1987): Die Therapie der Familien mit manisch-depressivem Verhalten. Familiendynamik 12: 139-161.

Weber, G., A. Retzer (1991): Weber, G., A. Retzer: Praxis der systemischen Therapie psychotischen Verhaltens. In: Retzer, A. (Hrsg.) (1991): Die Behandlung psychotischen Verhaltens. Psychoedukative versus systemische Ansätze. Heidelberg (Carl-Auer-Verlag).

Welz, R., J. Klug, H. Häfner, E. -R. Rey (1979): Selbstmordversuche in Mannheim. Ein ökologischer Mehrebenenvergleich. In: Häfner, H. (Hrsg.) (1979): Psychiatrische Epidemologie. Berlin, Heidelberg, New York (Springer).

Wynne, L. C, I. M. Rykoff, J. Day, S. J. Hirsch (1958): Pseudo-Gemeinschaft in den Familienbeziehungen von Schizophrenen. In: Bateson et al.(1958): Schizophrenie und Familie. Frankfurt/M. (Suhrkamp) 1969.

Wynne, L. C., M. T. Singer (1965): Denkstörung und Familienbeziehung bei Schizophrenen. Psyche 19: 81-160.

Wynne, L. C. (1991): System-Konsultation bei Psychosen: Eine bio-psycho-soziale Integration systemischer und psychoedukativer Ansätze. In: Retzer, A. (Hrsg.) (1991): Die Behandlung psychotischen Verhaltens. Psychoedukative versus systemische Ansätze. Heidelberg (Carl-Auer-Verlag).

Zubin, J. (1989):Die Anpassung therapeutischer Interventionen an die wissenschaftlichen Modelle der Ätiologie. In: Böker, W., H. D. Brenner (Hrsg.) (1989): Schizophrenie als systemische Störung. Bern, Stuttgart, Toronto (Huber).

Zubin, J., Spring, B. (1977) Vulnerability - a new view of schizophrenia. Journal of Abnormal Psychology, 86, 103-126.

II. Praxis der Behandlung psychotischen Verhaltens

1. Konsultation eines Paares mit schizo-affektivem Verhalten

Luigi Boscolo

Im Rahmen des Forums „Die Behandlung psychotischen Verhaltens" wurde von Luigi Boscolo eine Live-Konsultation eines Paares durchgeführt.[1] Möglich wurde diese Konsultation durch die Zusammenarbeit mit Dr. A., Stationsarzt in einem Psychiatrischen Landeskrankenhaus, in dem der Ehemann etwa seit zehn Wochen von Dr. A. stationär behandelt wurde. Dr. A., der mehrere Familiengespräche mit dem Indexpatienten und seiner Frau geführt hatte, machte der Familie das Angebot einer Konsultation bei Luigi Boscolo. Die Familie nahm dieses Angebot an.

In einer Besprechung mit Luigi Boscolo, unmittelbar vor der Live-Konsultation, faßt Dr. A. die ihm wesentlich erscheinenden Fakten zur Vorgeschichte zusammen:

Der Indexpatient, der zum Zeitpunkt der Konsultation unter der Diagnose „schizo-affektive Psychose" in stationärer Behandlung ist, befindet sich zum ersten Mal in psychiatrischer Behandlung. Eingeladen sind zu der Konsultation auch die Eltern des Indexpatienten, die sich aber kurzfristig entschuldigen lassen, da die Mutter erkrankt sei und der Vater die Versorgung übernehmen müsse.

Der Indexpatient hatte noch einen jüngeren Bruder, der 1987 im Alter von 41 Jahren völlig unerwartet an einer Hirnblutung verstorben ist. Dieser Bruder war zwei Mal verheiratet. Aus der ersten Ehe stammt eine inzwischen 21 jährige Tochter. Der Indexpatient selbst ist ebenfalls zum zweiten Mal verheiratet. Während der ersten sechsjährigen Ehe wurde ein Sohn geboren, der jedoch am dritten Lebenstag verstarb. Nach der Scheidung wohnte der Indexpatient wieder bei seinen Eltern. Nach weiteren neun Jahren heiratete der Indexpatient dann zum zweiten Mal seine jetzige Ehefrau. Die Schwiegereltern des

[1] Anmerkung des Herausgebers: Namen und Daten, die eine Identifizierung der Familie möglich machen könnten, sind verändert.

Indexpatienten waren ebenfalls zu der Konsultation eingeladen worden, sagten ihre Teilnahme aber ebenfalls aus gesundheitlichen Gründen kurzfristig ab.

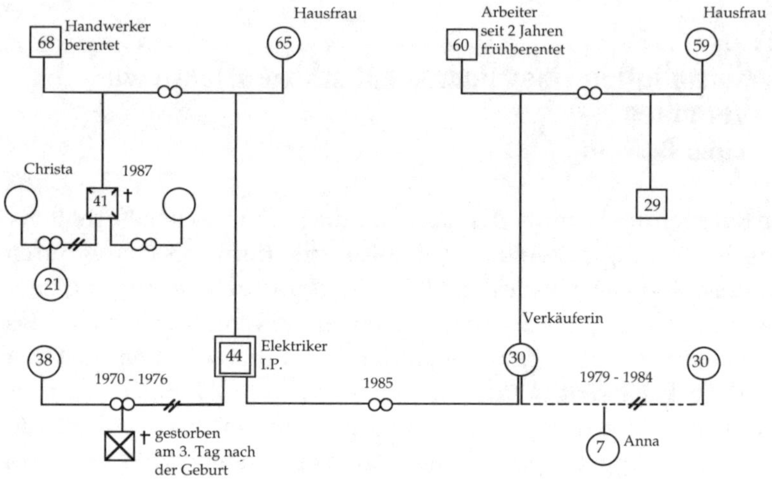

Der Indexpatient und seine Ehefrau haben keine gemeinsamen Kinder. Aus einer früheren Beziehung stammt eine uneheliche jetzt siebenjährige Tochter der Ehefrau, die mit dem Ehepaar zusammenlebt. Diese Tochter wurde hauptsächlich von der Großmutter mütterlicherseits aufgezogen. Die Ehefrau hat noch einen 29jährigen unverheirateten Bruder, der bereits vor neun Jahren aus dem Elternhaus ausgezogen ist.
Der Indexpatient und seine Frau sind nach ihrer Heirat in eine Wohnung im Hause der Eltern der Ehefrau gezogen, wo sie seither in sehr beengten Verhältnissen leben. Nach dem plötzlichen Tod des Bruders des Indexpatienten, der in seinem Elternhaus lebte, wurde dem Ehepaar das Angebot gemacht, in die frei gewordene ehemalige Wohnung des Bruders einzuziehen.

Aufgrund dieser Informationen formuliert Luigi Boscolo folgende allgemeine Eingangshypothese, die ihm als erste Leitlinie für die Konversation mit dem Paar dienen soll:
Es liegt eine Loyalitätsproblematik vor. Nach dem plötzlichen Tod des Bruders des Indexpatienten, der wohl ein sehr enges Verhältnis

zu seiner Herkunftsfamilie hatte, wurden die Loyalitätsbindungen der Eltern zum Indexpatienten verstärkt.
Vor dem Tod des Bruders schienen die Loyalitätsbindungen zum Indexpatienten gelockert zu sein, so daß dieser im Hause seiner Schwiegereltern leben konnte. Nach dem Tod des Bruders fand sich der Indexpatient dann in einer sehr schwierigen Situation wieder. Es stellte sich ihm die Frage: sollte er sich seinen Schwiegereltern oder seinen Eltern anschließen? Möglicherweise befindet sich der Indexpatient gerade in dem Moment, als er sich zum ersten Mal anschickt sein eigenes Leben zu leben, in dem Dilemma, daß zwei Herkunftsfamilien gleichzeitig an ihm zerren.
Wenn er in diesem Dilemma nicht nein sagen kann, dann zeigt er sich eher depressiv. Macht er einen Ausbruchversuch aus diesem Dilemma, dann zeigt er sich manisch. Beide Lösungsversuche führen aber nicht zu einer Lösung des Dilemmas.

Das Interview wird von Luigi Boscolo in englischer Sprache geführt. Helm Stierlin übersetzt die Fragen und Antworten, da das Paar nicht englisch spricht.
Luigi Boscolo: Mein Name ist Dr. Boscolo aus Mailand. Ihr behandelnder Arzt, Dr. A., hat mich gebeten, mit Ihnen ein Gespräch zu führen Vor diesem Gespräches hatte ich eine kurze Unterhaltung mit Dr. A und er gab mir eine Zusammenfassung von dem, was er über Sie weiß. Er erzählte mir, Sie sind jetzt in einer Klinik in B.
Mann: Ja.
Luigi Boscolo: Seit Juli?
Mann: Seit Anfang Juli.
Luigi Boscolo: Wie ist denn das Leben so in der Klinik?
Mann: Auf unserer Station ist es sehr schön.Und der Dr.A. sorgt immer für Spaß und Unterhaltung. Es ist schon abwechslungsreich. Ein sehr guter Arzt ist der Dr.A. Ich glaube, daß er mir hilft,daß ich bald gesund werde. Er gibt mir Vertrauen und unterhält sich mit mir alle drei bis vier Tage, daß ich wieder das Vertrauen zurückfinde wie ich es vormals hatte.
Luigi Boscolo: Haben Sie eine Idee, wie lange er brauchen wird, um Ihnen zu helfen Ihr Selbstvertrauen wiederzufinden?
Mann: Oh, das kann ich jetzt noch nicht sagen. Das dauert wahrscheinlich nicht mehr lange.
Luigi Boscolo: Wie lange?

Mann: Vielleicht noch drei bis vier Wochen, bis ich gesund werde.
Boscolo (zur Ehefrau): Denken Sie, daß er in drei bis vier Wochen sein Selbstvertrauen zurück bekommen hat?
Frau: Ich denke es dauert länger als drei bis vier Wochen.
Luigi Boscolo: Wie lange?
Frau: Ja, das kommt auf die Umstände an, wie sich das weiterentwikkelt.
Luigi Boscolo: Er ist ein bißchen optimistischer, Sie etwas weniger. Wie ist es mit seinen Eltern? Sind die eher optimistisch oder pessimistisch?
Frau: Also dazu kann ich überhaupt nichts sagen, da ich mit seinen Eltern keinen Kontakt mehr habe.
Luigi Boscolo: Haben Sie die Beziehung abgebrochen?
Frau: Ja also. Was heißt abgebrochen? Ich sehe es nicht ein, daß ich mich mit seinen Eltern noch unterhalte, nach all dem, was da vorgefallen ist.
Luigi Boscolo: Sind Ihre Eltern eher optimistisch oder eher pessmistisch?
Frau: Also meine Eltern verhalten sich neutral. Die sagen nicht, es dauert noch so oder so lange.
Luigi Boscolo (zum Ehemann): Können Sie beschreiben, weshalb Sie in die Klinik gingen? Was war los?
Mann: Man nennt das eine Psychose, was ich hatte.
Luigi Boscolo: Was ist eine Psychose?
Mann: Psychose ist, glaube ich, daß man eine Hochstimmung hat und dann wieder ein Tief, wie heute morgen.
Luigi Boscolo: Sind Sie hoch oder tief im Augenblick?
Mann: Zur Zeit bin ich etwas höher.
Luigi Boscolo: Können Sie mir beschreiben, was es heißt, ein bißchen hoch zu sein?
Mann: Keine Angstgefühle mehr vor niemandem.
Luigi Boscolo: Das ist der Grund warum Sie optimistisch sind?
Mann: Ja.
Luigi Boscolo: Wenn ich jetzt Ihre Frau fragen würde, warum Sie in die Klinik gingen, was würde sie dann antworten?
Mann: Oh, ich weiß nicht. Sie könnte es wahrscheinlich auch nicht sagen.
Luigi Boscolo (zur Ehefrau): Haben Sie eine Idee?
Frau: Warum mein Mann ins Spital gekommen ist?

Luigi Boscolo: Ja.
Frau: Ja, er hat halt in der letzten Zeit bevor er in die Klinik gekommen ist, da hat man halt schon gemerkt, daß etwas mit ihm nicht in Ordnung ist. Er hat öfter rumgeschrien und war laut und wenn ich ihn gefragt habe, was der Arzt gesagt hat, hat er zu mir immer gesagt, das gehe mich nichts an. Er hat gesagt, daß er ein Recht auf Intimsphäre hat und ich solle mich da nicht einmischen.
Luigi Boscolo: Welche Erklärung haben Sie dafür? Waren Sie überrascht?
Frau: Überrascht war ich eigentlich nicht, da sich das schon über Jahre hingezogen hat. Als wir vor drei Jahren in Urlaub waren, da hat es schon angefangen und auch beim Autofahren war er halt auch immer laut. Aber in letzter Zeit hat es sich gehäuft.
Luigi Boscolo: Wann haben Sie angefangen, etwas zu beobachten, das nicht stimmte?
Frau: Er war ja eigentlich schon immer laut. Aber als wir zusammen mit unserer Tochter in Urlaub waren, da habe ich ihm mal gesagt, daß er nicht so viel trinken soll schon morgens am Frühstückstisch. Dann hat er ein Brötchen genommen und durch die Gegend geschmissen und unsere Tochter hat es dann holen müssen.
Luigi Boscolo: Wann war das?
Frau: Vor drei oder vier Jahren.
Luigi Boscolo: Wie lange sind Sie verheiratet?
Mann: Bald 4 Jahre.
Frau: 5 Jahre.
Mann: Bald 5 Jahre. Ja, ja.
Luigi Boscolo: Erinnern Sie sich an das, was Ihre Frau von damals erzählt?
Mann: Ja,ja. Ich weiß alles genau.
Luigi Boscolo: Können Sie beschreiben, was damals passiert ist?
Mann: Ha ja. Ich hatte eine Allergie an der Hand und die spanischen Ärzte sagten zu mir, ich solle meine Hand in Salz hineinlegen. Mir half das aber nicht. Da hatte ich so eine Wut und habe das Brötchen auf den Boden geschmißen. Aber ein deutscher Arzt hat, als wir nach Hause kamen, in zwei Wochen meine Hand wieder in Ordnung gebracht.
Luigi Boscolo: Also vor fünf Jahren haben Sie geheiratet. Wie war so Ihre Beziehung?
Mann: Ja, man kann sagen vor zwei Jahren fing es an. Drei Jahre war

die Beziehung in Ordnung. Als mein Bruder gestorben ist, da fing alles an so komisch zuwerden.
Luigi Boscolo (zur Ehefrau): Stimmen Sie damit überein?
Mann: Doch das war seit 2 Jahren.
Frau: Also das hat schon vorher angefangen.
Luigi Boscolo: Wie begann es? Hat es damit angefangen, daß Sie sich nicht mehr verständigen konnten? Oder wie war es?
Frau: Wie es angefangen hat? Ich sage ja, wenn ich irgendetwas gesagt habe, was ihm nicht gepaßt hat, dann ist er laut geworden. Das hat nichts mit dem Tod seines Bruders zu tun, das war schon vorher der Fall.
Luigi Boscolo (zum Ehemann): Erinnern Sie sich?
Mann: Ja, das stimmt schon. Ich war manchmal zu grob zu ihr. Ja, sie hat schon recht.
Luigi Boscolo: Was tat sie, das Sie dazu gebracht hat zu schreien und zu schimpfen?
Mann: Das weiß ich nicht, weiß ich nicht.
Luigi Boscolo: War das Geschrei wegen Geldproblemen?
Mann: Nein, nein.
Luigi Boscolo: Aber Sie stimmen mit ihr überein, daß Sie dann geschrien haben.
Mann: Ja, ja, ich gebe es zu.
Luigi Boscolo: Haben Sie auch gute Zeiten gehabt?
Mann: Ja.
Luigi Boscolo: Haben Sie immer noch gute Zeiten miteinander?
Mann: Ich hoffe es, ich hoffe es.
Frau: Also ich finde nicht, daß ich noch gute Momente mit meinem Mann habe. Ich habe kein Vertrauen mehr zu meinem Mann. Ob das noch einmal hergestellt wird, ist eine andere Frage.
Luigi Boscolo: Sie sind also eher pessimistisch was die Zukunft angeht?
Frau: Oh ja!
Luigi Boscolo: Wann war es das letzte Mal, daß Sie einen guten Moment, eine gute Zeit mit ihm hatten?
Frau: Das weiß ich schon gar nicht mehr.
Luigi Boscolo: Vor oder nach dem Tode des Bruders?
Frau: Nach dem Tode.
Luigi Boscolo: Welche Erklärung haben Sie, daß die guten Momente aufhörten?

Frau: Ich habe mich nicht mehr wohlgefühlt in der Beziehung zu meinem Mann, weil ich mit ihm nicht mehr reden konnte. Er hat immer geschrien. Er hat gegen alles etwas gehabt, was ich gemacht habe.
Luigi Boscolo (zum Ehemann): Als Sie vor fünf Jahren geheiratet haben, wie hat sich Ihre Familie dazu eingestellt?
Mann: Ich verstehe nicht ganz, was Sie meinen.
Luigi Boscolo: Sie haben vor fünf Jahren geheiratet, wie war das für Ihre Eltern, daß Sie die Frau geheiratet haben?
Mann: Sie waren damit einverstanden und fanden meine Frau in Ordnung.
Luigi Boscolo: War es eher Ihr Vater oder Ihre Mutter, der ihre Frau mehr gemocht hat?
Mann: Ich glaube meine Mutter hat sie noch lieber gehabt.
Luigi Boscolo (zur Ehefrau): Fühlten Sie sich angenommen von seiner Familie?
Frau: Ja
Luigi Boscolo: Und wie ist es jetzt? Sie haben ja vorhin gesagt, daß Sie die Beziehung abgebrochen haben.
Frau: Jetzt fühle ich mich nicht mehr akzeptiert von seinen Eltern. Von seiner Mutter schon, aber von seinem Vater überhaupt nicht.
Luigi Boscolo: Was ist passiert?
Frau: Wir haben ja eine Tochter. Ich habe sie mit in die Ehe gebracht. Wir haben ein Gespräch in der Klinik in B. gehabt und da hat sein Vater mir vorgeworfen, daß wir uns die Ausgaben teilen, wenn wir etwas kaufen für meine Tochter. Sein Vater hat mir da vorgeworfen, daß mein Mann was dazu geben müßte, und daß ich das Geld, was ich als Alimente bekomme, für die Kleine auf ein Sparbuch tue und es für sie spare. Ich finde, daß das meinen Schwiegervater nichts angeht, ob wir jetzt Hälfte-Hälfte machen mit dem Geld.
Luigi Boscolo: Das ist der Grund, warum Sie sich mit ihm auseinandersetzen?
Frau: Ich habe nie Geldprobleme mit meinem Mann gehabt. Deshalb hat es mich auch gewundert, daß mein Schwiegervater damit angefangen hat bei diesem Gespräch.
Luigi Boscolo: War das vor kurzem, dieses Gespräch mit dem Schwiegervater?
Frau: Das war vor ungefähr....?
Mann: Drei oder vier Wochen.

Frau: Drei oder vier Wochen.
Luigi Boscolo: Ist es eher so, daß Ihr Mann Ihnen zustimmt oder seinem Vater?
Frau: Er stimmt seinem Vater zu.
Luigi Boscolo: War das immer so? Auch in der Vergangenheit?
Frau: Das war immer so.
Luigi Boscolo (zum Ehemann): Also sie hat ja gesagt, daß in ihrer Sicht, Ihr Vater sich in Ihre Beziehung eingemischt hat. Sehen Sie das auch so?
Mann: Ja, in manchen Dingen hätte er sich wirklich nicht äußern sollen, was wir beispielsweise mit unserem Geld machen. Ja, das stimmt schon. Da hat sie schon recht.
Luigi Boscolo: Sie hat auch gesagt, daß Sie eher Ihrem Vater zustimmen als ihr. Würden Sie das auch so sehen?
Mann: Nein, nicht ganz. Das stimmt nicht ganz.
Luigi Boscolo: Wie sehen Sie es selber?
Mann: Da könnte ich auch von meinen Schwiegereltern behaupten, daß sie sich in unsere Ehe eingemischt haben. Das ist genau das gleiche.
Luigi Boscolo: Das heißt, daß auch die Eltern Ihrer Frau sich in Ihre Sachen eingemischt haben?
Mann: In manchen Dingen.
Luigi Boscolo: Können Sie mir ein Beispiel dafür geben, wie sich Ihre Schwiegereltern in Ihre Angelegenheiten eingemischt haben?
Mann: Ha ja, da war mal so ein heißer Tag und da hatte die Schwiegermutter verboten, daß wir die Kleine ins Schwimmbad mitnehmen. Da ging der Streit und der Krach schon los.
Luigi Boscolo: Ihre Tochter ist ja Ihre Stieftochter?
Mann: Ja.
Luigi Boscolo: Wie heißt sie?
Mann: Anna
Luigi Boscolo: Mögen Sie Anna?
Mann: Ja, sehr gerne. Wie ein eigenes Kind.
Luigi Boscolo: Steht Anna Ihnen oder ihrer Großmutter näher?
Mann: Sie steht, glaube ich, der Großmutter noch näher. Die Großmutter hat ja den halben Tag aufpaßt auf die Kleine, die ganzen Jahre.
Luigi Boscolo: Möchten Sie, daß sie Ihnen noch näherkommt, die Anna?
Mann: Ja, also ich hoffe, daß alles wieder gut wird, daß die Kleine wieder näherkommt zu mir.

Luigi Boscolo (zur Ehefrau): Hatten Sie auch Auseinandersetzungen über die Beziehung zwischen Anna und ihm und Anna und Ihnen?
Frau: Nein, das haben wir eigentlich nie gehabt. Nur wenn die Anna etwas angestellt hat, was ja normal ist in dem Alter, da ist er halt auch immer gleich laut gewesen.
Luigi Boscolo: Und das hat Sie betroffen gemacht?
Frau: Ja das schon. Jetzt ist mein Mann ja in der Klinik und die Kleine und ich, wir beten jeden Abend, daß mein Mann heimkommt. Aber ich habe nicht das Gefühl, daß sie das innerlich irgendwie betrifft.
Luigi Boscolo: Könnte es sein, daß er deswegen angefangen hat zu schreien, weil er den Eindruck bekam, daß er nicht wichtig genug ist? Daß er das Gefühl hatte, da ist Anna und sie beide haben eine enge Beziehung zueinander und er steht draußen?
Frau: Es ist am besten, wenn Sie das meinen Mann fragen. Das muß mein Mann besser wissen als ich.
Luigi Boscolo: Aber es könnte sein, ja?
Frau: Es könnte möglich sein, aber ich weiß es nicht.
Luigi Boscolo (zum Ehemann): Könnte es möglich sein?
Mann: Ich weiß nicht genau!
Luigi Boscolo: Haben Sie es mitgekriegt?
Mann: Ja, ich glaube schon.
Luigi Boscolo (zur Ehefrau): Können Sie ihm jetzt die Frage stellen?
Frau: Also hast Du das Gefühl gehabt, daß Du uns nicht so wichtig bist, mir und der Anna?
Mann: Nein, das habe ich nicht gehabt. Das Gefühl habe ich noch nie gehabt.
Luigi Boscolo: Also haben Sie noch nie das Gefühl gehabt, daß Sie nicht wichtig sind für Ihre Frau?
Mann: Nein.
Luigi Boscolo: Warum schreien Sie denn. Das scheint ja das zu sein, was ihre Frau so betroffen macht: mit ihr schreien, mit der Tochter schreien, mit der Schwiegermutter schreien.
Mann: Mit der Schwiegermutter hat es andere Gründe gehabt.
Luigi Boscolo: Aber warum schreien Sie mit Ihrer Frau?
Mann: Vielleicht war ich zu arg aufgeregt wegen der Arbeit, wenn ich nach Hause kam.
Luigi Boscolo: Also, mein Eindruck ist, daß Sie beide sehr verbunden sind mit Ihren eigenen Familien.
Mann: Ja, ja das stimmt.

Frau: Ja, das ist halt der Grund. Ich bin die ganze Zeit berufstätig, habe eine Tochter unehelich bekommen und ich war sehr froh, daß meine Eltern auf die Kleine aufgepaßt haben. Ich war noch in der Ausbildung und habe auf einen Lehrgang gehen müssen, als meine Tochter acht Monate alt war. Wenn meine Eltern nicht auf die Kleine aufgepaßt hätten, dann hätte ich nicht arbeiten gehen können.
Luigi Boscolo: Sie haben also eine sehr starke Verbundenheit mit der Mutter, da sie ja auch einen wichtigen Anteil hatte in der Aufzucht Ihrer Tochter.
Frau: Ja, ja!
Luigi Boscolo: Wie hat Ihre Mutter reagiert, als Sie sich entschieden haben, ihn zu heiraten? War sie froh darüber oder hat sie anders reagiert?
Frau: Nein, sie hat nicht anders reagiert. Sie war auch dafür, daß wir heiraten, hat aber gemeint, wir hätten uns mehr Zeit lassen können. Wir haben uns zehn Monate gekannt als wir geheiratet haben.
Luigi Boscolo: Vielleicht wollte sie, daß Sie heiraten, um einen Vater für Ihre Tochter zu haben. Vielleicht meinte Ihre Mutter das und deshalb hat sie befürwortet, daß Sie heiraten.
Frau: Nein, das war nicht der Fall.
Luigi Boscolo: Also Ihre Mutter hat Ihnen zunächst angeraten, ein bißchen zu warten. Aber wann kam es denn dazu, daß Ihre Mutter anfing, ihn nicht mehr so zu mögen?
Frau: Das hat sich so im Laufe der Zeit eingeschlichen. Wir wohnen ja im Haus meiner Eltern. Wir oben und meine Eltern unten. Dadurch haben meine Eltern ja auch mitbekommen, wenn mein Mann laut war.
Luigi Boscolo: Was haben Ihre Eltern Ihnen dann geraten? Haben sie gesagt: verlasse ihn? Oder was war ihre Meinung?
Frau: Nee, also, meine Mutter hat gesagt, wir sollen nicht mehr so laut sein und an unsere Tochter denken, damit die das nicht alles mitbekommt.
Luigi Boscolo: Die Mutter war besorgt um die kleine Tochter?
Frau: Ja!
Luigi Boscolo: Sie ist sozusagen wie eine zweite Mutter für Ihre Tochter?
Frau: Ja.
Luigi Boscolo: Nehmen wir an, Sie würden sich trennen. Würden dann Ihre Eltern Sie bei sich aufnehmen?
Frau: Ja, wir wohnen ja schon bei meinen Eltern im Haus.

Luigi Boscolo: Würden sie dann glücklich sein, wenn Sie sich trennen würden, ihre Eltern? Oder wie stehen sie dazu?
Frau: Also, meine Eltern haben ja viel mitgemacht in dem ganzen Jahr und die wären schon froh, wenn Ruhe in das Haus käme.
Luigi Boscolo: Wann haben Sie die Beziehung zu seinen Eltern abgebrochen?
Frau: Ich habe ja eigentlich noch nie viel Kontakt mit meinen Schwiegereltern gehabt. Ein Beispiel: Meine Schwiegereltern, die sind in ein Geschäft in unserer Straße einkaufen gegangen und sind dabei nicht einmal zu uns gekommen oder haben uns besucht. Meine Eltern haben mal geschlachtet und da war mein Schwiegervater da und hat Wurst geholt. Wir waren oben und mein Schwiegervater war im Keller. Da hat er noch nicht einmal gefragt, wie es uns geht oder ist mal hochgekommen zu uns.
Luigi Boscolo: Kannten Sie seinen Bruder?
Frau: Ja!
Luigi Boscolo: Was war er für ein Mensch?
Frau: Also er war das genaue Gegenteil von meinem Mann. Er war ruhig und hat nie rumgeschrien.
Luigi Boscolo: Wäre er ein besserer Mann für Sie gewesen?
Frau: Also das ist eine hypothetische Frage.
Luigi Boscolo (zum Ehemann): Meinen Sie, daß Ihr Bruder für Ihre Frau der bessere Mann gewesen wäre?
Mann: Ich glaube, mein Bruder hätte sich genauso gegen Dinge gewehrt wie ich, die zwischen mir und meiner Schwiegermutter vorkamen.
Luigi Boscolo: Sie sind eher so aufgeregt über Ihre Schwiegereltern als über Ihre Frau?
Mann: Ja, Ihre Eltern haben mich manchmal schon aufgeregt.
Luigi Boscolo: Vorhin hat sie angedeutet, daß sie lieber einen ruhigen Mann möchte, als einen der rumschreit.
Mann: Gut, ich gebe meinen Fehler zu. Ich war manchmal zu laut und ich werde es in Zukunft auch nicht mehr machen.
Luigi Boscolo (zur Ehefrau): Könnten Sie ihm erlauben, ein bißchen mit Ihren Eltern rumzuschreien?
Frau: Ja also, ich kann nur sagen, er hat es wirklich übertrieben. Ich kann mich an einen Abend erinnern, wo ich mit meinem Mann in unserer Wohnung war, und es gab viel zu tun. Ich habe ihm gesagt, er soll oben bleiben bei uns in der Wohnung und nicht zu meinen

Eltern gehen. Als ich mich geduscht habe, ist dann mein Mann runter mit einem Zettel, auf dem er aufgeschrieben hat, was er schon alles an Geld in unsere Wohnung reingesteckt hat. Meine Mutter hat das überhaupt nicht interessiert. Mein Mann ist immer lauter geworden. Meine Mutter hat ihn dann ein paar Mal aus der Wohnung rausgeschmissen.

Luigi Boscolo: Eine andere Frage: Nehmen wir an (also auch eine hypothetische Frage) Ihre Eltern würden sagen: Wir denken, Du sollst ihn jetzt verlassen. Könnten Sie sich dann Ihren Eltern widersetzen?

Frau: Ja, ich tendiere ja eigentlich auch in die Richtung.

Luigi Boscolo: Würden Sie den Eltern eher folgen oder ihnen dann eher widersprechen?

Frau: Es kommt nicht auf meine Eltern an, was die sagen. Es kommt ja auf mich an und nicht auf meine Eltern.

Luigi Boscolo: Also nehmen wir an, Sie widersetzen sich dem Rat Ihrer Eltern und Sie sagen: Ich bleibe bei meinem Mann. Wie würde dann Ihre kleine Tochter reagieren?

Frau: Also ich habe schon mit meiner Mutter darüber gesprochen und Sie hat gemeint, wenn es wirklich so weit kommen würde, dann sollte ich mit meinem Mann ausziehen, weiterarbeiten und meine Tochter würde die ganze Woche über bei meinen Eltern bleiben und am Wochenende können wir sie holen. Und dann sehen wie das weitergeht.

Luigi Boscolo: Standen seine Eltern ihm oder seinem Bruder näher, in Ihrer Sicht?

Frau: Dem Bruder.

Luigi Boscolo: Es war also ein großer Verlust für die Eltern als der Bruder starb?

Frau: Ja.

Mann: Auch für mich!

Frau: Kann ich mal kurz was sagen? Das war auch so etwas mit dem Tod von meinem Schwager. Er war ja im Krankenhaus ein paar Tage bewußtlos. Jeder von unserer Familie...

Mann (unterbricht): zwei Tage, zwei Tage

Frau: ...jeder von seiner Familie hat gewußt, daß er im Krankenhaus liegt, aber bei uns haben sie nicht angerufen und gesagt, daß er so schwerverletzt im Krankenhaus liegt, auf Leben und Tod. Als der Bruder dann nachmittags gestorben ist, haben sie erst abends angerufen, als mein Mann von der Spätschicht zu Hause war und haben es uns dann erst gesagt. Als ich dann mal gefragt habe, wieso sie uns nicht angerufen haben, haben sie gesagt, daß sie nicht wollten, daß mein Mann vom Geschäft aus nach Hause kommt.

Luigi Boscolo (zum Ehemann): Nach dem Tod Ihres Bruders standen Sie dann Ihren Eltern näher?

Mann: Näher, ja, ja. Ich bin ja jetzt noch der einzige Sohn. Ich habe keine Geschwister.

Luigi Boscolo: Sie waren schon einmal verheiratet?

Mann: Ich war schon verheiratet.

Luigi Boscolo: Und Sie haben ein Kind gehabt, das im Alter von drei Tagen gestorben ist.

Mann: Ja.

Luigi Boscolo: Nach dem Tod Ihres Bruders haben Sie ja kein eigenes Kind, das Sie Ihren Eltern sozusagen geben könnten. **(zur Ehefrau)**: Sie konnten Ihren Eltern eine Tochter geben, aber Sie stehen mit leeren Händen da! **(zum Ehemann)**: Sie haben weder Sohn noch Tochter, die Sie Ihren Eltern geben könnten.

Mann: Mhm, ja.

Luigi Boscolo: Ist das ein Grund, warum Sie den Eltern näher kamen?

Mann: Das kann schon sein. Ja!

Luigi Boscolo: Sind Sie dem Vater oder der Mutter näher oder beiden gleich? Wie würden Sie das sehen?

Mann: Beiden gleich. Ja, ja.

Luigi Boscolo: Wie erklären Sie es sich, daß Ihre Eltern nicht auch Ihrer Frau näherkamen, nach dem Tod Ihres Bruders?

Mann: Mmh?

Luigi Boscolo: Warum haben Ihre Eltern nicht eine engere Beziehung zu Ihrer Frau hergestellt, nachdem Ihr Bruder gestorben ist? Wie erklären Sie sich das?

Mann: Ich weiß es auch nicht.

Luigi Boscolo: Meinen Sie, ihre Eltern hätten sich näher auf Ihre Frau zubewegen sollen?

Mann: Ja, ja.

Luigi Boscolo (zur Ehefrau): Hätten Sie das gewollt, daß nach dem Tod des Bruders seine Eltern sich mehr auf Sie zubewegt hätten?

Frau: Nicht unbedingt.

Luigi Boscolo: Weil Ihre Eltern Ihnen das nicht erlaubt hätten, sich näher auf sie zu zubewegen? Oder warum meinen Sie das?

Frau: Nein, ich sagte ja schon die ganze Art, daß sie das halt nicht gesagt haben mit seinem Bruder und daß sie in der Straße waren und einkauften und nicht kamen.

Luigi Boscolo: Es ist nicht das Normale. Normalerweise bringt ja so ein Tod die Familie näher zusammen. In Ihrem Fall bringt es sie eher auseinander.

Frau: Das hat wahrscheinlich auch mit meinem Schwiegervater zu tun. Er hat ja seine ganzen Hoffnungen, was die Hausübernahme betrifft, auf seinen Bruder gesetzt.

Luigi Boscolo: So meinte dann Ihr Schwiegervater, daß nach dem Tod des Bruders Ihr Mann eher bei den Eltern bleibt und auch im elterlichen Haus lebt?

Frau: Meinem Mann ist ja angeboten worden in die Wohnung zu ziehen, in der sein Bruder gelebt hat. Der hat ja bei meinen Schwiegereltern im Haus gewohnt. Aber ich war nicht dafür, weil das für meine Tochter nicht gut gewesen wäre.

Luigi Boscolo: Also das hätte nicht den Wünschen Ihrer Eltern entsprochen, wenn Sie da eingezogen wären?

Frau: Das hatte praktische Gründe, wieso ich dort nicht einziehen wollte. Ich hätte dann meine Tochter jedesmal aus dem Schlaf reißen müssen, um sie zu meinen Eltern zu bringen. Meine Eltern hätten sie dann in den Kindergarten bringen müssen.

Boscolo (zum Ehemann): Da waren Sie also in einer schwierigen Situation, als Ihr Bruder gestorben war.

Mann: Ja, ich war fix und fertig. Ich konnte eine ganze Woche nicht mehr schlafen.

Luigi Boscolo: Ihre Eltern wollten Ihnen dann wieder näherkommen, wollten mit Ihnen zusammen leben.

Mann: Ja, sie wollten, daß ich mit meiner Familie zu ihnen ziehe.

Luigi Boscolo: Aber Ihre Frau war dagegen. Einmal aus den praktischen Gründen, die eben angedeutet wurden, aber auch weil ihre Eltern dagegen waren.

Mann: Ja, ja das stimmt schon. In diesem Sinne hat sie schon recht, für das Kind wäre es schwierig gewesen.

Luigi Boscolo: Sie hat recht, aber auch Ihre Eltern haben recht, wenn sie sagen : Wir haben unseren anderen Sohn verloren; jetzt bleib Du bei uns!

Mann: Ja, das stimmt schon.

Luigi Boscolo: Könnte es sein, daß Sie in dieser Situation so verwirrt wurden, daß Sie in die Klinik mußten?

Mann: Das kann schon sein.

Luigi Boscolo: Da waren Sie jetzt völlig durcheinander. Auf der einen Seite ist die Frau und auf der anderen Seite sind die Eltern. Jeder zieht in eine andere Richtung.

Mann: Mhm

Luigi Boscolo: Ihre Eltern wollen, daß sie in das Haus kommt mit ihrer kleinen Tochter und ihre Frau meint das geht nicht.

Mann: Ich weiß nicht. Das Thema ist abgeschlossen.

Luigi Boscolo: Ja schon, aber es ist insofern auch nicht abgeschlossen, als Ihre Eltern **(zum Ehemann)** weiterhin einer anderen Meinung sind als Ihre Eltern **(zur Ehefrau)**.

Frau: Es ist auch so; meine Schwiegereltern haben auch eine Ferienwohnung am Bodensee. Sie sind öfter in dieser Ferienwohnung. Also, wenn ich mit meiner Tochter und meinem Mann in die Wohnung gezogen wäre und meine Schwiegereltern wären in ihrer Ferienwohnung, dann hätte ich niemanden gehabt, der auf meine Tochter aufpaßt.

Luigi Boscolo (zum Ehemann): Es wird nun verständlich, daß Sie völlig durcheinander sind. Was immer Sie tun, Sie tun das Falsche.

Mann: Ja.

Luigi Boscolo: Sie können es nicht gleichzeitig allen recht machen, Ihrer kleinen Tochter, Ihrer Frau, Ihren Schwiegereltern, den eigenen Eltern. Das geht nicht.

Mann: Ja, ja.

Luigi Boscolo (zur Ehefrau): Könnte es sein, daß er deshalb so durcheinander ist?

Frau: Ja es kann sein.

Luigi Boscolo (zum Ehemann): Das ist eine Art von Durcheinander, von Verwirrung, die sich einstellen kann. Jetzt sind Sie durcheinander. Aber wenn Sie mal aus dem Durcheinander raus sind; wie würden Sie sich selbst Ihr Leben wünschen, wie es dann weitergeht?

Mann: Ruhig und in Frieden leben.

Luigi Boscolo: Wenn Sie aus dem Durcheinander rauskommen, was wünschen Sie sich? Würden Sie gerne mit Ihren Eltern alleine leben? Würden Sie gerne mit Ihrer Frau und dem Kind leben? Würden Sie gerne mit ihrer Familie leben? Oder was wünschen Sie sich? Was stellen Sie sich vor?

Mann: Ich wünsche mir in der Zukunft eine eigene Wohnung mit meiner Frau und dem Kind. Da zahlt man 200 bis 300 Mark mehr

Miete und man ist von zu Hause weg. Von meinen Eltern und von meinen Schwiegereltern weg.
Luigi Boscolo (zur Ehefrau): Was denken Sie über diese Idee?
Frau: Ich habe es mir auch schon oft überlegt, mit meiner Tochter und mit meinem Mann eine eigene Wohnung zu nehmen. Aber solange das ganze Verhältnis so ist wie es ist, hat es ja keinen Sinn. Es muß ein anderes Verhältnis geben zwischen meinem Mann und seinem Vater. So ist beispielsweise sein Vater als er krank war jedesmal mitgegangen zum Arzt. Mir wurde gesagt, es gehe mich nichts an. Als er dann ins Krankenhaus gekommen ist und nach der Telefonnummer seiner nächsten Angehörigen gefragt worden ist, hat er nicht unsere Telefonnummer angegeben, sondern die seiner Eltern.
Luigi Boscolo (zu beiden): Wäre es vorstellbar, daß Sie sich mit Dr. A zusammensetzen und sich zu dritt Gedanken darüber machen, wie Sie gemeinsam aus diesem Durcheinander, dieser unklaren Situation herauskommen können.
Frau: Ja, ich habe schon einmal meinen Mann gefragt, noch heute morgen, ob wir einmal zu einer Eheberatung gehen sollen. Er war immer dagegen. Er hat gesagt, das brauche er nicht.
Luigi Boscolo: Jetzt ist er natürlich durcheinander.
Frau: Das war schon vorher!
Luigi Boscolo (zum Ehemann): Wenn Sie jetzt sagen: Ich will in eine eigene Wohnung ziehen, zusammen mit meiner Tochter und meiner Frau, ich will mich unabhängig machen. Dann klingt das so, als ob Sie genau wissen, was Sie wollen. Aber würden Ihre Eltern Ihnen das erlauben?
Mann: Ja, doch. Warum nicht?
Frau: Er braucht ja nicht die Erlaubnis seiner Eltern.
Mann: Ha ja, ich brauche doch nicht die Erlaubnis von meinen Eltern. Meine Eltern brauchen doch mich.
Luigi Boscolo: Wenn Ihre Eltern Sie brauchen, dann wäre es also nicht eine Sache der Erlaubnis. Sondern, da Ihre Eltern Sie brauchen, fällt es Ihnen dadurch schwer, sich zu verselbstständigen.
Mann: Nein! Ich werde meinen Eltern schon helfen, wenn sie älter werden. Aber trotzdem würde ich mit meiner Frau irgendwo anders hinziehen.
Luigi Boscolo: Haben Sie auch eine Schwägerin? Die Frau des Bruders?
Mann: Ja. Die Ex-Schwägerin.
Luigi Boscolo: Steht die Schwägerin Ihnen und auch den Eltern nahe?

Mann: Nein, nein, nicht mehr.
Frau: Meine Schwägerin hat sich auch mit Ihren Schwiegereltern verkracht.
Luigi Boscolo: Wie heißt die Schwägerin?
Mann: Christa, Christa!
Luigi Boscolo (zur Ehefrau): Sie sagten, daß die Christa nicht gut zurecht kommt mit seinen Eltern?
Frau: Mein Schwager war ja auch zweimal verheiratet. Ich habe jetzt die erste Frau gemeint.
Luigi Boscolo: Also die erste Frau kam auch mit ihren eigenen Eltern besser zurecht als mit seinen Eltern?
Frau: Also ich habe sie ja nicht gekannt. Ich kann nur sagen, daß das Verhältnis von ihr zu meinen Schwiegereltern auch nicht besonders war.
Luigi Boscolo: Aber es gibt eine Tochter aus dieser Ehe? Ist diese Tochter aus der Ehe des Bruders, also Ihres Schwagers, dem Großvater väterlicherseits oder dem Großvater mütterlicherseits näher?
Frau: Das kann ich auch nicht sagen.
Luigi Boscolo (zum Ehemann): Wie kamen Ihre Eltern mit der Frau Ihres Bruders zurecht?
Mann: Der zweiten Frau?
Luigi Boscolo: Ja.
Mann: Sie verstanden sich sehr gut. Mein Bruder wohnte mit seiner zweiten Frau zehn Jahre bei meinen Eltern und das Verhältnis war immer gut. Es gab nie Ärger und Krach.
Luigi Boscolo: Nach dem Tode Ihres Bruders hat Ihre Schwägerin jetzt Ihre Eltern verlassen?
Mann: Ja, ja.
Luigi Boscolo: Wo ging sie hin?
Mann: Sie wohnt auch in B.
Luigi Boscolo: Ging sie zu ihrer eigenen Mutter? Oder mit wem lebt sie jetzt zusammen?
Mann: Sie lebt mit einem Freund zusammen.
Luigi Boscolo: Der einzige Mensch, den Ihre Eltern jetzt haben, der ihnen nahe steht, das sind Sie!
Mann: Ja. Und auch noch die Tochter aus der ersten Ehe meines Bruders.
Frau: Aber die hat halt auch Probleme.
Luigi Boscolo: Welche Probleme?

Frau: Sie hat vier mal eine Lehre angefangen und dann wieder aufgehört, sie war auch schon in der Psychiatrie.
Luigi Boscolo: Ich habe den Eindruck, Sie beide kämpfen sozusagen darum, sich zu verheiraten, aber Sie sind es noch nicht wirklich. Natürlich sind Sie verheiratet, nach dem Papier. Ich spreche aber nicht über die Papierheirat, sondern über die Gefühlsheirat.
Frau: Man muß sich halt mehr zueinander finden und halt nicht so auseinander gehen. Ich habe im Moment kein Vertrauen zu meinem Mann, weil er eben wegen jeder Kleinigkeit zu seinen Eltern rennt. Genauer zu meinem Schwiegervater und dem alles sagt.
Luigi Boscolo: Ich sehe Sie beide sehr verbunden miteinander.
Mann: Mhm
Luigi Boscolo (zur Ehefrau): Sie trafen sich, als Sie schon eine kleine Tochter hatten und es war ganz natürlich, daß Sie für Ihre Tochter auch einen Vater wollten.
Frau: Das ist nicht so gewesen. Ich war mit dem Vater meines Kindes noch zusammen, als ich ihn getroffen habe.
Luigi Boscolo (zum Ehemann): Und auch Sie haben die Erfahrung gemacht, daß eine andere Beziehung zuende gegangen war und Sie Interesse daran hatten, sich wieder zu verheiraten. Deshalb sehe ich Sie beide verbunden in dem Wunsch zusammenzukommen.
Mann: Ja.
Luigi Boscolo: Und ich sehe Sie beide auch verbunden mit Ihren Herkunftsfamilien.
Mann: Ja, ja.
Luigi Boscolo: Sie leben nahe bei ihrer Familie, die auch die Betreuung Ihres Kindes übernimmt. Und Sie sind durch den Tod des Bruders nahe bei Ihrer Familie. Solange sein Bruder noch den Eltern nahe stand, sie versorgte und ihre Bedürfnisse befriedigte, konnte er es sich leisten, sich auf Sie einzulassen. Das Problem begann als sein Bruder starb. Er kam in Unordnung, da ging es durcheinander und er wurde verwirrt. Seine Eltern verloren einen Sohn und die Schwiegertochter.
Frau: Die ist nach einem Monat ausgezogen.
Luigi Boscolo: Er ist verbunden mit seiner Familie. Sie sind verbunden mit Ihrer Familie. Wenn er jetzt sagt: Komm, wir leben in meiner Familie, denn die brauchen jetzt jemand nach dem Verlust, jemanden, der die Lücke füllt, die nach dem Tod des Bruders entstanden ist.
Frau: Ich sehe es ja ein. Aber ich sehe nicht ein, wie sie mich behandeln, daß sich mein Schwiegervater in Sachen einmischt, die ihn nichts angehen.

Luigi Boscolo: Ich gebe Ihnen jetzt ein Gleichnis: Ich sehe Sie beide als Kapitäne und ihre Eltern als die Generäle. Die Generäle, also die Ranghöchsten, die kommen nicht miteinander zurecht. Als der eine General, also der Vater, seinen Sohn verloren hat, gab er den Befehl: So jetzt tritts Du an die Stelle meines Sohnes. Ihre Eltern fanden das gar nicht gut.
Frau: Ja, ich auch nicht.
Luigi Boscolo: Dann kam er durcheinander. Es stellte sich ihm die Frage: Was soll ich tun? Da kam er in die Klinik. Man kann das eigentlich nicht Psychose nennen, sondern das ist einfach ein Zustand von Durcheinander, von Verwirrung: Wem soll ich gehorchen? Wer gibt das Kommando?
Ich sehe Sie beide im selben Boot, beide miteinander verbunden und beide auch sehr verbunden mit Ihren Familien. Es braucht Zeit, damit Sie selbst zum General werden. Wenn Sie sich entscheiden, sich zum General bzw. zur Generälin zu befördern, dann werden Sie sich auch verheiraten. Es ist für jeden schwierig, diese Art von Ehe zu schließen. Es ist leichter ein Papier zu unterschreiben. Aber als General mit eigenem Kommando zu handeln, das ist nicht so einfach. Im Augenblick höre ich Sie sagen, daß Sie sich Ihren Eltern sehr nahe fühlen. Er sagt zwar, er fühlt sich unabhängig, aber dem Frieden traue ich nicht. Ich meine eher, daß ihn seine Eltern sehr brauchen und daß er da sehr eingestimmt ist auf deren Bedürfnisse.
Um noch einmal zusammenzufassen: Ich sehe sie beide als zwei Menschen, die den gleichen Wunsch haben, General zu werden. Dieser Wunsch bedeutet, zusammenzukommen, sich zu verheiraten. Er sagt ja sehr klar: Ich möchte raus, ich möchte meine eigene Wohnung, ich möchte darin mit meiner Frau leben, ich möchte mein Kind haben. Das alles hat er ja sehr klar gesagt.
Frau: Das ist aber nicht nur das. Auch wenn ich mit meinem Mann in eine eigene Wohnung ziehe, läßt er mich so oft abends alleine, wenn er Spätschicht hat. Dann geht er mit seinen Firmenkollegen weg und ich kann überhaupt nicht raus.
Luigi Boscolo: Ich habe das Gefühl, Sie sind zu eilig. Sie wollen das zu schnell haben.
Frau: Ich kann auch nicht alles vergessen was da war. Er steht doch sehr nahe bei seinen Eltern. Zum Beispiel mit dem Rauchen. Er raucht in unserer Wohnung, in der Wohnung mit einem kleinen Kind. Bei seinen Eltern, da würde er sich das nie getrauen, in der Wohnung zu rauchen. Dort geht er raus, bei uns in der Wohnung nicht.

Luigi Boscolo: Jeder hat seine Beispiele. Er hat auch seine Beispiele, wie Sie Ihren Eltern gehorchen. Mein Eindruck ist der, daß Sie es einfach zu schnell erreichen wollen. Man macht ja keine Beförderungssprünge. Wenn man Hauptmann ist, dann wird man Major, dann Oberst und dann erst General. Was Sie jetzt brauchen, scheint mir, ist jemand, der Ihnen hilft, daß Sie es einfach etwas langsamer machen. Das könnte Dr.A. sein. Sie sollten nicht alles überstürzen, sondern sich Zeit lassen. Meine Meinung ist, daß Sie erst, wenn Sie es zum General gebracht haben, darüber entscheiden können, ob Sie heiraten wollen oder nicht. Im Augenblick sehen Sie beide noch jeder den anderen durch die Augen Ihrer Eltern. Sie sind noch nicht in der Kommandoposition, um wirklich zu entscheiden, ob Sie alleine es miteinander schaffen können oder nicht.
Frau: Ich sehe es nicht durch die Augen meiner Eltern, sondern durch meine Augen. Ich habe genug mitgemacht. Er hat mir laufend reingeredet, zum Beispiel wenn ich telefoniert habe, hat er Telefongeld verlangt.
Luigi Boscolo: Auch das gehört zu dem Zustand des Durcheinander. Man fühlt sich schlecht behandelt. Wenn er nicht durcheinander wäre, vielleicht wären dann Sie es. Erst wenn sie sich zum General befördert haben, können sie sich richtig verheiraten und auch entscheiden, ob sie einander mögen oder nicht. Dann sind sie in einer Position, das klar auszuhandeln.
Frau: Ja, da muß erst mal der Einfluß seiner Eltern aufhören.
Luigi Boscolo: Dabei könnten sie sich gegenseitig helfen.
Frau: Was hat das ganze für einen Sinn? Wir haben mit Dr.A geredet und...
Luigi Boscolo: Für Sie ist es jetzt sehr dringend, das verstehe ich! Aber meine Art ist es, es langsamer zu machen. Lassen Sie sich Zeit. Mir teilt er mit: Ich bin immer noch durcheinander; brauche noch Zeit. Es könnte gut sein, daß er recht hat, wenn er meint, daß er in drei Wochen aus der Verwirrung heraus ist. Aber es ist wichtig, ihm noch Zeit zu geben, um da rauszukommen. In der Zwischenzeit, frage ich mich, ob Sie es für sinnvoll halten mit einem Experten, z.B Dr.A., zusammenzutreffen, um dies alles zu besprechen?
Mann: Ja.
Frau: Ja, ich sehe es auch als sinnvoll an. Aber wenn ich mit dem Herrn Dr.A. und mit meinem Mann rede und mein Mann kommt dann anschließend wieder zu seinen Eltern, dann ist er wieder auf der Seite seiner Eltern.

Mann: Ach hör' doch auf!
Luigi Boscolo (zur Ehefrau): Könnten Sie Ihren Eltern sagen, daß sie Ihnen ein bißchen Zeit lassen, daß Sie jetzt auch selbst Zeit brauchen, um sich mit einem Fachmann, einem Experten, zu unterhalten, daß sie Ihnen die Zeit auch geben?
Frau: Ja, wie Zeit?
Luigi Boscolo: Zeit zu den Gesprächen, um diese Dinge zu klären, zur Förderung des Entgegenkommens.
Frau: Meine Eltern sind einverstanden, daß meine Ehe wieder in Ordnung kommt.
Luigi Boscolo (zum Ehemann): Könnten Sie auch Ihren Eltern sagen, daß Sie eine Weile draußen bleiben. Sie müssen das jetzt erst einmal mit Ihrer Frau ausmachen.
Mann: Ja!
Luigi Boscolo: Haben Sie noch irgendwelche Fragen? Oder können wir hier zum Schluß kommen?
Mann: Nein!
Frau: Nein!
Luigi Boscolo: Machen wir hier Schluß!

1.1. Diskussion der Praxisdemonstration

Im Anschluß an die Konsultation fand eine von Lyman Wynne moderierte Diskussion statt.

Diskussionsteilnehmer: Luigi Boscolo, Ian Falloon, Luc Kaufmann, Charlotte Köttgen, Mara Selvini Palazzoli und Helm Stierlin

Lyman Wynne: Lassen Sie uns die Diskussion beginnen, indem wir über die Hypothese von Dr. Boscolo sprechen und darüber, welche Hypothesen Sie entwickelt haben. Dr. Falloon möchten Sie beginnen?

Ian Falloon: Was die Hypothese von Dr. Boscolo selbst angeht, möchte ich keinen Kommentar abgeben. Um es überhaupt wagen zu können, eine Hypothese aufzustellen, benötigt man nämlich eine ganze Reihe von zusätzlichen Informationen. Ich sehe hier eine Tendenz zu starker Verallgemeinerung. Ich selbst möchte doch sehr viel mehr Details wissen, ehe ich es hier wagen würde, eine Hypothese aufzustellen.

Lyman Wynne: Könnten Sie uns einige Beispiele für zusätzliche Informationen geben, die Sie haben wollen, ehe Sie es wagen würden, eine Hypothese aufzustellen?

Ian Falloon: Nun, ich würde nicht nur eine Hypothese aufstellen und dann behaupten, dies ist das Problem des Ehepaares. Dieses Ehepaar hat natürlich eine ganze Reihe von Problemen. Mein Interesse richtet sich auf die Frage: wie gehen sie an die Lösung ihrer Probleme heran. Meine Hypothese wäre dann, daß es diesem Ehepaar an Problemlösungsstrategien mangelt. Sie sind nicht in der Lage, eine ganze Reihe von Problemen zu lösen und es sind da eine Menge von

Defiziten vorhanden. Ich würde sie vielleicht sogar nach Hause schicken, um mir dort anzuschauen wie sie miteinander umgehen.

Luc Kaufmann: Mir stellt sich nicht die Frage nach einer Alternative zur Hypothese von Luigi Boscolo. Mir stellt sich dagegen die Frage: Wie integriert sich mein Verhalten in das, was hier passierte. In welcher Rolle bin ich hier, als Schlachtenbummler oder als Supervisor? Ich empfand mich in einer quasi unmöglichen Situation mit einem Überangebot an Informationen. Es gab die Familie, die Übersetzung und da war der Saal, der dauernd vibrierte.
Die Rolle des Saales schien mir der Familie gegenüber nicht definiert worden zu sein.. Das stellt mir die Frage, ob ein therapeutischer Prozeß überhaupt möglich geworden ist. Ich halte es für möglich, daß dieser Prozeß des Saales das therapeutische System, also Luigi Boscolo plus Familie, gebremst hat.
Nun zum Interview selbst. Mit der Ausgangshypothese von Luigi Boscolo bin ich sehr einverstanden. Allerdings fehlt mir ein Punkt. Das symptomatische Verhalten des Indexpatienten hat doch wohl in diesem Sommer begonnen, soviel ich verstanden habe. Natürlich besteht dieser für den Indexpatienten ausweglos erscheinende Konflikt. Aber warum die Symptomatik in diesem speziellen Moment ausgelöst wurde weiß ich noch nicht.
Für mich war die herausragende Information eine Information vor dem Interview: der Großvater kommt nicht zur Sitzung, er muß nach der Großmutter schauen, weil diese krank ist. Damit hat die Familie auf das Unternehmen dieses Interviews bereits reagiert. Ich persönlich hätte mehr auf diese Information fokussiert, sowohl im Rahmen der zirkulären Befragung als auch am Ende mit einer stärkeren Betonung auf den Aspekt des Aushandelns der Beziehung zu den Großeltern.

Charlotte Köttgen: Ich kann mich Luc Kaufmann in seinen Bedenken anschließen. Mir macht auch die Tatsache Probleme, daß die Familie eigentlich keine Chance hat, das ganze fortzusetzen, was hier begonnen hat. Mich beschäftigen noch die Personen, die während des Interviews nicht aufgetaucht sind. Ihr Vater und seine Mutter haben praktisch keine Rolle gespielt. Ich habe die Hypothese, daß die Männer in ihrer Familie bisher praktisch keine Daseinsberechtigung gehabt haben. Und gerade so, ohne Daseinsberechtigung, fühlt sich auch der Indexpatient.

Ich selbst hätte ein größeres Schwergewicht auf die Frage gelegt, was die beiden in ihrem Konflikt, in dem sie sich befinden, wollen und können. Mein Eindruck war, daß die beiden sich nicht vorstellen können, ein Ehepaar und Eltern eines Kindes zu sein. Ich glaube, daß da noch ein außerordentlich langer Ablösungsprozeß nötig ist. Zwar hat Luigi Boscolo ihnen für diesen Ablösungsprozeß Zeit gelassen, wie allerdings dieser Ablösungsprozeß gefüllt werden soll, das ist sehr wenig klar geworden.
Schwierig fand ich auch die verwendete Ideologie, das verwendete Bild des Militärs. Für mich war das ein sehr männliches und ein sehr hierarchisches Bild.

Mara Selvini Palazzoli: Ich habe zwei Punkte, die ich gerne diskutieren würde. Der erste ist ähnlich dem, den Dr. Kaufmann schon erwähnte. Er betrifft die Betrachtung des Interviewkontextes. Eine Familie zu interviewen - und dazu noch eine Familie mit einem psychotischen Mitglied - vor einer so großen Zuhörerschaft heißt, daß alles schief gehen muß. Ich würde es nie akzeptieren, ein Interview in einer solchen Situation zu führen. Die Begründung meiner ablehnenden Haltung ist theoretischer Natur: niemand hat die Macht, die Gesetze des Kontextes zu überschreiten. Der Kontextmarker[1] dieses Interviews war kein therapeutischer, es war ein Showmarker oder allenfalls noch ein didaktischer Marker. In einer solchen Situation ist der Therapeut gespalten. Er muß die Familie interviewen und kann gleichzeitig nicht vergessen, daß sein Interesse sich auch auf die Zuhörer bezieht.
Der zweite Punkt, den ich diskutieren will, bezieht sich auf die Hypothese, die der Therapeut in seinem Kopf hatte. Wir wären von

[1] Anmerkung des Herausgebers: Der Terminus „Kontextmarkierung" wurde von Gregory Bateson eingeführt. Er versteht darunter ein Signal, das einen Bedeutungskontext klassifiziert, wodurch die verschiedenen Signale innerhalb dieses klassifizierten Kontextes erst ihrerseits Bedeutung bekommen. Bateson gibt dazu ein Beispiel: Ein Publikum sieht Hamlet im Theater und hört, wie der Held im Kontext seiner Beziehung zu seinem toten Vater, zu Ophelia und zu den anderen über Selbstmord spricht. Die einzelnen Zuschauer rufen nicht unmittelbar die Polizei an, weil sie Informationen über den Kontext von Hamlets Kontext erhalten haben. Sie wissen, daß es ein „Stück" ist, und haben diese Information aus vielen „Markierungen des Kontextes des Kontextes" gewonnen - den Eintrittskarten, der Sitzordnung, dem Vorhang usw. Der „König" jedoch, der sein Bewußtsein durch das Spiel innerhalb des Spiels anregen läßt, ignoriert viele „Markierungen des Kontextes des Kontextes".
vgl. Bateson, G. (1964): Die logischen Kategorien von Lernen und Kommunikation. in: Bateson, G. (1972): Ökologie des Geistes. Frankfurt/Main (Suhrkamp) 1981.

einer völlig anderen Hypothese ausgegangen. Wir sind davon überzeugt, daß es einer sehr, sehr gravierenden Situation bedarf, die ein Familienmitglied in die Verrücktheit absinken läßt. Verwirrung, widersprüchliche Botschaften, die man einander gibt und Konflikte reichen unserer Ansicht nicht aus, um jemanden in einen psychotischen Zusammenbruch zu treiben. Wir alle kennen ja die Doppelbindungstheorie von Bateson[2]. Diese Doppelbindung ist einfach nicht genug. Man wird nicht verrückt, nur wenn man verwirrt ist. Unsere Forschungsergebnisse zeigen, daß jemand aber durchaus verrückt werden kann, wenn er sehr leidet, wenn er sich betrogen fühlt, wenn er sich getäuscht fühlt und wenn er sich unerträglich erniedrigt fühlt. Hinzukommt aber, daß er nicht echt und aufrichtig sein kann. Er kann nicht erklären, warum er sich so erniedrigt fühlt, warum er diese Wut fühlt. Warum kann er es sich nicht erklären? Auf die Antwort dieser Frage kommt es an: weil die Wurzeln seines psychotischen Zusammenbruches immer negiert werden und zwar von allen Generationen. Die Basis eines psychotischen Zusammenbruches ist immer ein negativer und verdeckter transgenerationeller Vertrag, eine Entente, eine Koalition, die zu einem bestimmten Zeitpunkt für den Patienten als nicht-authentisch erkannt wird. Diese Erkenntnis versetzt dem Patienten einen enormen Schock.[3]
Wir würden eine Sitzung organisieren, die wir zu einer Untersuchung, einer sehr empathische Untersuchung der Situation vor dem psychotischen Zusammenbruch machen würden. Jedoch nicht, wie ich bereits ausführte, vor einem Publikum, wie es hier geschehen ist. Gegen wen war der Patient so böse, von wem fühlte er sich verraten? Das sind die klassischen Fragen, die ich dem Patienten in der ersten Sitzung stelle. Ich sage ihm: „Sie sind nicht krank, andere mögen vielleicht krank sein, Sie sind nur wütend und zornig gewesen, Sie sind böse gewesen, gegen wen oder was sind Sie böse und zornig gewesen?"

Luigi Boscolo: Ich glaube, es liegen einige Mißverständnisse über den Kontext vor. Mißverständnisse insofern, als ich hier nicht als

[2] Anmerkung des Herausgebers: Vgl. Bateson, G., D. D. Jackson, J.Haley, J.Weakland (1956): Auf dem Wege zu einer Schizophrenietheorie. in: Bateson, G. et al. (1969): Schizophrenie und Familie. Frankfurt/Main (Suhrkamp) 1974.

[3] Anmerkung des Herausgebers: Vgl. Selvini Palazzoli,M. (1991): Auf der Suche nach familiären Beziehungsmuster bei der Schizophrenie im Jugendalter (in diesem Band).

Therapeut, sondern als Konsultant ein Interview führte. Ich handelte als ein Berater für die Familie im Auftrag des behandelnden Arztes. Wir haben hier also den Kontext einer Konsultation oder Beratung. Solche Konsultationen führe ich und viele meiner Kollegen sehr häufig auf der ganzen Welt durch.[4] Nicht so häufig mit so vielen Zuhörern wie hier. Diese Konsultationen werden oft bei Patienten gewünscht, die in einer Behandlung sind und wo der therapeutische Behandlungsprozeß ins Stocken geraten ist. Der behandelnde Therapeut hat das Gefühl, nicht weiterzukommen. Diese Art von Konsultation ist häufig ein gutes Mittel, um aus einer solchen therapeutischen Sackgasse herauszufinden, indem sie neue Lösungen anstoßen kann.

Seit der Zeit, als ich noch mit Mara zusammenarbeitete, in den frühen 70er Jahren, hat mich diese Art zu arbeiten, die ich heute hier demonstrierte, sehr fasziniert. Es entsteht meist ein großes Engagement sowohl auf seiten des Interviewers als auch auf seiten der Interviewten. Im Unterschied zum üblichen Setting mit einer Einwegscheibe sahen die Interviewten heute das gesamte Publikum. Das hat sie selbstverständlich beeinflußt. Es war sehr interessant, dies zu beobachten.

Ich möchte noch etwas zu den Zwängen sagen, die natürlich in einem solchen Kontext enthalten sind. Auch für mich gab es Zwänge. Einer davon war es, in einem Kontext mit einer großen Gruppe zu arbeiten. Ein weiterer war die Übersetzung, die meine mir zur Verfügung stehende Interviewzeit halbiert hat. Dieser Zwang hat mich veranlaßt, schneller vorzugehen als ich dies normalerweise tue, um möglichst viel Information zu erarbeiten. Ich habe dadurch viele Dinge übersprungen, beispielsweise Fragen zur Familie des Ehemannes zu stellen. Mara und Sie, Frau Köttgen, haben erwähnt, daß möglicherweise die Psychose mit der Tatsache in Zusammenhang steht, daß der Indexpatient eine Entdeckung machte als sein Bruder starb. Er entdeckte, daß sein Bruder wesentlich mehr als er selbst von den Eltern geliebt wurde. Vielleicht hat er dann diese Botschaft an die Eltern zurückgegeben, aber sie ist dort nicht angekommen.

Natürlich wollte ich dem Patienten helfen, das war mein Hauptanliegen. Aber ich wollte auch gleichzeitig Ihnen, dem Publikum, etwas

[4] Anmerkung des Herausgebers: Vgl. Boscolo, L., G. Cecchin, L. Hoffman, P. Penn (1987): Familientherapie-Systemtherapie. Das Mailänder Modell. Dortmund (Verlag modernes Lernen) 1988, besonders das Kapitel: Einleitung. Von der Psychoanalyse zum System.

zeigen. Auch an diesem Punkt hätte ich das Interview anders geführt, wäre ich mit der Familie alleine gewesen.
Trotz dieser Zwänge habe ich versucht, zu einem Ergebnis zu kommen, das Sinn macht. Ich habe durch das Stellen von Fragen versucht herauszubekommen, ob diese Geschichte auch für den Patienten einen Sinn macht. Wenn ich von einer Hypothese ausgehe, versuche ich aus den verbalen und non-verbalen Botschaften, die ich bei der Prüfung der Hypothese erhalte, Rückschlüsse auf die Plausibilität meiner Hypothesen zu ziehen. Ich gewann den Eindruck, daß meine Ausgangshypothese plausibel war, d.h., daß sie auch für die interviewten Personen irgendeinen Sinn hatte. Am Schluß habe ich versucht, alle Personen des Szenariums durch Fragen zu verbinden. Darüber hinaus hatte ich den Eindruck, aber vielleicht sollte ich darüber besser Helm Stierlin befragen, daß der Indexpatient sich zu Beginn des Interviews verrückter verhielt als zum Schluß. Er hat auch Fragen akzeptiert wie: „Sie sind verwirrt, was werden Sie aus Ihrem Leben machen?" Er sagte immer wieder „ja, ja" und auch seine Frau stimmte dem zu, daß hier eine Verwirrung vorliegt und daß das Leben verwirrend sein kann, weil viele Entscheidungen getroffen werden müssen. Hier hat mich die Rückkopplung durch das Paar veranlaßt, meine Hypothese weiter zu verfolgen. Ich habe in einer solchen Situation natürlich verschiedene Möglichkeiten. Ich hätte auch beispielsweise das Interview abbrechen und mich mit Kollegen beraten können. Ich versuchte eine Umdeutung, eine Umdeutung mit Hilfe einer Metapher. Warum habe ich diese Metapher verwendet? Der Indexpatient sprach zu Beginn des Interviews mit einer abgehackten metallisch klingenden Stimme, die mich an das Militär erinnerte. Deshalb verwendete ich eine militärische Metapher. Gegen Ende des Interviews mußte es jedoch etwas zu schnell gehen, so daß der Eindruck entstanden sein konnte, daß ich die beiden zu schnell und zu sehr zusammenbringen wollte, während die Eltern sie auseinanderbringen wollen. Ich war mir dessen bewußt. Meine Idee war: wenn beide Generäle werden würden, könnten sie danach entscheiden, ob sie zusammen bleiben wollen oder nicht.
Was ich in diesem Interview versucht habe, ist die Einführung von Bedeutungen. Die Situation und die Verbindungen, die ich hergestellt habe, können für das Paar bedeutsam oder bedeutungslos sein. Wenn sie bedeutsam sind, können dadurch Veränderungen angestoßen werden, gelegentlich sehr nachhaltige Veränderungen.

Mara Selvini Palazzoli: Die Familie hat einen Therapeuten, Dr. A. Dieser Therapeut hat die Familie eingeladen, hierherzukommen. Er hat sie eingeladen, einen berühmten Berater zu treffen, damit er ihnen hilft. In einer solchen Situation braucht ein Therapeut etwas ganz Spezifisches. Aber Deine Schlußfolgerungen Luigi waren banal, ganz gewöhnlich, ganz allgemein. Du hast dem Therapeuten nicht geholfen. Denn nicht nur der Therapeut, sondern jeder Hausmeister hätte sagen können: Bleibt zusammen, werdet erwachsen und befreit euch aus der Abhängigkeit von euren Eltern.
Ich war beeindruckt von den Gesichtern der beiden Eheleute, als Luigi seine Schlüsse zog, daß sie Generäle werden müßten, Generäle des Lebens, Dirigenten ihres eigenen Lebens. Luigi hat eigentlich mit Kindern geredet, die gerade vier Jahre alt sind. Sie sind auf dieser Ebene, sie haben nie geheiratet, sind abhängig von ihren Eltern. Deshalb muß ihnen etwas ganz Spezifisches für vierjährige Kinder gegeben werden. Nur so kleine Kinder können so wütend auf ein Elternteil sein. Erwachsene können nicht wütend auf ihre Eltern sein, denn sie sind selbständig.

Lyman Wynne: Vielleicht können wir jetzt von dem anderen General des Mailänder Kampfschiffes seine Entgegnung hören?

Luigi Boscolo: Ich möchte noch einmal auf die Konsultation eingehen. Das konsultierte System ist das Ehepaar, das heute anwesend war und der Therapeut, der das Ehepaar eingeladen hat. Der Therapeut hat nicht gesagt, daß er in einer ausweglosen Situation mit dem Paar ist. Aber er kam doch mit seinem Behandlungsfall zur Konsultation und hoffte auf Ideen, wie er mit diesem Fall umgehen könne. Mit dem Ende des Interviews ist normalerweise die Konsultation noch nicht zu Ende. Nach dem Interview spreche ich mit dem Therapeuten und frage ihn nach seiner Meinung, seinen Gefühlen, seiner Sichtweise, ob er Neues erfahren habe und was sein Eindruck gewesen sei. Dann spreche ich mit ihm über mögliche Strategien für die Zukunft. Der Therapeut kann Ideen akzeptieren oder auch nicht. Der zweite Punkt, den ich hier anmerken will, bezieht sich auf einen Unterschied der sich in den letzten Jahren zwischen der Arbeit von Mara und meiner Arbeit ergeben hat. Dieser Unterschied liegt in ganz einfachen Dingen. Mara denkt, daß es eine Familientypologie gibt. Wie Du gesagt hast, Mara, brauchst Du mehr Informationen und mehr Zeit für ein Interview. Du hast eine Idee darüber wie ein System organisiert ist. Du möchtest zuerst wissen, wie es organisiert ist, damit Du handeln kannst. Ich habe dazu eine andere Meinung. Ich denke evolutionär, d.h. ich glaube, daß man in einen Austausch mit seinen Klienten kommen kann und im Verlaufe dieses Austausches kann man Hypothesen aufstellen und testen, indem man Fragen stellt und Feedback bekommt, indem man Antworten erhält. Durch eine Vielzahl von Rückkopplungen kann die Hypothese mit der Zeit plausibel oder auch nicht plausibel werden. Durch diesen Prozeß wird sich dann eine neue Geschichte entwickeln. Ich glaube nicht, daß die Geschichte einer Organisation statisch existiert und man diese erkennen kann und erkennen muß. Das haben wir in den 70er Jahren noch gedacht. Wir glaubten damals, es sei möglich und notwendig das System zu verstehen, um die richtige Hypothese zu finden, damit das System geändert werden könnte.[5] Ich denke nicht mehr so. Ich gehe in ein Gespräch hinein und durch das Gespräch kommen wir, meine Klienten und ich, gemeinsam zu einem bestimmten Sinn. Ich möchte durch meine Fragen feststellen, ob diese Geschichte auch für die Klienten eine Bedeutung hat. Der Eindruck, den ich heute hier hatte, ist der, daß diese Geschichte für die beiden tatsächlich einen Sinn bekommen hat. Dadurch kann sich möglicherweise eine neue Geschichte entfalten, mit neuen Optionen.

Lyman Wynne: Ich möchte Herrn Dr. A fragen, ob er hier ein paar Worte sagen möchte, da er wiederholt angesprochen war?

Dr. A: Der Kontext für das Interview heute war aus meiner Sicht und mit meiner Beteiligung der, daß der Indexpatient auf meiner Station ist und das Angebot bestand, ein klärendes Familiengespräch, aber kein therapeutisches Gespräch, zu haben. Der Rahmen, also ein Gespräch in Anwesenheit von mehreren hundert Kongreßteilnehmern, war der Familie sehr ausführlich bekanntgemacht worden. Es war weiterhin klar, daß es keine Verpflichtung zur Teilnahme an diesem Gespräch gab und daß die Familie sich bis zuletzt die Option, nicht an dem Gespräch teilzunehmen, offenlassen konnte. Die Vereinbarung, die ich mit der Familie über das Ziel eines solchen Ge-

[5] Anmerkung des Herausgebers: Vgl. Selvini Palazzoli,M., L. Boscolo, G. Cecchin, G. Prata (1975): Paradoxon und Gegenparadoxon. Stuttgart (Klett) 1977.

spräches getroffen hatte war die, daß ich neugierig wäre, welche neuen Ideen entwickelt werden könnten. Meine Vorstellung als behandelnder Arzt war es, neue mir interessant erscheinende Ideen möglicherweise in weiteren Gesprächen mit der Familie aufzugreifen. Aus meiner Sicht stellt sich das Interview heute also eher in einem Konsultationskontext dar. Für mich bestand das Interesse an einer solchen Konsultation darin, als Teilnehmer des therapeutischen Systems zu schauen, auf welche Ideen jemand anderer kommt und dann für mich zu entscheiden, was ich davon aufgreifen will, und was mir eher weniger plausibel erscheint.
Ich habe für mich selbst, und so wie ich es sehe auch für die Familie, mit der ich nach dem Interview gesprochen habe, nicht den Eindruck, daß irgendein Druck entstanden war oder irgendeine Art von Kontexteinengung stattgefunden hat.

Lyman Wynne: Sie sagen als Therapeut, daß Sie selbst darüber entscheiden, in welcher Weise und was von dem heute Erarbeiteten Sie verwenden werden. Sie haben also nicht das Gefühl, daß hier eine Pattsituation oder eine Blockade entstanden war.

Dr. A: Absolut nicht, aus meiner Sicht war es der Beginn von weiteren Sitzungen mit der Familie.

Lyman Wynne: Ich möchte Helm Stierlin, dem Übersetzer des Interviews, die Gelegenheit geben, hier aus seiner Perspektive zu sprechen.

Helm Stierlin: Als Übersetzer gibt man ja teilweise seine eigene Identität auf. Es kommt dann darauf an, sich auf die Wellenlänge aller Beteiligten am Interview einzustimmen, deren Intentionen zu transportieren und sich selbst gleichzeitig zurückzunehmen. Eine solche Aufgabe gelingt natürlich leichter, wenn man sich auf der gleichen Wellenlänge mit dem Therapeuten befindet. Im ersten Teil der Sitzung fühlte ich mich sehr in Einklang mit Luigi und hatte den Eindruck, daß sich ein guter Kontakt zu dem Paar herstellen ließ. Ich meine auch, daß die beiden sehr schnell vergessen haben, daß um sie herum hunderte von Menschen sitzen. Es sind für sie existentiell wichtige Dinge angesprochen worden, so daß das Publikum nicht mehr zählte.

Dann meine ich aber stellte sich in der zweiten Hälfte des Interviews ein Problem ein. Dabei kamen mehrere Faktoren zusammen: Einmal waren bei mir Ermüdungserscheinungen bemerkbar, und ich meine, daß Luigi von einer neutralen, freischwebenden Weise der Exploration umschaltete zu einer Intention und einer Botschaft, die er vermitteln wollte. Diese Botschaft war sehr klar: Ihr müßt zusammenkommen, ihr müßt Herr eures eigenen Schicksals werden, ihr müßt euch von den bevormundenden Eltern befreien, ihr müßt euch dabei Zeit lassen und der Therapeut muß euch dabei auch Zeit lassen. Es wurde dann deutlich, daß der Mann, der sich tatsächlich zunehmend beruhigte und klarer kommunizierte, auf der Seite von Luigi war und die Frau war es eher nicht. Je mehr Luigi, auch unter großem Zeitdruck, seine Botschaft vertrat, um so mehr gab ihm die Frau Contra. Es stellte sich immer stärker ein Neutralitätsproblem ein[6]. Vielleicht habe ich auch dazu beigetragen, da ich möglicherweise aufgrund meiner Ermüdung zu diesem Zeitpunkt die Position der Frau nicht mit der notwendigen Emphase und in ausreichendem Detail vertreten habe, sondern eher zusammenfaßte. An diesem Punkt fühlte ich mich auch nicht mehr im Einklang mit dem, was Luigi tat. Ich hätte in dieser Situation anders gehandelt. Dennoch fand ich, daß Luigi insgesamt eine gute Arbeit getan hat, von der das Paar in diesem Interview profitiert hat.

Luigi Boscolo: Ich stimme mit dem, was Helm Stierlin sagte, voll und ganz überein. Ich sah ebenso wie er ein Neutralitätsproblem. Aber ich hatte auch, wie schon gesagt, zum Ende des Interviews wenig Zeit, so daß ich nicht mehr gut genug arbeiten konnte. Ich wollte zum Abschluß dem Paar und dem Publikum eine Botschaft geben, denn ich hatte in beiden Systemen eine Funktion. Mein Ziel dem Publikum gegenüber war es auch, zu zeigen wie man in einer solchen Situation eine Umdeutung vornehmen kann. Um eine Metapher dieser Interviewsituation zu geben: Ich fühlte mich wie der Koch, der einen schönen Kuchen konstruiert hatte, der aber letztlich nicht gut schmeckte.

[6] Anmerkung des Herausgebers: Zur Bedeutung der Neutralität im systemischen Interview siehe: Selvini Palazzoli,M., L. Boscolo, C. Cecchin, G. Prata (1981): Hypothetisieren - Zirkularität - Neutralität. Familiendynamik 6: 123-138, Cecchin, G. (1988): Zum gegenwärtigen Stand von Hypothetisieren, Zirkularität und Neutralität: Eine Einladung zur Neugier. Familiendynamik 13: 190-203 und Simon, F. B., G. Weber (1990): Keines von beiden. Über die Nützlichkeit der Neuralität. Familiendynamik 15: 257-265.

Ian Falloon: Ich möchte gerne eine andere Hypothese formulieren als die bisher hier geäußerten. Meine Hypothese bezieht sich auf die geistige Störung des Patienten. Ich habe von Dr. A. weitere Informationen erhalten. Dr. A. hat vor dem Interview ja nur eine sehr kurze Zusammenfassung der schizo-affektiven Probleme des Patienten gegeben. Der Patient hat doch wiederholt sehr ernsthafte manische Störungen gehabt. Ich stimme Frau Selvini in ihren Ausführungen zu, daß nämlich nur eine Verwirrung darüber, wie man mit seiner Familie zu leben habe, nicht notwendigerweise zu einer manischen Störung führen kann. Eine solche Verwirrung kann vielleicht ein kurzlebiges Streßsyndrom verursachen vielleicht sogar mit psychotischen Elementen. Aber ein solches Streßsyndrom löst sich spontan wieder auf, wenn der unmittelbare Streß beseitigt wird. Ein derartiger Streß kann durchaus sehr massiv sein und er kann sich auf interpersonelle oder intrapersonelle Dinge beziehen. Aber in dem vorliegenden Fall war der Patient schon drei Monate lang in Behandlung und sogar noch heute morgen waren manische Symptome vorhanden. Dies kann nicht nur eine psychologische Reaktion sein, die vielleicht mit dem Publikum zu tun hat, sondern das ist ein gestörter psychologischer Zustand gewesen. Ich möchte mich deshalb hier sehr dagegen verwahren, daß von einer Person gesagt wird, ihre manischen Störungen seien nur auf eine Konfliktsituation zurückzuführen. Nein, es besteht hier eine ernsthafte Störung, die lebensbedrohliche Konsequenzen haben kann. Dieser Mann hat sein eigenes Leben gefährdet und hat darüber Briefe an seine Familie geschrieben, in denen er ankündigt, daß er sich umbringen will. Er war sehr deprimiert.

Viele Therapeuten, darunter auch Verhaltenstherapeuten, vergessen, daß es physiologische Störungen gibt und daß diese behandelt werden müssen. Sie müssen behandelt werden durch eine Kombination von physiologischen Interventionen und Streßreduktion. Wichtig erscheint mir bei diesem Paar beispielsweise eine Behandlung durch ein Streßmanagment[7]. Sie müßten darin unterrichtet werden, mit ihrem Streß besser fertig zu werden. Denn bei dem Patienten ist die Physiologie sehr streßanfällig. Er wird wahrscheinlich wiederkehrende Schübe haben und seine Störungen werden im Verlauf der

[7] Anmerkung des Herausgebers: Vgl. Falloon,I. (1991): Das Familienmanagment der Schizophrenie (in diesem Band).

Zeit wahrscheinlich immer leichter auslösbar werden, durch immer kleinere Stressdosen.
Darüber hinaus ist natürlich deutlich, daß die Familie und deren Situation zu diesen Streßsituationen beitragen kann. Der Mann war aber schon längere Zeit psychotisch, er hat schon längere Zeit viel getrunken, er hat sich unangemessen und über lange Zeitstrecken abnormal verhalten. Er hat wahrscheinlich schon seit Jahren unter diesen Störungen gelitten. Wenn diesem Mann nun Informationen über die Natur seiner Störung gegeben werden, lassen sich die Störungszeichen in der Zukunft rechtzeitig erkennen und man kann ihm in dieser schrecklichen Situation, in der er sich zur Zeit befindet, helfen. Es darf hier nicht die Schuld auf die Frau oder auf die Beziehung zu den Eltern abgeschoben werden. Stattdessen ist eine umfassende Aufklärung über die Natur seiner Psychose notwendig. Es genügt nicht, zu etikettieren, daß er schizo-affektiv ist, sondern man muß ihm erklären, was das eigentlich bedeutet. Man muß ihm erklären, wie er in Zukunft damit fertigwerden kann. Dies alles schließt natürlich nicht die Familientherapie aus, die Luigi Boscolo meiner Meinung nach außerordentlich gut durchgeführt hat. Aber das ist nur ein zusätzlicher Aspekt der eigentlichen Behandlung.

Teilnehmer: Ich sehe in der Diskussion eine Vermischung zweier verschiedener Hypothesenbegriffe.[8] Man sollte sich klar werden, ob es um Hypothesen zur Ätiologie der psychotischen Erkrankung eines Patienten geht oder ob es um die Austestung von Hypothesen darüber geht, welches Sinnkonstrukt sich in der Kommunikation hilfreich transportieren läßt? Das sind zwei verschiedene Arten von Hypothesen. Wenn wir die Hypothesen vermischen oder verwechseln, erhalten wir eine Fülle von Mißverständnissen.

Ian Falloon: Ich glaube, daß die beiden erwähnten Hypothesenbegriffe miteinander verbunden sind. Auch wenn man sie häufig gerne voneinander trennen möchte, ist es mein Ziel, sie zu integrieren. Ich glaube, man erhält durch eine Integration der besten medizinisch-physiologischen Hypothesen mit den besten psychologischen Hypothesen die optimalen Voraussetzungen eines erfolgreichen Managements des schwierigen Zustandes einer Psychose.

[8] Anmerkung des Herausgebers: Vgl.: Diskussion der Praxisdemonstration der Heidelberger Gruppe (in diesem Band).

Mara Selvini Palazzoli: Meine Antwort auf die sehr kluge Frage nach den beiden Hypothesenbegriffen ist die, daß unsere Forschungsarbeit über psychotische Kinder ein Integration beider Hypothesen ist. Ein Integration von ätiologischer Forschung und Forschung über Vorschläge zu Verstehenskonstrukten. Aber ich muß dabei erinnern, wie unsere Vorschläge entstanden sind. Unsere Vorschläge sind auf neun Jahren experimenteller Forschung aufgebaut. Im Rahmen dieser Forschung ergaben sich eine ganze Reihe wertvoller Beschreibungen, die auf wiederkehrenden Verhaltensmustern basieren, die aus faktischen und konkreten Verhaltensweisen bestehen und nicht aus Geschichten.
Dennoch ist die von mir vorgeschlagene Familientypologie nichts Konkretes, das man anfassen könnte, sondern es ist eine Konstruktion, ein Vorschlag. Auch Isaak Newton machte einen Vorschlag als er die Gravitation vorschlug. Es war der Vorschlag eines Konstrukts, das zu einem weiteren Fortschritt unseres Wissens beitrug.
Die Modelle, die ich vorschlage, sind eine Kombination aus faktischen Erfahrungen und Konstrukten. Solche Modelle sind meiner Ansicht nach sowohl für unseren Wissensfortschritt als auch für die Therapie notwendig. Wenn wir mit einer psychotischen Familie zusammentreffen, gibt es eine Art Pseudo-Kooperation. Diese Pseudo-Kooperation ist informationstheoretisch betrachtet eigentlich nur ein Rauschen. Ich brauche dann eine Anzahl fester Punkte, beispielsweise die sechs Stufen meines Modells, um in dieser Wüste der Rauschens einige Fixpunkte aufzubauen, die mir helfen, die Vorgänge zu verstehen.

Lyman Wynne: Ich danke allen Diskussionsteilnehmern für ihre Beiträge.

Anmerkung des Herausgebers: Der Indexpatient wird zwei Monate nach der Konsultation aus der stationären Behandlung nach Hause entlassen. Weitere Familiengespräche mit Dr. A. haben nicht stattgefunden, da die Familie ein entsprechendes Angebot nicht wahrgenommen hat. Der Indexpatient wird von einem niedergelassenen Psychiater ambulant weiterbehandelt und erhält dort auch eine neuroleptische Medikation (Fluanxol). Seit der Entlassung aus der Klinik arbeitet der Patient wieder auf einer Vollzeitbasis in seinem Beruf. Etwa ein Jahr nach der Konsultation berichtet der Indexpatient anlässlich einer Nachbefragung durch Dr. A., daß sich die Beziehung zu seiner Frau deutlich entspannt und sich „alles eingespielt" habe. Die Wohnungssituation sei die gleiche wie zum Zeitpunkt der Konsultation. Er trinke keinen Alkohol mehr. Er erinnere sich noch sehr gut an das Gespräch mit Dr. Boscolo, der ihm ja damals gesagt habe, daß es noch lange Zeit brauche bis er gesund sei. Die Familie (Indexpatient, Ehefrau und Tochter) habe im Sommer 1990 einen zweiwöchigen Urlaub in Mallorca verbracht, der für alle sehr angenehm verlaufen sei. Die Ehefrau beklage ein wenig die Passivität ihres Mannes. Es gäbe zwar nicht wie früher ständig Streit, er rede aber jetzt sehr wenig, ziehe sich häufig zurück und er komme ihr manchmal abwesend und in Gedanken verloren vor. Beide nehmen im Rückblick das Gespräch mit Dr. Boscolo als sehr nützlich wahr, bedauern aber auch, daß sie keine weiteren Gespräche mit Dr. A. geführt haben, da dadurch viele „Dinge im Raum stehengeblieben" seien.

2. Praxis der psychoedukativen Familienbetreuung[1]

Kurt Hahlweg, Ursula Müller, Elias Feinstein, Matthias Dose, Georg Wiedemann & Gerti Hank

An Hand von Praxisbeispielen aus der Arbeit des Max-Planck-Institut für Psychiatrie in München wird im Folgenden die von uns praktizierte psychoedukative Familienbetreuung dargestellt. Zuvor sollen jedoch die wichtigsten Grundannahmen zusammengefaßt werden, von denen wir uns in unserer Praxis leiten lassen.

Grundannahmen zur Schizophrenie

Symptomatik und Diagnose

Schizophrene Psychosen zählen zu den schweren psychiatrischen Erkrankungen mit ungeklärter Ätiologie und äußerst heterogenem Krankheitsbild. Stets ist die Gesamtpersönlichkeit des Patienten betroffen; charakteristische Symptome sind u.a. Störungen des Denkens, der Sprache, der Wahrnehmung, der Affektivität und der Psychomotorik. Häufig sind es Halluzinationen wie Stimmenhören oder ausgeprägte Wahnvorstellungen (z.B. Verfolgungs- oder Beeinträchtigungswahn). Neben dieser produktiven Symptomatik („Positiv-Symptome"), vorherrschend vor allem in der Akutphase, können im weiteren Verlauf „Minus-Symptome" (Verflachung des Affekts, verminderter Antrieb, Spracharmut, sozialer Rückzug) auftreten, die die soziale Rehabilitation des Patienten außerordentlich erschweren und auch in der Familienbetreuung eine herausragende Rolle spielen.

[1] Anmerkung des Herausgebers: Während des Forums „Die Behandlung psychotischen Verhaltens" demonstrierte Kurt Hahlweg die psychoedukative Familienbetreuung durch Videoausschnitte aus der Arbeit am Max-Plank-Institut. Die folgende Arbeit ist eine von K. Hahlweg und seiner Gruppe im Anschluß an das Forum zusammengestellte Darstellung der theoretischen Grundlagen und der praktischen Schritte seines Familienbetreuungsansatzes.

Diagnostisch gehen wir nach dem DSM-III-R (Wittchen et al. 1989) vor.

Häufigkeit und Verlauf

Insgesamt erkranken Männer und Frauen etwa gleich häufig. Es gibt jedoch einen bisher nicht erklärten Geschlechtsunterschied: Männer erkranken früher, im Mittel zwischen dem 20. und 25., Frauen später, zwischen dem 25. und 30. Lebensjahre (vgl. Häfner 1989). Die Lebenszeitprävalenz liegt bei 1%, d.h. einer von 100 Erwachsenen wird im Laufe seines Lebens an einer Schizophrenie erkranken. Erstaunlicherweise scheint diese Erkrankungsrate über verschiedene Kulturen und Rassen hinweg konstant zu sein, wie zwei von der

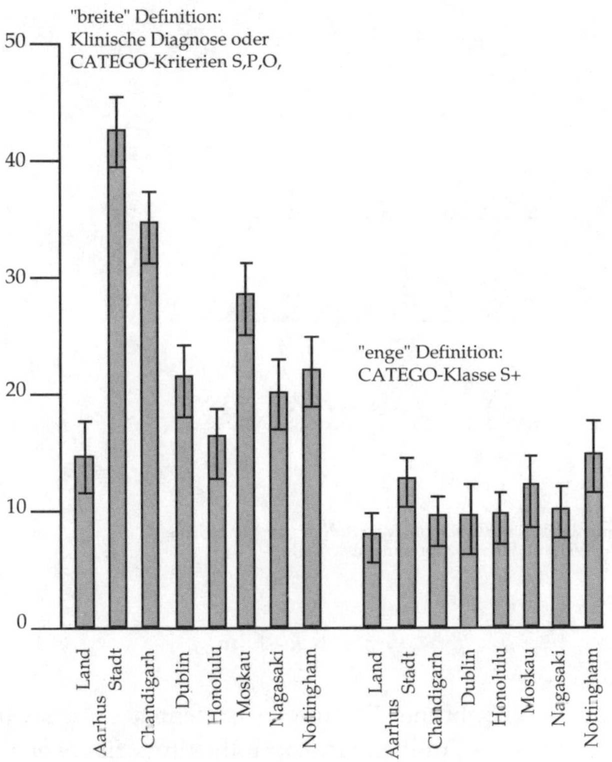

Inzidenzraten je 100 000 der Bevölkerung im Alter von 15 - 54 (beide Geschlechter) für Schizophrenie.

Tab.1

WHO (Weltgesundheitsorganisation) durchgeführte Studien kürzlich gezeigt haben (Sartorius et al. 1986). Beide Studien wurden in hochentwickelten und in Entwicklungsländern durchgeführt und waren methodisch sehr ähnlich angelegt. Die Patienten wurden mit einem standardisierten diagnostischen Verfahren, dem PSE (Present State Examination, Wing et al. 1974) untersucht. Hinsichtlich der Diagnose wurde eine „breite" und eine „enge" Definition der Schizophrenie zu Grunde gelegt.

Die Ergebnisse (vgl. Tab. 1) zeigen, daß die Inzidenzraten sehr ähnlich sind, wenn eine enge Definition der Schizophrenie gewählt wird.

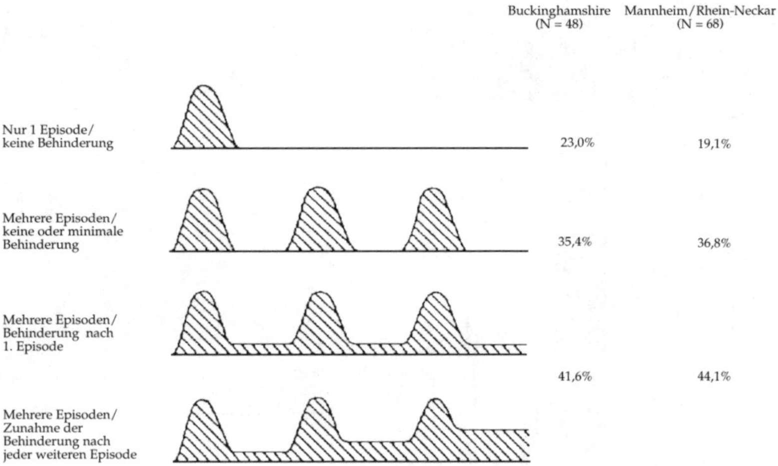

Grobeinteilung der Verlaufstypen in zwei Studien zum „natürlichen" Verlauf der Schizophrenie über 5 Jahre

Tab. 2

Der Verlauf schizophrener Störungen ist sehr heterogen. In einer Untersuchung des Mannheimer Zentralinstituts für Seelische Gesundheit (Biehl et al. 1986) wurden Patienten über fünf Jahre prospektiv[2] beobachtet und die Ergebnisse mit einer Studie aus Buckinghamshire in England verglichen.(Tab. 2)

Der Verlauf schizophrener Störungen ist sehr heterogen. In einer Untersuchung des Mannheimer Zentralinstituts für Seelische Gesundheit (Biehl et al. 1986) wurden Patienten über fünf Jahre prospektiv[2] beobachtet und die Ergebnisse mit einer Studie aus Buckinghamshire in England verglichen.(Tab. 2)
Ca. 23% aller Patienten machten nur eine Episode durch und hatten keine weiteren Einschränkungen. Etwa 37% hatten einige soziale Anpassungsprobleme und ca. 44% der Patienten hatten mehrere Episoden mit deutlicheren sozialen und persönlichen Einschränkungen. Dies ist der über fünf Jahre hinweg zu erwartende Verlauf, wenn die Patienten der üblichen psychiatrischen psychopharmakologischen Behandlung unterzogen werden.
Interessanterweise scheint nun dieser beschriebene Verlauf kulturabhängig zu sein. Zwar ist die Auftretenswahrscheinlichkeit über verschiedene Kulturen und Rassen hinweg gleich, der Verlauf dagegen ist sehr unterschiedlich. Die folgenden Daten aus der „International Pilot Study of Schizophrenia" der WHO (Satorius et al. 1974) macht dies deutlich.
In dieser Studie wurden die Patienten über zwei Jahre prospektiv untersucht und in ihrer Entwicklung bezüglich sozialer Anpassung, Symptomatik und Rückfall beurteilt. Entlang der Dimension „gute - schlechte Entwicklung" wurde jeder Patient auf einer fünfstufigen Skala klassifiziert. Die Ergebnisse zeigen, daß etwa 40 % der Patienten in Entwicklungsländern einen sehr guten Verlauf haben im Unterschied zu nur etwa 15 % der Patienten in industrialisierten Ländern. Die Verläufe in Ländern der Dritten Welt sind durchweg sehr viel günstiger als in Industrieländern. Bei ca. 25% der Patienten ist der Verlauf jedoch sehr schlecht, hier gibt es keine Unterschiede zwischen Entwicklungs- und Industrieländern.

[2] Anmerkung des Herausgebers: „Prospektive Studien" oder auch „Kohortenstudien" bezeichnen in der Epidemiologie Studien, in denen eine definierte Stichprobe von Personen systematisch beobachtet wird, wobei alle Mitglieder der beobachteten Stichprobe gegenüber einem definierten Faktor exponiert sind (beispielsweise Zigarettenraucher, wenn Rauchen als Einflußgröße auf die Entstehung von Lungenkrebs untersucht werden soll). Diese Stichrobe soll als Zufallsstichprobe aus der Gesamtheit aller Exponierten (also beispielsweise aller Raucher) gebildet werden. Der so gebildeten Stichprobe oder „Kohorte" wird eine Vergleichsgruppe gegenübergestellt, die in möglichst vielen Merkmalen mit der Kohorte übereinstimmt, jedoch nicht in dem definierten Faktor (also z.B. Zigarettenrauchen). Über einen angemessenen Zeitpunkt werden beide Gruppen in regelmäßigen Abständen untersucht, um das Auftreten von Erkrankungen festzustellen. Durch dieses Verfahren der prospektiven Studie läßt sich nun die Krankheitsinzidenz in den zugrundeliegenden Populationen von Exponierten und Nichtexponierten schätzen.

Prozentuale Verteilung schizophrener Patienten in Entwicklungs- und Industrieländern über fünf Verlaufskategorien einer 2 Jahres-Katamnese.

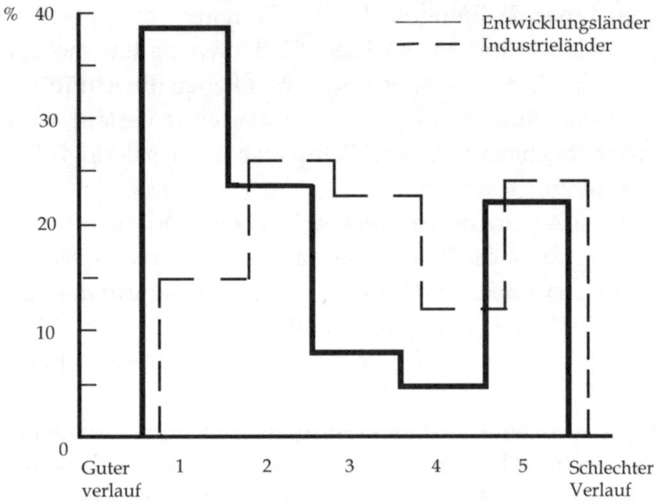

Tab. 3

Während früher stets ein chronischer Verlauf angenommen wurde (vgl. das Konzept der „dementia praecox" bei E. Kraepelin), weisen neuere Langzeitkatamnesen ein günstigeres Bild auf (Ciompi & Müller 1976; Huber et al. 1979). Bei ca 25% aller Erkrankungen kommt es zur völligen Remission, ca 50% der Patienten erleben zwar mehrere Krankheitsphasen, sind aber sozial mehr oder weniger angepaßt, und nur bei ca. 25% kommt es zu sogenannten chronischen Rest- oder Defektzuständen, die meist eine langfristige Hospitalisierung erfordern, so daß auch heute noch ca. 65% aller psychiatrischen Langzeitpatienten Schizophrene sind. Insgesamt verursacht die Schizophrenie enorme Kosten: Herzinfarkte sind 12 mal so häufig, die direkten und indirekten Kosten aber nur zweimal so hoch wie bei schizophrenen Erkrankungen (Andrews et al. 1985).

Medikamentöse Therapie der Schizophrenie

Die Behandlungsmöglichkeiten haben sich in den letzten 30 Jahren sehr verändert. Insbesondere die heute übliche Neuroleptikatherapie in der Behandlung der Akutsymptomatik führte zu einer deutlichen Reduktion der stationären Behandlungsdauer; allerdings kam es bei kürzeren stationären Behandlungszeiten zu einer höheren Zahl der Wiederaufnahmen (sog. „Drehtürpsychiatrie"). Zur Verhinderung von Rezidiven wird die neuroleptische Langzeitmedikation empfohlen, die sich als durchaus erfolgreich erwiesen hat. So werden unter Neuroleptika innerhalb von 6 Monaten nur ca. 20% der Patienten rückfällig, unter Placebo aber 55% der Patienten (Davis et al. 1982). Nach 2 Jahren betrugen die entsprechenden Rückfallraten 40% (Hogarty et al. 1979) bzw. 92% unter Placebo (Müller 1982).

Allerdings klagen ca. 50% der Patienten unter Neuroleptikatherapie über sehr unangenehme Nebenwirkungen, die nach Absetzen der Medikation aber rückbildungsfähig sind (z. B. motorische „Einmauerung", Sitzunruhe, depressive Verstimmungen). Später können sich irreversible Spätdyskinesien ausbilden (z.B. unwillkürliche Kau- und Schmatzbewegungen), die nach 4 Jahren neuroleptischer Dauerbehandlung bei ca. 12% der Patienten zu beobachten sind (Kane et al. 1982).

Mit der Psychopharmakatherapie sind vor allem die „produktiven" Symptome gut zu behandeln, die „Minus-Symptome" sind dagegen medikamentös nur wenig zu beeinflussen; ihre Besserung ist wahrscheinlich vor allem durch psychosoziale Maßnahmen zu erreichen. Die Entwicklung neuer Psychopharmaka ohne die geschilderten Nebenwirkungen und mit verbesserter Wirkung ist in nächster Zeit nicht zu erwarten. Deshalb sind alternative medikamentöse Strategien entwickelt worden, um die Risiken zu mindern: zum einen handelt es sich um den Versuch, kontinuierlich mit stark reduzierter Dosis (ca 10-20% des Üblichen) zu behandeln, zum anderen, die Neuroleptikatherapie nach Remission auszusetzen und erst bei dem Auftreten von Frühwarnsymptomen wieder aufzunehmen. Erste ermutigende Ergebnisse liegen vor, beide Strategien müssen aber noch intensiver auf ihre Brauchbarkeit untersucht werden (z.B. Pietzcker 1985).

Vulnerabilitäts-Stress-Modell

Bei der Komplexität des Phänomens Schizophrenie muß von einer multifaktoriellen Verursachung ausgegangen werden. Eine geneti-

sche Komponente erscheint wahrscheinlich, da das Morbiditätsrisiko für Verwandte ersten Grades von schizophrenen Patienten ca. 10% beträgt, bei eineiigen Zwillingen liegt es bei ca. 40% (Gottesman & Shields 1982).
Nach dem interaktiven biopsychosozialen Vulnerabilitäts-Streß-Modell (Nuechterlein & Dawson 1984; Zubin & Spring 1977) wird jedoch nicht die Schizophrenie als solche vererbt, sondern eine besondere biologische Vulnerabilität, an Schizophrenie zu erkranken. Diese „Verletzlichkeit" kann auch im Laufe der kindlichen Entwicklung, z.B. durch Geburtstraumata, erworben werden.
Als Indikatoren für diese biologische Vulnerabilität gelten kognitive Defizite auf basalem Niveau (Störungen der Informationsverarbeitung und Probleme, die Aufmerksamkeit für längere Zeit zielgerichtet zu fokussieren), außerdem Anomalien des autonomen Nervensystems, die sich entweder in mangelnder Erregbarkeit oder in einer Unfähigkeit, sich an neue Reize zu gewöhnen, äußert. Diese „Basisstörungen" interagieren mit Stressoren aus der Umwelt, z.B. mit dem Auftreten ungünstiger Lebensereignisse und/oder mit einem negativen, streßreichen Familienklima. Tritt nun durch ungünstige Umweltbedingungen Streß auf und verfügt die vulnerable Person über keine angemessenen Bewältigungsstrategien, so kann es nach dem Durchlaufen einer Prodromalphase zum Ausbruch der Psychose kommen. Dieses heuristische Modell erlaubt Folgerungen für die Rückfallprophylaxe, die auch durch Befunde aus der Literatur, zumindest was die Rolle der Familie betrifft, gestützt werden.

Ergebnisse der „Expressed Emotion" - Forschung

Während die Untersuchungen zur Bedeutung der familiären Interaktion bei der Ätiologie der Schizophrenie im wesentlichen erfolglos blieben (vgl. Hahlweg et al. 1989), konnte die Rolle der Familie für den Verlauf der Psychose überzeugend nachgewiesen werden. Nach den Untersuchungen von Brown et al. (1972) und Vaughn und Leff (1976) haben bestimmte Einstellungen der nächsten Angehörigen des Patienten entscheidenden Einfluß darauf, ob der Patient nach Entlassung aus stationärer Behandlung rückfällig wird oder nicht.

Die Autoren befragten die nächsten Angehörigen des Patienten nach dessen Aufnahme ins Krankenhaus mit Hilfe eines standardisierten Einzelinterviews (Camberwell Family Interview, CFI, Vaughn & Leff 1976) nach dem Verhalten des Patienten während der drei Monate vor Aufnahme. Die Äußerungen des Angehörigen werden auf Tonband aufgenommen und später hinsichtlich der folgenden drei Variablen ausgewertet:

1) Kritik: Gezählt wird die Anzahl kritischer Äußerungen über den Patienten, wobei der Tonfall entscheidende Bedeutung hat.

2) Feindseligkeit: Das Ausmaß der Feindseligkeit des Angehörigen in bezug zum Patienten wird aufgrund des Gesamtinterviews eingeschätzt.

3) Emotionales Überengagement: Auf einer 6-stufigen Ratingskala wird eingeschätzt, wie stark der Angehörige sich um den Patienten sorgt und ob er überprotektiv ist.

Äußert ein Angehöriger 6 oder mehr kritische Bemerkungen und/oder ist er feindselig und/oder erzielt er einen Wert von 4 oder 5 auf der Skala des emotionalen Überengagements, so wird er/sie als „hoch" in bezug auf EE eingeschätzt (HEE), als „niedrig EE" (NEE), wenn sich für keine dieser Variablen auffällige Werte ergeben haben. Angehörige werden in den weitaus meisten Fällen aufgrund ihrer kritischen Haltung als „hoch EE" eingestuft, nur in ca. 10-15% aufgrund extremen emotionalen Überengagements. Insofern ist „Expressed Emotion" eine unglücklich gewählte Bezeichnung, die oft zu Mißverständnissen Anlaß gegeben hat. „Kritische Haltung" würde das Konstrukt besser umschreiben.

In ca. 15 Studien wurde die prädiktive Validität[3] des EE-Maßes untersucht (vgl. Hahlweg et al. 1989). Faßt man die Ergebnisse dieser Studien zusammen, so zeigt sich ein deutlicher Einfluß der Angehörigen-Einstellung auf die Rückfallrate: 54% der Patienten, die nach Entlassung zu einem HEE-Angehörigen zurückkehrten, erlitten innerhalb von 9 Monaten einen Rückfall (Auftreten positiver Schizophreniesymptome), im Gegensatz zu nur 16% der Patienten mit NEE-

[3] Anmerkung des Herausgebers: Unter prädiktiver Validität wird die Voraussagekapazität eines bestimmten Merkmales für das Auftreten eines anderen Merkmales in der Zukunft verstanden. Im hier vorliegenden Falle handelt es sich um das Ausmaß, in dem die EE-Einstellung der Angehörigen eine Voraussage über die Rückfall-Rate des Patienten erlaubt.

Angehörigen. Insgesamt scheint es sich bei den EE-Befunden um ein robustes Phänomen zu handeln, das im übrigen nicht schizophreniespezifisch ist: Der signifikante Zusammenhang zwischen EE und Rückfall ließ sich auch bei depressiven Patienten (Hooley et al 1986; Vaughn & Leff 1976) und manischen Patienten (Miklowitz et al 1987) nachweisen.

Implikationen für die Therapie

Legt man das Vulnerabilitäts-Streß-Modell zugrunde, ergeben sich für die Therapie vor allem zwei Ansatzpunkte. Man kann auf der Seite der biologischen Vulnerabilität intervenieren und versuchen, beispielsweise mit Hilfe von Neuroleptika, die autonome Übererregung zu reduzieren. Zum anderen kann man versuchen, die Familie und das Familienklima so zu verändern, daß günstigere Bedingungen für den Patienten entstehen. Dabei ist es besonders wichtig, die kommunikativen Aspekte in diesen Familien zu verändern.
Was sind dies nun für Kommunikationsmuster, auf die wir in den betreffenden Familien stoßen?
In jüngster Zeit ist untersucht worden, ob sich die EE-Einstellungen der Angehörigen auch in deren Verhalten zeigen, wenn sie direkt mit dem Patienten interagieren. In diesen Studien wurden Familien mit einem schizophrenen Patienten gebeten, familiäre Konflikte zu besprechen. Diese Diskussionen wurden auf Video aufgezeichnet und später mit Hilfe geeigneter Beobachtungssysteme ausgewertet. Die Arbeitsgruppe um Goldstein (vgl. Strachan et al 1986) konnte in einer Reihe von Untersuchungen zeigen, daß eine kritische Einstellung des Angehörigen sich auch in seinem Verhalten dem Patienten gegenüber widerspiegelt; emotionales Überengagement korrelierte dagegen mit der Häufigkeit des „Gedankenlesens" (der Angehörige gibt während der Diskussion vor, genau über Gefühle und Gedanken des Patienten Bescheid zu wissen).
In einer Studie von Hahlweg et al. (1989) konnten diese Ergebnisse repliziert und erweitert werden, besonders was die Rolle des Patienten bei der Familieninteraktion betrifft. Es zeigte sich wiederum, daß hoch-EE kritische Angehörige auch während der Familiendiskussion sehr kritisch und abwertend gegenüber dem Patienten sind. Niedrig-EE Angehörige verhalten sich dagegen deutlich akzeptierender ge-

genüber dem Patienten und versuchen häufiger, konstruktive Lösungen für bestehende Probleme zu finden. Das affektive Klima während der Familiendiskussion (gemessen am nonverbalen Verhalten der Beteiligten) war bei den HEE-kritischen Familien deutlich negativer als bei den NEE-Familien.

Sequenzanalytische Auswertungen zeigten, daß die HEE-Familien sich in langandauernde negative Eskalationen verstrickten, während es den NEE-Familien gelang, sich aus solchen Eskalationen wieder schneller zu lösen.

In Abb. 1 ist ein solcher negativer Eskalationsprozeß für den Bereich des nonverbalen Verhaltens dargestellt.

Aus der Abbildung ist ersichtlich, daß in ca. 30% der Interaktionen das nonverbale Verhalten der „hoch EE-Familien" als negativ eingeschätzt wurde (Sequenzlänge 1).

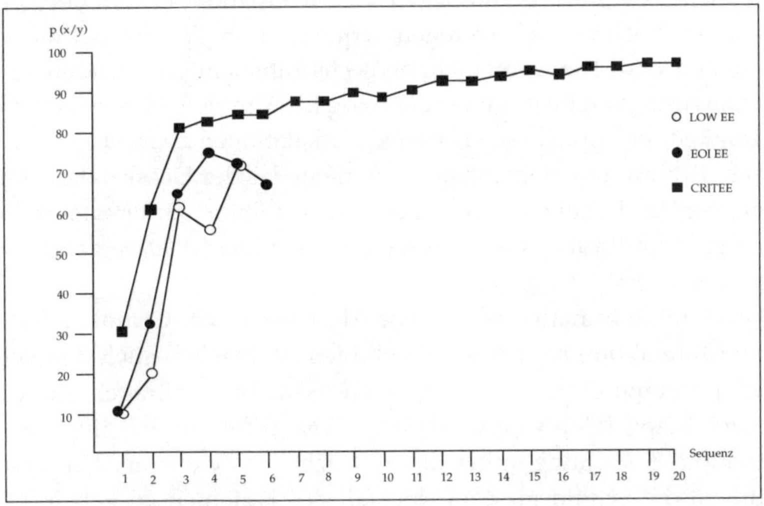

Abb. 1

Zur Erläuterung der Abbildung soll eine fiktive Interaktion zwischen Mutter und Tochter (Patientin) angenommen werden. Wenn z.B. die Mutter beginnt, sich non-verbal negativ zu verhalten (z.B. spricht sie mit einem abfälligen Tonfall oder macht eine abwehrende Handbewegung), kann man bei der Sequenzlänge 2 beobachten, wie die Patientin darauf non-verbal reagiert. Die Wahrscheinlichkeit, daß diese ihrerseits wiederum non-verbal negativ reagiert, liegt bei etwa 60%. Die Wahrscheinlichkeit, daß die Mutter darauf wiederum non-verbal negativ reagiert, liegt bei etwa 80% (Sequenzlänge 3). Die Wahrscheinlichkeit, daß daraufhin die Patientin wiederum negativ reagiert, liegt bei etwa 80% (Sequenzlänge 4) usw.

Aus der Abbildung ist ersichtlich, daß bei vielen „hoch-EE" Familien dieser Prozeß der negativen Verstrickung über einen sehr langen Zeitraum anhält, teilweise gibt es bis zu 20 aufeinanderfolgende negative Reaktionen.

Im Gegensatz dazu stehen die „niedrig EE-Familien". Sie sind generell deutlich weniger non-verbal negativ. Nur 10% aller Verhaltensweisen im Laufe des Gespräches werden als non-verbal negativ eingeschätzt. Auch bei diesen Familien ist eine negative Eskalation möglich. Sie bricht aber, im Gegensatz zur Situation bei den „hoch EE-Familien", schon nach wenigen Sequenzen ab. Es gibt bei diesen Familien keine Kette von mehr als sechs aufeinanderfolgenden non-verbal negativen Reaktionen. „Niedrig EE- Familien" haben also die Fähigkeit, sich aus diesen negativen Eskalationen zu lösen.

Diese Kommunikationsmuster, vor allem das der Deeskalation, das „niedrig EE-Familien" von „hoch EE-Familien" differenziert, ist kreuzkulturell äußerst stabil, wie kürzlich Müller (1990) zeigen konnte.

Die Interaktionsanalysen, mit denen der systemische Charakter familiärer Interaktion am besten abzubilden ist, machen auch deutlich, daß Patienten ebenso zur negativen Eskalation beitragen wie die Angehörigen (Hahlweg et al. 1987). Die Befunde der „Expressed Emotion"-Forschung sollten deshalb nicht dazu verleiten, den Angehörigen die Schuld an dem Rückfall des Patienten zu geben. Die Einbeziehung des Patienten in die Familienbetreuung soll seiner möglichen Beteiligung an negativen Eskalationen Rechnung tragen, ihn aber auch zum aktiven Faktor einer positiven Veränderung der familiären Interaktion machen.

Diese Eskalationsprozesse sind im übrigen nicht schizophreniespezifisch, sondern lassen sich auch bei Diskussionen depressiver Patienten mit ihren Ehepartnern nachweisen (Hooley & Hahlweg 1986).

Die geschilderten Befunde aus der EE-Forschung lassen sich sehr gut in das Vulnerabilitäts-Streß-Modell einordnen. Für eine erfolgreiche Rückfallprophylaxe erscheint es unabdingbar, die Angehörigen in die ambulante Nachsorge mit einzubeziehen, um die EE-Verhaltensweisen und -Einstellungen zu ändern. Eine weitere Konsequenz der Ergebnisse ist, daß der Patient in die Familienbetreuung einbezogen werden sollte, um das Interaktionsverhalten aller Familienmitglieder gleichzeitig zu ändern.

Psychoedukative Rückfallprophylaxe

In den letzten Jahren sind eine Reihe von psychoedukativen Therapieprogrammen für Familien entwickelt worden, die alle vom Vulnerabilitäts-Stress-Modell ausgehen und die die EE-Ergebnisse berücksichtigen (Anderson et al. 1986; Falloon et al. 1984; Goldstein et al. 1978; Leff et al. 1986; Tarrier et al. 1988; Übersichten bei Fiedler et al. 1986; Goldstein et al. 1986). Diese Programme unterscheiden sich zwar in ihrem Vorgehen, was Zeitdauer und Ablauf betrifft, haben aber viele gemeinsame Komponenten:

a)Neuroleptikatherapie. Die Patienten werden neuroleptisch behandelt.

b) Information. Die Familien werden über den heutigen Kenntnisstand zur Schizophrenie und über die Behandlungsmöglichkeiten einschließlich der Medikation ausführlich aufgeklärt (deshalb auch der Begriff psychoedukativ).

c) Das therapeutische Vorgehen zielt darauf ab, Kritik und emotionales Überengagement der Angehörigen, aber auch Fehlverhalten der Patienten, abzubauen, z.B. mit Hilfe eines strukturierten Kommunikationstrainings (Falloon et al. 1984).

d) Die Therapie orientiert sich an aktuellen Familienproblemen und versucht, konkrete Lösungen zu finden, bei Falloon[4] et al. z.B. anhand vorgegebener Problemlösungsschritte.

e) Insgesamt wird den Familien „Hilfe zur Selbsthilfe" vermittelt.

f) Die Maßnahmen richten sich nicht nur auf die Probleme des Patienten, sondern es wird versucht, die Lebensqualität der gesamten Familie zu verbessern.

[4] Anmerkung des Herausgebers: Vgl. Falloon, I. (1991): Das Familienmanagment der Schizophrenie (in diesem Band).

Gerade die Belastung der Angehörigen ist in der Vergangenheit oft vernachlässigt worden. Im Rahmen ambulanter Therapiestrategien trägt die Familie häufig die Hauptlast der Rehabilitation. Mit der Betreuung sind meist erhebliche Belastungen und Probleme verbunden, die sich aus dem auffälligen Verhalten der Patienten ergeben können. Ein bizarres Sozialverhalten führt leicht zur Isolation der Familie, insbesondere der Mütter. Mehr als die Hälfte der Angehörigen schizophrener Patienten klagen selbst über behandlungsbedürftige psychische Symptome, meist Depressionen und Ängste (Creer & Wing 1984; McCreadie et al. 1987). Diese Belastungen der Angehörigen werden noch zu selten in der Therapie berücksichtigt; im Gegenteil, die Eltern werden zum Teil mehr oder minder deutlich für die Erkrankung ihrer Kinder verantwortlich gemacht (Katschnig & Konieczna 1986), und die Therapeuten gehen oft nur unzureichend auf die Bedürfnisse der Angehörigen ein, wie eine Studie von Spaniol et al. (1986) deutlich macht: ca. 50% der Angehörigen sind unzufrieden mit der Behandlung, sie wünschen sich mehr Unterstützung, Information über die Erkrankung und eine stärkere Einbeziehung in die Therapie. In der psychoedukativen Rückfallprophylaxe wird versucht, diesen Bedürfnissen Rechnung zu tragen.

Ergebnisse

Die Programme wurden hinsichtlich ihrer Effektivität in kontrollierten Studien untersucht. Als Kontrollgruppe dienten jeweils Patienten, die Neuroleptika und eine individuelle psychosoziale Betreuung erhielten. Die Rückfallraten nach einem Jahr lagen in der Kontrollgruppen bei ca. 45% (Range: 41-60%), in der Gruppe der Patienten mit Familienbetreuung bei 10% (Range: 8-19%). Nach 2 Jahren betrugen die Rückfallraten in den Kontrollgruppen ca. 70%, in den familienbetreuten Gruppen ca. 20%. Es zeigte sich also, daß die Familienbetreuung einen deutlich additiven Effekt zur Neuroleptikatherapie hat.

Falloon et al. (1984) konnten weiterhin zeigen, daß Patienten mit Familienbetreuung im Vergleich zur Kontrollgruppe seltener schizophreniespezifische Symptome aufwiesen, sozial besser angepaßt waren und die Belastung in den Familien von allen Beteiligten geringer eingeschätzt wurde. Familienbetreuung erwies sich darüberhinaus als kostengünstiger und führte pro Familie zur Einsparung von ca. 2000 US $.

Änderung familiärer Variablen

Hogarty et al. (1986) und Tarrier et al. (1988) konnten zeigen, daß sich durch die Familienbetreuung auch der EE-Status der Angehörigen signifikant erniedrigt. Weiterhin konnten Hogarty et al. überzeugend nachweisen, daß eine EE-Reduktion tatsächlich mit Rückfallfreiheit des Patienten einhergeht. In den Familien, die sich innerhalb eines Jahres von hoch- zu niedrig-EE veränderten, erlitt kein Patient einen Rückfall. Blieb der EE-Status jedoch unverändert hoch, so hatte nur die Kombination von Familienbetreuung und patientenorientiertem Sozialtraining eine rückfallprophylaktische Wirkung (0%), während in der Kontrollgruppe 44% und in der reinen Familientherapiegruppe 33% der Patienten einen Rückfall erlitten.

In der Studie von Falloon et al. (1984) wurde außerdem untersucht, ob sich auch die familiären Kommunikationsmuster aufgrund der Betreuung ändern. Vor der Behandlung, nach 3 und nach 24 Monaten wurden die Familien gebeten, familiäre Probleme zu diskutieren. Die Auswertung dieser Interaktionen zeigte, daß schon nach 3 Monaten eine deutliche Reduktion von kritischen Äußerungen zu verzeichnen war (Doane et al. 1985). Auch nach 2 Jahren war der Effekt der Familienbetreuung noch deutlich. Während sich der Kommunikationsstil der Familien der Kontrollgruppe im wesentlichen nicht verändert hatte, waren die Familien mit Familienbetreuung signifikant weniger kritisch miteinander und versuchten häufiger, die Probleme durch konstruktive Beiträge zu lösen.

Wie sieht nun die Praxis der Familienbetreuung aus, die ihre Grundlage in dem beschriebenen Vulnerabilitäts-Streß-Modell hat?

Am Max-Planck-Institut für Psychiatrie führen wir seit 1988 eine Studie durch, die vom Bundesministerium für Forschung und Technologie finanziell gefördert wird. Ziel der Untersuchung ist es, die kombinierten Effekte medikamentöser und familientherapeutischer Rezidivprophylaxe auf Rückfallhäufigkeit und soziale Anpassung des Patienten einerseits und Bewältigungskompetenzen und Belastung der Familie andererseits zu untersuchen. Verglichen werden die beiden Gruppen Familienbetreuung mit Standardmedikation und Familienbetreuung mit prophylaktischer Frühmedikation.

Neben den Behandlungseffekten soll auch die Vorhersagbarkeit des Behandlungserfolges mit Hilfe von Patient- und Familienvariablen geklärt werden, um klinisch brauchbare Prädiktoren zu identifizieren.

Genaue Prozessanalysen der Familienbehandlungen sollen Aufschluß über die therapeutischen Wirkfaktoren geben und zur effizienten Therapeutenschulung und Supervision beitragen.
Wir orientieren uns in unserem Vorgehen an der verhaltenstherapeutische Familienbetreuung, die von Falloon et al. (1984) entwickelt wurde und die wir an deutsche Verhältnisse angepaßt haben. Die Familienbetreuung besteht aus mehreren Komponenten (siehe Tabelle 4).

Verhaltenstherapeutische Familienbetreuung (Falloon et al. 1984):

THERAPIEKOMPONENTEN:
Neuroleptikamedikation
Diagnostik
Information über Schizophrenie und Medikation
Kommunikationstraining
Problemlösetraining

Tab. 4

Wie bei allen psychoedukativen Programmen wird der Patient mit Neuroleptika behandelt. Während der stationären Aufnahme wird eine intensive patienten- und familienorientierte Diagnostik betrieben. Dabei geht es vor allem um die Identifikation möglicher familiärer Probleme und Belastungen, die nach Entlassung des Patienten bearbeitet werden sollen. Die Familienbetreuung beginnt dann mit einigen Sitzungen, in denen Informationen über Schizophrenie und die Wirkung der Neuroleptika gegeben werden. Daran schließt sich ein Kommunikationstraining an, um die möglicherweise dysfunktionalen familiären Kommunikationsmuster zu verändern, z.B. die Neigung abzubauen, sich in unfruchtbare negative Eskalationen zu verstricken. Dies dient zur Vorbereitung des wichtigsten Teils der Betreuung, der Befähigung der Familien, ihre Probleme selbst zu lösen. Die dazu notwendigen Strukturen werden in einem Problemlösetraining vermittelt. Insgesamt versteht sich dieser Ansatz als Hilfe zur Selbsthilfe.

Üblicherweise versuchen wir, die Familienbetreuung auf drei Beteiligte (üblicherweise Mutter, Vater, Patient) zu begrenzen, die von einem Therapeuten betreut werden. Sollte es sich als notwendig herausstellen, werden auch andere Familienmitglieder hinzugezogen.

Der zeitliche Ablauf ist folgender:

Wir versuchen, die Diagnostik während des stationären Aufenthaltes zu erledigen. Die Patienten rekrutieren sich aus der Klinik des Max-Planck-Institut für Psychiatrie. Die Familienbetreuung beginnt sobald als möglich, da wir denken, daß die Krankenhauseinweisung für die Familie ein Zeitpunkt der stärksten Krise ist, die erfordert, daß mit den Angehörigen so schnell wie möglich Kontakt aufgenommen wird. Wir treten zwar mit den Familienangehörigen in Kontakt, halten jedoch keine Familiensitzungen ab, solange der Patient akut psychotisch ist oder noch stationär behandelt wird. Die eigentliche psychoedukative Familienbetreuung beginnt dann bei Entlassung des Patienten.

Insgesamt finden etwa 24 Sitzungen im ersten Jahr statt. Sehr wichtig ist es, die familiäre Situation genau kennenzulernen, daher findet möglichst jede 4. Sitzung im Haushalt der Familie statt. Die genaue Verteilung der Sitzungsfrequenzen ist aus Tabelle 5 ersichtlich.

Verhaltenstherapeutische Familienbetreuung (BMFT/MPIP-Projekt München)

Teilnehmer: 1-2 Angehörige, Patient, 1 Therapeut

Zeitlicher Ablauf:

Diagnostik (während der stationären Aufnahme)
1. - 3. Monat: 1 x wöchentlich
4. - 6. Monat: 2 x monatlich
7. - 12. Monat: 1 x monatlich
> 13. Monat: Bei Bedarf
(ca. 24 Sitzungen im 1. Jahr)

Kriseninterventionen: Jederzeit möglich

Hausbesuche: Jede 4. Sitzung

Tab. 5

Welche Patienten werden behandelt? Grundsätzlich werden alle Patienten mit einer DSM-III/ICD-9[5] Schizophrenie-Diagnose in die Studie aufgenommen, sofern sie engen Kontakt zu einem Familienmitglied haben (mindestens 10 Stunden pro Woche) und nicht gleichzeitig andere Störungen haben, z.B. hirnorganische Störungen oder Drogenabhängigkeit. Ca. 40% der Patienten haben keinen engeren Kontakt und scheiden daher für eine Familienbetreuung aus. Insgesamt werden etwa 20% der Schizophreniepatienten ambulant psychoedukativ betreut.

Ca. 70% der Patienten haben eine paranoid-halluzinatorische Psychose, bei ca. 30% der Patienten handelt es sich um eine Erstmanifestation der Schizophrenie. Das Verhältnis von Frauen zu Männern beträgt 30:70; in 50% der Fälle sind die Eltern die beteiligten Angehörigen, in 30% die Partner der Indexpatienten und in 15% ist nur ein Elternteil vorhanden.

Diagnostik

Verhaltensanalyse und Erarbeitung von Zielsetzungen.

Vor Beginn der gemeinsamen Therapiesitzungen wird mit jedem Familienmitglied (Patient und Angehörige) einzeln ein ausführliches Erstgespräch geführt, das bei Bedarf um weitere Sitzungen ergänzt wird. Gut brauchbar für den Erstkontakt ist das semi-strukturierte Camberwell Family Interview (Vaughn & Leff 1976), das üblicherweise für die Ermittlung des Grades an „Expressed Emotion" verwendet wird. Die Angehörigen haben die Möglichkeit, über ihr Erleben im Zusammenhang mit der Krankheit des Patienten zu sprechen. Dies hat für die Angehörigen eine sehr entlastende Funktion und ermöglicht die Herstellung einer theapeutischen Beziehung zu den Angehörigen. Das Interview selbst ist relativ non-direktiv und semi-strukturiert. Gefragt wird nach dem Verhalten des Patienten (Reizbarkeit, Streitigkeiten, Schlafstörungen, körperliche Beschwerden, psychiatrische Symptome, Mitarbeit im Haushalt, Qualität der Partnerbeziehung).

[5] Anmerkung des Herausgebers: Das DSM („Diagnostic and statistical Manual of mental disorders"), wird von der „Ammerican Psychiatric Association" herausgegeben, zuletzt 1987 in der dritten revidierten Fassung (DSM-III-R).
Das ICD („International Classification of disease") wird von der Weltgesundheitsbehörde (WHO) herausgegeben, zuletzt in der 9. Fassung (ICD 9) 1978. Es enthält eine Auflistung aller zur Zeit verwendeten Diagnosen in der Medizin und nur ein Teil des ICD betrifft die psychiatrischen Diagnosen.

Weiterhin werden - aus der subjektiven Sichtweise jedes einzelnen Familienmitgliedes - die Themen und Bereiche geschildert, in denen Probleme auftreten. Neben dem inhaltlichen Aspekt der Problembereiche kommt es vor allem darauf an, wie die Familienmitglieder mit den Problemen umgehen und welche Bewältigungsmöglichkeiten angewendet werden. Wichtig ist vor allem, daß über das problematische Verhalten des Patienten hinaus die gemeinsame Bewältigung als Ziel definiert wird. Dies ist umso eher möglich, je besser der einzelne Angehörige ermutigt wird zu beschreiben, welche spezielle Bedeutung das Problem für ihn selbst hat. Dabei werden vom Therapeuten die bisherigen Bewältigungsversuche des Angehörigen anerkannt und Schuldzuweisungen vermieden. Die Betonung von Aspekten, die für den Angehörigen problematisch sind, ist für viele Angehörige von schizophrenen Patienten neu und hat eine entlastende Funktion.
Ein Ziel dieser Einzelgespräche ist es, für die als problematisch beschriebenen Bereiche und Situationen erste Perspektiven und Ziele für eine Veränderung zu formulieren. Ein weiteres Ziel ist es, die Grundlage für eine therapeutische Beziehung herzustellen, in der jeder einzelne gleichwertig in die Familienbetreuung einbezogen ist. Neben dieser familienorientierten Diagnostik kommen auch individuelle Verfahren zum Einsatz, etwa zur standardisierten Symptomerhebung oder zur Ermittlung des Grades der sozialen und kognitiven Kompetenz des Patienten.
Gegen Ende des stationären Aufenthaltes wird die Familie dann gebeten, über familiäre Probleme zu sprechen, ohne daß der Therapeut anwesend ist. Jedes Mitglied soll seine Gedanken und Gefühle zum Thema äußern und auch Lösungsvorschläge machen. Diese Diskussion wird auf Video aufgenommen und dient zur Analyse der Stärken und Schwächen der familiären Kommunikation (vgl. Hahlweg et al. 1988).

Informationen über Psychosen und Neuroleptikabehandlung

Die beiden ersten Stunden der gemeinsamen Familienbetreuung dienen einer ausführlichen Information der Familie über Entstehung, Verlauf und Heilungsaussichten der Schizophrenie. Vor der Sitzung beantworten die Angehörigen einen Wissens-Fragebogen, der dem Therapeuten helfen kann, die Informationssitzungen optimal an den Kenntnisstand der Familie anzupassen.

In der Beschreibung der Symptome sind die Patienten selbst die Experten und ihre persönlichen Erfahrungen dienen als Grundlage für die gemeinsame Diskussion. Die Patienten werden aufgefordert, den Angehörigen zu schildern, wie sie z.B. die Halluzinationen erlebt haben. Häufig können die Angehörigen zum ersten Mal verstehen, warum sich der Patient in bestimmten Situationen so auffällig verhalten hat.

Wissen über Entstehung und Verlauf der Psychose wird mit Hilfe des Vulnerabilitäts-Streß-Modells vermittelt. Schließlich werden die Bedeutung der Neuroleptika-Behandlung, das Auftreten von Nebenwirkungen und Möglichkeiten zu deren Überwindung besprochen. Ein besonderer Schwerpunkt der Information liegt auf der genauen Definition von spezifischen Symptomen des Patienten, die als Frühwarnzeichen den Beginn einer akuten Krankheitsepisode erkennen lassen, bei deren Auftreten jedoch durch rechtzeitige medikamentöse und psychologische Intervention einem Krankheitsrückfall vorgebeugt werden kann. Frühwarnzeichen sind meist unspezifische Stressreaktionen, z.B. Schlafstörungen, Konzentrationsstörungen, Appetitverlust, Ruhelosigkeit oder depressive Verstimmungen. Im engeren Sinne psychotische Zeichen können in der Prodromalphase auch auftreten, wie z.B., daß der Patient denkt, andere würden über ihn sprechen, er Stimmen hört oder er beginnt, unlogisch zu sprechen.

Für jeden Patienten werden 4 - 5 Frühwarnzeichen identifiziert, die für den Betroffenen spezifisch sind, d.h. bei früheren Episoden schon aufgetreten sind. Zu Beginn jeder Familiensitzung fragt der Therapeut, ob der Patient Frühwarnsymptome erlebt hat oder ob die Angehörigen entsprechende Veränderungen beobachtet haben. Gerade die Einbeziehung der Angehörigen, die oftmals eher als die Betroffenen selbst Veränderungen bemerken, ist wichtig, wenn Patienten mit Niedrigdosierung oder prophylaktischer Frühmedikation behandelt werden.

[6] Anmerkung des Herausgebers: Der Begriff der „schizophrenogenen Mutter" wurde von Frieda Fromm-Reichmann, ausgehend von psychoanalytischer Therapieerfahrung, eingeführt. Einerseits drückt dieser Begriff eine Erweiterung des therapeutischen Aufmerksamkeitsfokus aus: Die Grenze einer individuumzentrierten Psychotherapie wird überschritten und Interaktionen und Beziehungsformen rücken ins Blickfeld. Andererseits legt diese lineare Beschreibung, die sich mit ätiologischen Konstruktionen verbindet, eine Schuld der Mutter am psychotischen Verhalten ihres Kindes nahe. Vgl. Fromm-Reichmann, F. (1948): Notes on the development of schizophrenia by psychoanalytic psychotherapy. Psychiatry 11: 263-273 und Simon, F. B., H. Stierlin (1984): Die Sprache der Familientherapie. Ein Vokabular. Stuttgart (Klett-Cotta).

Die konkreten Informationen vermitteln den Familienmitgliedern eine Vorstellung darüber, wie durch Medikamenten-Compliance auf der einen Seite sowie Abbau von Streß auf der anderen Seite zur Rehabilitation beigetragen werden kann. Gleichzeitig wird vielfach vorhandenes Halbwissen, z.B. in Form von Schlagwörtern wie „schizophrenogene Mutter"[6] und damit verbundene Schuldzuweisungen, abgebaut. Ein vermehrtes Wissen über die mit der Krankheit zusammenhängenden Fakten ermöglicht den Angehörigen eine kognitive Verarbeitung der psychischen Krankheit, die stärker als bisher externe Bedingungen berücksichtigt.
Häufig haben Angehörige Schuldgefühle, daß sie, z.B. durch falsche Erziehung, ursächlich zur Erkrankung beigetragen haben. Wichtig ist, auf diese Schuld- oder Schamgefühle emphatisch einzugehen und zu betonen, daß es bisher keine empirischen Hinweise gibt, daß die Art der Familieninteraktion oder der Kindeserziehung ätiologische Bedeutung hat.
Die besprochenen Informationen werden der Familie schriftlich zur Verfügung gestellt, so daß jeder die Einzelheiten genau nachlesen und eventuell später noch einmal ansprechen kann.
Obwohl in vielen Familien die Erkrankung schon über einige Jahre hinweg bekannt ist, ist dies für die Angehörigen oft die erste Gelegenheit, in unvoreingenommener Weise darüber zu sprechen, das Verhalten des psychisch Kranken besser zu verstehen und konkrete Bewältigungsmaßnahmen zu entwickeln.

Kommunikationstraining

In den folgenden Stunden, etwa ab der 3. Sitzung, werden Kommunikationsfertigkeiten geübt, die die Voraussetzung für spätere Problemgespräche bilden, aber auch für den alltäglichen Umgang miteinander wichtig sind. Ziel ist es, über eine Veränderung der Kommunikation, die emotionale Atmosphäre in der Familie zu verbessern und vor allem den Umgang mit negativen Gefühlen zu verändern. Damit sollen „hoch-EE"-Verhaltensweisen wie gegenseitige Kritik, Ablehnung, Drohungen, Beschuldigungen oder Gedankenlesen verringert, Eskalationen abgebaut und die Klarheit der Kommunikation erhöht werden.
In Rollenspielübungen untereinander lernen die Familienmitglieder, sich direkt zu äußern und sich gegenseitig zuzuhören. Als Beispiele für die zu übende Kommunikation nennen die einzelnen Familien-

mitglieder Situationen aus dem täglichen Umgang miteinander, die dann in Rollenspiele umgesetzt werden.

Das Ziel der Kommunikationsübungen besteht darin zu lernen,

- konkretes Verhalten im „Hier und Jetzt" anzusprechen,
- von der eigenen Person und den eigenen Gefühlen zu sprechen,
- spezifische Änderungsvorschläge zu machen und
- auf die Übereinstimmung zwischen der verbalen Äußerung und dem nonverbalen Verhalten zu achten.

Gleichzeitig wird ein systematischer Wechsel zwischen Sprecher- und Zuhörerrolle geübt. Dieser Wechsel hat eine wichtige gesprächssteuernde Funktion: konstruktive Beiträge des Sprechers, bei denen er sich selbst öffnet, fördern die Bereitschaft des Ansprechpartners, positiv darauf zu reagieren; aufmerksames, „aktives" Zuhören, verbunden mit positiven Rückmeldungen des Zuhörers zu den jeweiligen Äußerungen, haben belohnende Funktion für den Sprecher.

Zur Unterstützung des Kommunikationstrainings der Familie setzt der Therapeut verschiedene Techniken ein, die aus der Verhaltenstherapie bekannt sind:

- Die Rollenspielsituationen werden so strukturiert, daß die Rollen und Lernziele jedes einelnen klar und verständlich werden.
- Die Stärken der einzelnen Familienmitglieder, wie beispielsweise Humor, Großzügigkeit, Offenheit, Interesse am anderen, werden in zusammenfassenden Rückmeldungen hervorgehoben.
- Die zu übenden Lernschritte werden durch anerkennende Äußerungen verstärkt; ungünstige Interaktionen werden abgebrochen und mit Hinweisen auf günstigeres Verhalten neu begonnen. Die Hinweise können dabei entweder vom Therapeuten oder von den Familienmitgliedern gegeben werden.

Die Übungen werden durch Hilfestellungen und Modell-Verhalten von seiten des Therapeuten oder eines Familienangehörigenerleichtert und durch positive Rückmeldungen verstärkt.

Durch die Förderung einer gleichmäßigen Beteiligung der gesamten Familie werden Dominanz- oder Unterlegenheitsstrukturen abgebaut.

Zur Generalisierung der gelernten Kommunikationsfertigkeiten von der Therapiesitzung auf die häusliche Umgebung werden die Regeln für die einzelnen Übungsabschnitte als Handzettel mit nach Hause genommen. Zu jedem Übungsteil werden Hausaufgaben gestellt und die Durchführung mit Hilfe von vorgedruckten Blättern erleichtert.

Das Kommunikationstraining gliedert sich in 4 Übungsteile, die jeweils etwa eine Sitzung dauern:

a) Positive Gefühle ausdrücken:

Mit Hilfe kurzer, einfacher Regeln wie
- den Gesprächspartner anschauen
- ihm genau beschreiben, was mir gefallen hat
- ihm sagen, was ich dabei gefühlt habe

übt nacheinander jedes Familienmitglied die Äußerung eines positiven Gefühls. Dabei kommt es darauf an, von der eigenen Person zu sprechen, indem das Wort „ich" gebraucht wird, das positive Gefühl möglichst klar zu benennen und sich dabei auf das konkrete Verhalten des Ansprechpartners zu beziehen, das das positive Gefühl ausgelöst hat. Es wird darauf geachtet, daß das nichtverbale Verhalten in Form von Blickkontakt, Tonfall und zugewandter Körperhaltung mit der verbalen Äußerung übereinstimmt.

Mit diesem ersten Übungsteil werden mehrere Ziele verfolgt: Die beginnenden Versuche der Familie, neue Kommunikationsformen einzuüben, werden durch den Ausdruck positiver Gefühle erleichtert, denn diese werden - im Gegensatz zu negativen Gefühlen - nicht als bedrohlich empfunden. Die gegenseitige Mitteilung positiver Gefühle hat für den jeweils Angesprochenen belohnenden Charakter und erhöht die Motivation zum gemeinsamen Training. Schließlich dient die Übung - neben dem Lernziel, sich direkt zu äußern - der Sensibilisierung jedes einzelnen für positive Aspekte des Zusammenlebens, die oft durch Probleme und Schwierigkeiten in den Hintergrund gedrängt worden sind.

b) Den anderen um etwas bitten:

Häufig wird der Wunsch, der andere möge sein Verhalten ändern, in Form von Forderungen oder Anschuldigungen ausgesprochen. In diesem Übungsteil lernen die Familienmitglieder, derartige Wünsche als Bitte zu formulieren. Mit den Regeln
- den Gesprächspartner anschauen
- genau beschreiben, worum ich ihn bitte
- ihm sagen, wie ich mich dann fühlen würde

wird deutlich gemacht, daß jeder von seiner eigenen Person spricht, wenn er diese Bitte äußert und daß er sich dabei selbst öffnet, indem er von seinen Gefühlen spricht. Wird konkretes Verhalten des Gesprächspartners angesprochen, so ist es für diesen leichter, auf die Bitte einzugehen.

c) Negative Gefühle ausdrücken:

Hierbei helfen die Regeln

- den Gesprächspartner anschauen: fest und bestimmt sprechen
- ihm genau beschreiben, was mir mißfallen hat (sein Verhalten konkret beschreiben)
- ihm sagen, was ich dabei gefühlt habe
- ihm einen Vorschlag machen, wie er dies in Zukunft vermeiden könnte.

Neben den für die direkte Form der Äußerung wichtigen Elementen, wie sie bereits unter Punkt a) und b) angesprochen wurden, ist hier die letzte Regel besonders wichtig: Klare Hinweise, worin alternatives Verhalten bestehen könnte, machen den Weg für Verhaltensänderungen frei. Verallgemeinerungen und „alte Hüte" werden vermieden und durch konstruktive Vorschläge, die an konkretes Verhalten in einer konkreten Situation gebunden sind, ersetzt.

Vor dem Hintergrund der Expressed-Emotion-Skalen „Kritik" und „Emotionales Überengagement", die sich auf den Verlauf schizophrener Erkrankungen ungünstig auswirken, erhält der Ausdruck negativer Gefühle einen besonderen Stellenwert: Die mangelnde Fähigkeit, ein im Zusammenleben entstehendes unangenehmes Gefühl adäquat auszudrücken, führt zu spannungsreichen, feindseligen Auseinandersetzungen, denn meist haben sich bereits eine Reihe ärgerlicher Situationen angesammelt, die emotionale Anspannung ist größer geworden, und es kommt zum „Krach". Eine andere Folge kann sein, daß das Vermeidungsverhalten überwiegt und negative Gefühle nach Möglichkeit nicht beachtet werden, wenn adäquate Ausdrucksmöglichkeiten fehlen; es entsteht ein Ungleichgewicht in der emotionalen Beziehung und eine Kompensation durch besondere Überfürsorglichkeit.

Besonders für Angehörige, die ein hohes Ausmaß an emotionalem Überengagement zeigen und die zur Vermeidung negativer Gefühle tendieren, ist es eine sehr wichtige Erfahrung, daß solche negativen Gefühle wahrgenommen und ausgesprochen werden können, ohne daß die Beziehung zueinander zu sehr bedroht oder beeinträchtigt wird.

d) Aktiv zuhören:

Als letzter Teil des Kommunikationstrainings wird die Rolle des Zuhörers geübt. Die Regeln für aktives Zuhören lauten:

- den Sprecher anschauen
- ihm aufnehmend zuhören (Kopfnicken; kurze Einwürfe wie „mhm", „ja")
- bei Unklarheiten nachfragen
- das Gehörte zurückmelden.

Mit diesen „Zuhörerfertigkeiten" wird dem Sprecher vermittelt, daß das, was er ausdrücken möchte, tatsächlich aufgenommen wird; zum anderen übt der Zuhörer, sich auf den Sprecher zu konzentrieren und eigene Äußerungen so lange zurückzustellen, bis Sprecher- und Zuhörerrollen wieder wechseln.

Problemlösetraining

Von der 7. oder 8. Stunde an werden zusammenhängende Problemgespräche innerhalb der Familie geführt. Im familiären Zusammenleben - insbesondere, wenn es durch psychische Krankheit belastet wird - sind immer dann Problemgespräche notwendig, wenn unterschiedliche Wünsche und Meinungen aufeinandertreffen. Dies ist einerseits mit negativen Gefühlen wie Ärger, Enttäuschung und Sorgen verbunden, andererseits müssen trotz unterschiedlicher Bedürfnisse Entscheidungen getroffen werden, von denen jeder einzelne betroffen ist. Mit einem strukturierten Problemlöseansatz lernt die Familie, daß für Konflikte Lösungen gefunden werden können, die jedem Beteiligten in bestmöglicher Weise gerecht werden.

Den Inhalt des Problemlösetrainings bilden die in den Einzelsitzungen angesprochenen Themen und Konfliktsituationen. Erklärtes Ziel der Gespräche ist die gemeinsame Bewältigung von Problemen. Die Themen der Problemgespräche beschränken sich nicht auf Schwierigkeiten, die in unmittelbarem Zusammenhang mit der Symptomatik des Patienten entstanden sind, auch wenn diese zu Beginn der Familienbetreuung oft ganz im Vordergrund stehen. Im Verlauf der Konfliktgespräche werden meist auch solche Aspekte des Problems deutlich und gemeinsam besprochen, die - relativ unabhängig vom Symtomverhalten des Patienten - eigene Schwierigkeiten der Angehörigen beinhalten; dies können zum Beispiel Ehekonflikte zwischen den Eltern des Patienten sein oder auch die Schwierigkeit einer Mutter, ihre eigenen Bedürfnisse gegenüber der Tochter klar abzugrenzen.

Neben dem Ziel, für bestehende Probleme, wie zum Beispiel die Ausbildung des Patienten oder die Übernahme von Aufgaben im

Haushalt, gemeinsam inhaltliche Lösungen zu finden, besteht das Hauptziel des Problemlösetrainings darin, eine Gesprächsstruktur zu erlernen, die - vom Inhalt weitgehend unabhängig - alle Beteiligten dazu befähigt, ein konstruktives, zielgerichtetes Konfliktgespräch zu führen. Die psychoedukative Betreuung versteht sich als Hilfe zur Selbsthilfe. Das übergeordnete Ziel ist es, die Familie in der Lage zu versetzen, Probleme selbständig, ohne Therapeuten, zu lösen.
Das Problemgespräch soll in 6 Schritten durchgeführt werden:

1. Schritt: Um welches Problem geht es?

In diesem ersten Schritt hat jedes Familienmitglied Gelegenheit, die für ihn wichtigen Aspekte des Problems zu beschreiben. Dabei kommt es besonders darauf an, von den Kommunikationsfertigkeiten Gebrauch zu machen: Um welches konkrete Verhalten geht es? Welche Bedeutung hat das Problem für jeden einzelnen? Welche Gefühle sind damit verbunden? Eine ausführliche Aussprache darüber, worin das Problem - aus der Sicht jedes einzelnen - besteht, macht die jeweilige Beteiligung der verschiedenen Personen am Problem deutlich. Je klarer die unterschiedlichen Aspekte des Problems angesprochen werden, umso besser werden Wege und Richtungen erkennbar, die zu Lösungen führen können. Zum Schluß wird gemeinsam zusammengefaßt, um welches Problem es sich handelt. Das Ergebnis des ersten Schrittes wird von einem Familienmitglied schriftlich festgehalten. Bei der Formulierung muß darauf geachtet werden, daß das Problem spezifisch beschrieben wird.

2. Schritt: Lösungsmöglichkeiten aufschreiben!

Jedes Familienmitglied soll mindestens einen Vorschlag machen, worin eine Lösung bestehen könnte. Es werden so viele Ideen und Vorschläge wie möglich gesammelt, und zwar zunächst noch unabhängig davon, inwieweit sie zu verwirklichen sind und wie sie von jedem bewertet werden. Eine frühzeitige Bewertung der Vorschläge, die ja meist sehr eng an bisher gemachte - vielleicht fehlgeschlagene - Versuche anknüpft, würde die Perspektiven für neue Lösungsversuche erheblich einschränken. Stellt man jedoch eine Bewertung zunächst zurück, so können Ideen hervorgebracht und ausgesprochen werden, die unbelastet sind sowohl von der eigenen zu pessimistischen Beurteilung als auch von - manchmal befürchteter - Abwertung durch die anderen. Der „Protokollführer" der Familie schreibt alle Vorschläge auf.

3. Schritt: Lösungsmöglichkeiten diskutieren!

Erst nachdem alle Vorschläge gesammelt wurden, wird mit deren Beurteilung begonnen. Dabei äußert sich jedes Familienmitglied zu jedem der Vorschläge und nennt aus eigener Sicht die Vor- und Nachteile des jeweiligen Lösungsvorschlages. Dies trägt dazu bei, die bestehenden eigenen Einstellungen zu klären und zu überprüfen, einschränkende Vorurteile abzubauen und die Bewertungen der anderen kennenzulernen und dazu Stellung zu nehmen.

Bei der bewertenden Diskussion der Lösungsmöglichkeiten werden neben persönlichen Einstellungen, Meinungen und Wünschen auch die Aspekte der Durchführbarkeit berücksichtigt. So wird zum Beispiel zwischen längerfristigen Lösungen und solchen, die sofort durchgeführt werden können, unterschieden. Ein Problembereich und die dafür vorgeschlagenen Lösungen können dabei in Teillösungen aufgegliedert werden. Oft lassen sich auch mehrere Teillösungen in einen Lösungsweg integrieren.

4. Schritt: Beste Lösungsmöglichkeit(en) auswählen!

Aus der gründlichen Diskussion aller Vorschläge resultiert nun die Entscheidung der Familie für einen oder auch mehrere Lösungswege. Infrage kommen nur Vorschläge, die von keinem Familienmitglied völlig abgelehnt wurden. Sofortige Lösungsversuche werden gegenüber längerfristigen bevorzugt, leichtere gegenüber schwierigeren. Und natürlich wird die Relevanz des Vorgehens für die Problemsituation berücksichtigt.

5. Schritt: Überlegen, wie die beste Lösungsmöglichkeit in die Tat umgesetzt werden kann!

Hier werden die einzelnen Handlungsschritte konkret festgelegt:
Welches Verhalten beinhaltet der Lösungsweg?
Wer übernimmt dabei welche Aufgabe?
Sind noch bestimmte Dinge zu klären oder zu tun, bevor mit der Durchführung begonnen werden kann?
Welche Hindernisse könnten auftreten, und wie soll damit umgegangen werden?

Die „Operationalisierung" des geplanten Lösungsweges ist die wichtigste Voraussetzung für den Erfolg des Versuchs.

Die spezifischen Verhaltensschritte werden für jede Person schriftlich festgehalten. Nach Möglichkeit werden sie auf bestimmte Tage und in einer bestimmten Reihenfolge festgelegt.

6. Schritt: Überprüfen, ob die Schritte eingehalten wurden! Lobe jeden Versuch!

Dieser letzte Schritt erfolgt, nachdem der Lösungsversuch unternommen wurde. In einer rückblickenden Analyse wird besprochen, inwieweit die geplanten Schritte praktikabel und erfolgreich waren. Aufgetretene Schwierigkeiten werden eingehend diskutiert und es wird versucht, alternative Lösungen dafür zu finden.
Bei der nachträglichen Bewertung des Lösungsweges muß der Erfolg besonders darin gesehen werden, daß entsprechende Versuche gemacht wurden. Die Familie lernt, das gegenseitige Bemühen um eine Lösung anzuerkennen und diese Anerkennung nicht vom perfekten Gelingen abhängig zu machen. Nur so wird jeder einzelne ermutigt und in seiner Bereitschaft zu weiteren Versuchen verstärkt.
Im Problemlösetraining hat es sich als günstig erwiesen, wenn die Familie am Anfang möglichst eng umgrenzte Probleme diskutiert; dies können auch Einzelbeispiele aus einem größeren, komplexeren Konfliktbereich sein. Das Erlernen der Problemlösestruktur anhand eines kleinen, gut überschaubaren Problems wird dadurch erleichtert, daß sich hierfür relativ schnell konkrete Handlungsperspektiven entwickeln lassen und daß nur wenige vorbereitende Schritte zur Lösung notwendig sind. So kann mit hoher Wahrscheinlichkeit eine erfolgreiche Umsetzung des Lösungsversuchs erreicht wird, der sich auf die Bemühungen der Familie verstärkend auswirkt und zu schwierigeren Konfliktgesprächen ermutigt.

Krisenintervention

Das systematische, schrittweise Vorgehen innerhalb der Problemlösestruktur ist geeignet, Krisensituationen zu entschärfen und zu bewältigen. Unter Krisen sind solche Situationen zu verstehen, in denen Problemlösungen oder entsprechende Versuche dazu durch besondere Umstände erschwert oder unmöglich gemacht werden, so daß mit einer Zuspitzung des Konflikts gerechnet werden muß. Für den schizophrenen Patienten kann eine solche Konfliktzuspitzung auslösend sein für eine akute Krankheitsepisode. Als besondere Umstände, die eine Krise charakterisieren, gelten Symptomverschlechterungen des Patienten, ungünstige Lebensereignisse, wie zum Beispiel der drohende Verlust der Arbeitsstelle oder auch ein Streit oder Spannungen zwischen den Familienmitgliedern, an denen jeder einzelne emotional so stark beteiligt ist, daß ein ruhiges Konfliktgespräch unmöglich erscheint.
Oft sind relativ unbedeutende Anlässe der Auslöser für eine Krise. So kann zum Beispiel ein Patient, der sich nach der Reduzierung seiner

Medikamente eine Zeit lang besonders irritierbar und empfindlich verhält, ein einfaches „nein" auf eine Bitte als völlige Ablehnung erleben und darauf entweder aggressiv oder mit verstärktem Rückzug reagieren. Durch geringfügige Anlässe wird oft eine Kette von negativen Reaktionen und Gegenreaktionen ausgelöst, die dann zur Krise eskalieren, zu einem Zustand, aus dem die Beteiligten keinen Ausweg sehen.

Kommt es zu einer Krise, so kann ein Familienmitglied versuchen, das systematische Vorgehen der Problemlösestruktur anzuwenden und das Krisenhafte der Situation in derselben Weise anzusprechen, wie es für das Ansprechen anderer Probleme gilt: „Um welches Problem geht es? Worin besteht die besondere Problematik dieser Krisensituation?" Der Fokus liegt dabei ganz im „Hier und Jetzt". Angestrebt wird ein sehr kurzfristiges Ziel, nämlich die Beruhigung der Situation und die Vermeidung von Eskalationen.

Ein erster Lösungsschritt besteht manchmal darin, das aufgetretene Problem zunächst nicht zu behandeln, sondern einen Zeitpunkt festzulegen, der zur Lösung dieses Problems besser geeignet ist. In jedem Falle kommt es in einer Krise darauf an, die scheinbare Ausweglosigkeit der Situation dadurch aufzulösen, daß gemeinsam ein erster Schritt zur Krisenbewältigung festgelegt wird. Dieser erste Schritt kann mit Hilfe der Problemlösestruktur gefunden werden.

Das geschilderte Konzept der Familienbetreuung bietet eine Hilfe zur Veränderung familiärer Interaktionen mit dem Ziel, Belastungen des Zusammenlebens in Familien zu verringern. Für Familien mit einem schizophrenen Mitglied bedeutet dies, daß für den Patienten das Rückfallrisiko geringer wird und daß es für die Angehörigen leichter wird, die mit der psychischen Krankheit verbundenen Probleme zu bewältigen. Die Untersuchungen von Falloon et al. (1984) zur Effektivität der Familienbetreuung zeigen - über die Rückfallprophylaxe hinaus - eine Reihe von Veränderungen, die von der schizophrenen Symptomatik des Patienten weitgehend unabhängig sind: In den Familien konnten depressive Symptome, Angst, somatische Beschwerden und Alkoholabhängigkeit reduziert werden. Eine offene, direkte Kommunikation zwischen allen Familienmitgliedern und die Fähigkeit, Konflikte gemeinsam zu lösen, kann wohl als eine der wichtigsten Grundlagen dafür gelten, daß psychische Störungen behoben oder gelindert werden.

Bibliographie

Anderson, C. M, D. J. Reiss, G. Hogarty (1986): Schizophrenia and the family. New York (Guilford Press).

Andrews, G., W. Hall, G. Goldstein, H. Lapsley, R. Bartels, D. Silove (1985): The economic costs of schizophrenia. Implications for public policy. Arch. Gen. Psychiatry 42: 537-543.

Biehl, H., K. Maurer, C. Schubart, B. Krumm, E. Jung (1986): Prediction of outcome and utilization of medical services in a prospective study of first onset schizophrenics - Results of a prospective 5-year follow-up study. Eur. Arch. Psychiatr. Neurol. Sci. 236: 139-147.

Brown, G. W., J. L. T. Birley, J. K. Wing (1972): Influence of family life on the course of schizophrenic disorders: A replication. Br. J. Psychiatry 121: 241-258.

Ciompi, L., C. Müller (1976): Lebensweg und Alter der Schizophrenen. Eine katamnestische Langzeituntersuchung bis ins Senium. Berlin, Heidelberg, New York, Tokio (Springer).

Creer, C., J. K. Wing (1984): Der Alltag mit Schizophrenen. In: Katschnig, H. (Hrsg.): Die andere Seite der Schizophrenie. München (Urban & Schwarzenberg) 2. Aufl., S. 97-166.

Davis, J. M., P. Janicak, S. Chang, K. Klerman (1982): Recent advances in the pharmacologic treatment of the schizophrenic disorders. In: Grinspoon, L. (Ed.): Psychiatry 1982. The American association annual review. Washington, DC (American Psychiatric Press).

Doane, J. A., I. R. H. Falloon, M. J. Goldstein, J. Mintz (1985): Parental affective style and the treatment of schizophrenia: Predicting course of illness and social functioning. Arch. Gen. Psychiatry 42: 34-42.

Dulz, B., I. Hand (1986): Short term relapse in young schizophrenics. Can it be predicted and affected by family (CFI), patient, and treatment variables? An experimental study. In: Goldstein, M. J., I. Hand, K. Hahlweg (Eds.): Treatment of schizophrenia: Family assessment and intervention. Berlin, Heidelberg, New York, Tokio (Springer) S. 59-75.

Goldstein, M. J. (1987): Family interaction patterns that antedate the onset of schizophrenia and related disorders: A further analysis from a longitudinal, prospective study. In: Hahlweg, K., M. J. Goldstein (Eds): Understanding major mental disorder. The contribution of family interaction research. New York (Family Process Press) S. 11-32.

Falloon, I. R. H., C. W. McGill, J. L. Boyd (1984): Family care of schizophrenia. New York (Guilford Press).

Fiedler, P., T. Niedermeier, C. Mundt (1986): Gruppenarbeit mit Angehörigen schizophrener Patienten. Materialien für die therapeutische Arbeit mit Angehörigen und Familien. München, Weinheim (Psychologie Verlags Union).

Goldstein, M. J., E. H. Rodnick, J.R. Evans, P. R. A. May, M. R. Steinberg (1978): Drug and family therapy in the aftercare of acute schizophrenics. Arch. Gen. Psychiatry 35: 1169-1177.

Goldstein, M. J., I. Hand, K. Hahlweg (1986): Treatment of schizophrenia: Family assessment and intervention. Berlin, Heidelberg, New York, Tokyo (Springer).

Goldstein, M. J., A. Strachan (1987): The family and schizophrenia. In: Jacob, T. (Ed): Family interaction and psychopathology. New York, London (Plenum Press).

Gottesman, I. I., J. Shields (1982): Schizophrenia: The epigenetic puzzle. Cambridge (Cambridge University Press).

Häfner, H (1987): Epidemiology of schizophrenia. In: Häfner, H., W. F. Gattaz , W. Janzarik (Eds.): Search for the causes of schizophrenia. Berlin, Heidelberg, New York (Springer).

Hahlweg, K., E. Feinstein, U. Mueller, M. Dose (1989): Familienbetreuung schizophrener Patienten: Rückfallprophylaxe und Änderung der familiären Kommunikationsmuster. In: Böker,W., H. D. Brenner (Hrsg.): Die Bedeutung intermediärer Prozesse für Theorie und Therapie der Schizophrenie. Bern (Huber).

Hahlweg, K., M. J. Goldstein, K. H. Nuechterlein, A. Magana, J. Mintz, J. Doane, D. J. Miklowitz, K. S. Snyder (1989): Interactional sequences in high and low EE families of schizophrenic patients. J. Consulting Clinical Psychology 57: 11-18.

Hahlweg, K., K. H. Nuechterlein, M. J. Goldstein, A. Magana, J. A. Doane, K. S. Snyder, J. Mintz (1987): Parental expressed emotion attitudes and intrafamilial communication behavior. In: Hahlweg,K., M.J.Goldstein (Eds.): Understanding major mental disorder: The contribution of family interaction research. New York (Family Process Press) S. 156-175.

Hogarty, G. E., C. M. Anderson, D. J. Reiss, S. J. Kornblith, D. P. Greenwald, C. D. Javna, M. J. Madonia (1986): Family psychoeducation, social skills training and maintenance chemotherapy in the aftercare treatment of schizophrenia: I. One year effects of a controlled study on relapse and expressed emotion. Arch. Gen. Psychiatry 43: 633-642.

Hogarty,G. E., N. R. Schooler, R. Ulrich, F. Mussore, P. Ferro, E. Herron (1979): Fluphenazine and social therapy in the aftercare of schizophrenic patients. Arch. Gen. Psychiatry 36: 1283-1294.

Hooley, J. M., K. Hahlweg (1986): The marriages and interaction patterns of depressed patients and their spouses: Comparison of high and low EE dyads. In: Goldstein, M. J., I. Hand, K. Hahlweg (Eds.): Treatment of schizophrenia: Family assessment and intervention. Berlin, Heidelberg, New York, Tokio (Springer) S. 85-95.

Hooley, J. M., J. Orley, J. D. Teasdale (1986): Levels of expressed emotion and relapse in depressed patients. Br. J. Psychiatry 148: 642-647.

Huber, G., G. Gross, R. Schüttler (1979): Schizophrenie. Eine Verlaufs- und sozialpsychiatrische Langzeitstudie. Berlin, Heidelberg, New York, Tokio (Springer).

Kane, J. M., M. Woerner, P. Weinhold, B. Wegner, B. Kinon (1982): A prospective study of tardive dyskinesia development: Preliminary results. J. Clin. Psychopharmacology 2: 345-349.

Leff, J., L. Kuipers, R. Berkowitz, R. Eberlein-Vries, D. Sturgeon (1986): Controlled trial of social intervention in the families of schizophrenic patients. In: Goldstein, M. J., I. Hand, K. Hahlweg (Eds.): Treatment of schizophrenia: Family assessment and invention. Berlin, Heidelberg, New York, Tokio (Springer) S. 153-170.

McCreadie, R. G. et al (1987): The Scottish first episode schizophrenia study. IV. Psychiatric and social impact on relatives. Br. J. Psychiatry 150: 340-344.

Miklowitz, D. J., M. J. Goldstein, K. H. Nuechterlein, K. S. Snyder, J. A. Doane (1987): The family and the course of recent onset mania. In: Hahlweg, K., M. J. Goldstein (Eds.): Understanding major mental disorder: The contribution of family interaction research. New York (Family Process Press) S. 195-211.

Müller, P. (1982): Zur Rezidivprophylaxe schizophrener Patienten. Stuttgart (Enke).

Müller, U. (1990): Schizophrenie. Interaktionsprozesse und emotionales Klima in der Familie. Frankfurt (Lang).

Nuechterlein, K. H., M. E. Dawson (1984): A heuristic vulnerability-stress model of schizophrenic episodes. Schizophrenia Bulletin 10: 300-312.

Pietzcker, A. (1985): A German multicentre study on the long-term treatment of schizophrenic outpatients. Pharmacopsychiatry 18: 333-338.

Satorius, N., A. Jablensky, A. Korten, G. Ernberg, M. Anker, J. E. Cooper, R. Day (1986): Early manifestations and first contact incidence of schizophrenia in different cultures. Psychol. Med. 16: 909-928.

Sartorius, N., R. Shapiro, A. Jablonsky (1974): The international pilot study of schizophrenia. Schizophrenia Bulletin 11: 21-35.

Spaniol, L. R., H. Jung, A. M. Zipple, S. Fitzgerald (1987): Families as a resource in the rehabilitation of the severely psychiatrically disabled. In: Hatfield, A. B., H. P. Lefley (Eds.): Families of the mentally ill. Coping and adaptation. New York (Guilford Press) S. 167-190.

Strachan, A. M., M. J. Goldstein, D. J. Miklowitz (1986): Do relatives express expressed emotion? In: Goldstein, M. J., I. Hand, K. Hahlweg (Eds.): Treatment of schizophrenia: Family assessment and intervention. Berlin, Heidelberg, New York, Tokio, (Springer) S. 51-58.

Tarrier, N., C. Barrowclough, C. Vaughn, J. S. Bamrah, K. Porceddu, H. Freeman (1988): The community management of schizophrenia: A controlled trial of a behavioral intervention with families to reduce relapse. Br. J. Psychiatry 153: 532-542.

Vaughn, C. E., J. P. Leff (1976): The influence of family and social factors on the course of psychiatric illness. Br. J. Psychiatry 129: 125-137.

Wing, J. K., J. E. Cooper, N. Satorius (1974): The measurement and classification of psychiatric symptoms. London (Cambridge University Press).

Wittchen, H. U., H. Saß, M. Zaudig, K. Koehler (1989): Diagnostisches und statistisches Manual psychischer Störungen DSM-III-R. Weinheim (Beltz).

Wynne, L. C. (1986): Family therapists and families: Can they really work together? AFTA Newsletter 25: 3-5.

Zubin, J., B. Spring (1977): Vulnerability - a new view of schizophrenia. J. Abnormal Psychology 86: 103-126.

2.1. Diskussion der Praxisdemonstration[1]

Diskussionsteilnehmer: Luigi Boscolo, Ian Falloon, Kurt Hahlweg, Charlotte Köttgen, Mara Selvini Palazzoli, Lyman Wynne.

Mara Selvini Palazzoli: Ich habe nichts gegen den psychoedukativen Ansatz. Solange keine besseren Möglichkeiten zur Verfügung stehen, sollte man auch diesen Ansatz nützen. Vielleicht ist es besser, unglücklichen Menschen damit zu helfen, als ihnen gar nicht zu helfen. Ich wende mich aber entschieden gegen die reduktionistische Philosophie dieses Ansatzes und seine biologistischen Prämissen, die auf keinerlei beweisbaren Tatsachen beruhen. In diesen Prämissen werden Erklärungen auf simplizistische und geheimnisvolle Begriffe wie Vulnerabilität und Streß reduziert, die absolut nichts erklären. Gregory Bateson nannte diese Art von Erklärungen „dormitive Erklärungen".[2] Mit Hilfe solcher Erklärungen wird die Intelligenz zu Bette getragen und in einen Tiefschlaf versetzt.
Die Schizophrenie durch Vulnerabilität zu erklären, gleicht folgender Argumentationskette: Was ist eine schizophrene Familie? - Eine schizophrene Familie ist eine rigide Familie. - Was ist eine rigide Familie? - Eine rigide Familie ist eine Familie, die sich Veränderungen widersetzt. - Was ist die Erklärung für den Widerstand gegen Ver-

[1] Anmerkung des Herausgebers: Zusätzlich zu der im vorhergehenden Kapitel dargestellten Zusammenfassung demonstrierte Kurt Hahlweg die einzelnen Schritte seines Vorgehens an Hand von Videobeispielen. Gelegentlich bezieht sich die folgende Diskussion auf diese Videobeispiele, die dem Leser jedoch nicht im Transkript vorliegen. Die Diskussion wird aber auch an diesen Punkten sehr ausführlich dargestellt, da sie Unterschiede und Gemeinsamkeiten der Praxis systemischer und psychoedukativer Ansätze pointiert vorführt.

[2] Anmerkung des Herausgebers: Vgl. G. Bateson (1972): Ökologie des Geistes. Frankfurt/Main (Suhrkamp) 1981, S.21. Bateson bezieht sich dort auf Molière und den letzten Akt seiner Komödie „Der eingebildete Kranke". Molière läßt einen Examenskandidaten die einschläfernde Wirkung des Opiums durch eine „vis dormitiva" (einschläfernde Kraft) „erklären".

änderung? - Die Erklärung besteht darin, daß es sich um eine rigide Familie handelt.

Geht man von einer solchen pessimistischen biologistischen Erklärung aus, kann der daraus abgeleitete therapeutische Ansatz nur folgende Eigenschaften haben: Kurz, einfach und billig.

Ich glaube, daß wir in der Erforschung menschlichen Seins komplexere Formen der Erklärung berücksichtigen müssen. Solche komplexe Forschung kann zu optimistischeren Perspektiven führen als das, was uns Herr Hahlweg hier demonstriert hat. Aber eine solche Forschung kann nicht kurz, einfach und billig sein. Wenn ein Mensch ein Mensch bleiben soll, können wir nicht darauf verzichten, ihn als solchen zu verstehen und dürfen ihn nicht zu einem Opfer des Pragmatismus werden lassen.

Im systemische Feld scheint mir das, was beispielsweise jetzt in Palo Alto[3] geschieht, eine Unterwerfung unter den Pragmatismus zu sein. Komplexe Forschung in der Familientherapie, wie sie mir vorschwebt, hat sich dagegen auf die Familienbeziehungen, deren Organisation und ihre Bezüge zum psychotischen Drama zu konzentrieren. Diese Art von Forschung wird jedoch kaum noch betrieben. Aus meiner Sicht stellt ein Verzicht auf eine solche komplexe Forschung eine sehr gefährliche Entwicklung dar. Gefährlich nicht nur für den Bereich der Psychiatrie, sondern für die gesamten Humanwissenschaften.

Es ist eine historische Tatsache, daß viele bedeutende Beiträge zum Verständnis menschlichen Funktionierens gerade aus dem komplex angelegten Studium extrem dysfunktionalen menschlichen Verhaltens entstanden sind.

[3] Anmerkung des Herausgebers: In Palo Alto in Californien/USA gründete sich im Jahre 1952 eine Forschungsgruppe am „Veterans Administration Hospital" unter der Leitung von Gregory Bateson (weitere Mitglieder der Forschungsgruppe: Jay Haley, John Weakland und William Fry). Ein von der Rockefeller Foundation finanziertes Projekt befaßte sich zunächst mit der Erforschung der „Rolle von Paradoxien der Abstraktion für die Kommunikation". Diese Forschergruppe, die Mara Selvini Palazzoli wohl als die „alte Palo-Alto-Gruppe" bezeichnen würde, legte in den 50er Jahren zahl- und einflußreiche Arbeiten vor, bspw. die Arbeiten zur „Double bind-Hypothese (z.B. Bateson, G., D. D. Jackson, J. Haley, J. Weakland (1956): Auf dem Weg zu einer Schizophrenietheorie. in: Bateson, G. et al. (1969): Schizophrenie und Familie. Frankfurt/Main (Suhrkamp) 1974, S. 11-42).

1958 gründete Don Jackson ebenfalls in Palo Alto das Mental Research Institut (MRI), in dem in den folgenden Jahren neben den Mitgliedern der älteren Palo Alto-Gruppe viele bekannte Familientherapeuten kurz- oder längerfristig tätig waren (z.B. Carlos Sluzki, Virginia Satir, Paul Watzlawick u.a.). Die letzte größere Veröffentlichung der „neuen Palo Alto-Gruppe" stammt von Richard Fisch, John Weackland und Lynn Segal (1982): Strategien der Veränderung. Stuttgart (Klett Cotta) 1987.

Charlotte Köttgen: Meine Kollegen und ich haben mit einem ähnlichen Ansatz wie er hier von Herrn Hahlweg vorgestellte wurde, gearbeitet. Dennoch gibt es Unterschiede zu unseren Voranmahmen und zu unserem Handeln.
Wir haben nach einem ambulanten Ansatz für jugendliche Psychotiker gesucht, die über Jahre in Landeskrankenhäusern behandelt worden waren und die besonders rückfällgefährdet waren. Damals schien uns das „Camberwell Family Interview"[4] sehr brauchbar, da es uns bekannte Familieninteraktionen und Familienstrukturen beschrieb. Wir führten Interviews mit Angehörigen durch und behandelten 16 Familien. Daneben wurden Kontrollgruppen mit den üblichen psychiatrischen Standardverfahren behandelt. Ein Ergebnis unserer Studie[5] bestand darin, daß die Patienten aus „hoch-EE-Familien" die gleichen Rückfallraten wie die aus „niedrig-EE-Familien" hatten. Wir konnten also keinen Zusammenhang von EE und Rückfallrate feststellen. Aber unter den Familien mit niedrigen EE-Scores war keine einzige Familie, die nicht in schwierigen Verhältnissen lebte. Es zeigten sich immer sehr gravierende Lebenseinschnitte, etwa Verlust eines Elternteils oder Verlust anderer wichtiger Bezugspersonen. Es gab niemanden, der psychotisch geworden war, der nicht in äußerst schwierigen Interaktionen lebte oder eine sehr gravierend beeinträchtigte Lebensgeschichte hatte.
Während des Vortrages von Herrn Falloon[6], aber auch während der Praxisdemonstration von Herrn Hahlweg, ist mir deutlich geworden, daß ich bisher die Vulnerabilität immer als eine psychische Verletzbarkeit verstanden habe. Eine solche psychische Verletztbarkeit fällt in allen Familien mit einem psychotischen Familienmitglied sofort ins Auge. Mit einer biologischen Vulnerabilität haben ich und meine Kollegen nichts anfangen können. Eine biologisch verstandene Vulnerabilität kann den Familien keine Antwort auf ihre Fragen und

[4] Anmerkung des Herausgebers: Vgl. bspw. Hahlweg et al.(1991): Praxis der psychoedukativen Familienbetreuung. (in diesem Band)

[5] Anmerkung des Herausgebers: Vgl. Köttgen, C., I. Sönnichen, K. Mollenhauer, R. Jurth (1984): I. The family relations of young schizophrenic patients. II. Families high expressed emotions and relapses in young schizophrenic patients. III. Group therapy with the families of schizophrenic patients. Results of the Hamburg Camberwell Family Interview Study. Int.J.Fam.Psychiatry 5: 61-94.

[6] Anmerkung des Herausgebers: Falloon, I. R. H. (1991): Das Familienmanagment der Schizophrenie. (in diesem Band)

ihre Probleme geben. Dagegen können Familien sehr genau beschreiben, wenn man fragt und wenn man zuhört, welche Art von psychischer Verletzbarkeit sie erlebt haben.
Später haben wir den psychoedukativen Ansatz ganz verlassen. Wir haben uns gesagt, es sind die Familien, die wissen, wie die Krankheit entstanden ist und sie können uns auch ihre Konflikte beschreiben. Wir können dann gemeinsam mit ihnen schauen in welchen Bereichen sie Hilfe brauchen könnten und wo nicht.

Luigi Boscolo: Ein paar Stellen in der Behandlung, die ich sah, haben mich nachdenklich gemacht. Zu Beginn der Behandlung erläutert der Therapeut seine Theorie, die ja vielleicht stimmt. Vielleicht trifft ja die Idee von der Vulnerabilität und dem Streß wirklich zu. Der Therapeut teilt dann als Experte der Familie mit: „Ich weiß, was das Problem ist. Euer Problem ist die Vulnerabilität und der Streß." Damit gab er die Botschaft, daß die Krankheit sowohl mit der Vulnerabilität des Indexpatienten als auch mit den Stressoren aus der Umgebung zu tun hat. Nach dieser Botschaft begann er nach dem Modell eines Sozialingenieurs zu handeln und versuchte das Verhalten des Indexpatienten und seiner Familie zu formen.
Ich hatte beim Anschauen des Videobandes den Eindruck, daß der Therapeut die Familie darin unterweist, wie man korrekt zu leben habe. Dann hat mich die große Anzahl der Sitzungen sehr beeindruckt. Diese anstrengenden und langwierigen Versuche der Verhaltensumformung erinnerten mich an die Unterscheidung zweier verschiedener Epistemologien durch Gregory Bateson[7]. Bateson unterschied auf der einen Seite eine newtonsche Epistemologie der Energie, die sich auf die unbelebte Welt bezieht, die Epistemologie der Billardkugelndynamik. Auf der anderen Seite sieht er eine Epistemologie der Muster und Informationen, die sich auf die lebende Welt bezieht, die Epistemologie der Dynamik des Lebendigen. Ich habe den Eindruck, daß sich die Behandlung, die wir heute hier sahen, auf eine Epistemologie der ersten Art gründet. Innerhalb dieser Epistemologie zu arbeiten bedeutet dann unter anderem, sich sehr lange und unter Aufwendung umfangreicher Energie um die Ausformung neuen Verhaltens zu bemühen. Den verschiedenen Mustern, die Familienmitglieder miteinander verbinden, muß dage-

[7] Anmerkung des Herausgebers: Vgl. bspw. G. Bateson (1979): Geist und Natur. Frankfurt/Main (Suhrkamp) 1982, S. 126ff.

gen vergleichsweise wenig Aufmerksamkeit geschenkt werden. Stattdessen teilt der Therapeut der Familie mit, wie sie richtig zu leben hat: „Tut, was wir Euch sagen, was Ihr tun sollt!"
Ich bin nicht grundsätzlich gegen Erziehung. Erziehung ist eine Möglichkeit, in unterschiedlichen Kontexten zu lernen. Es ist sogar eine der üblichsten Weisen zu lernen. Aber in einem therapeutischen Kontext produziert ein erziehender Therapeut, ein Trainer, Menschen, die „korrekt" denken. Dies ist etwas, wogegen ich mich wende, etwas, was mich sehr stört.
Ich will dafür ein Beispiel aus dem vorgestellten Videoband geben. Der Therapeut versucht eine Mutter und eine Tochter darin zu unterweisen, sich wechselseitig positive Konnotationen, positive Botschaften, zu geben. Setzen wir einmal voraus, einer der beiden Familienmitglieder, vielleicht die Tochter, ist mit diesem Vorhaben des Therapeuten nicht einverstanden. Die Tochter wird nun zum bösen Teil der Interaktion, da sie nicht kooperiert. Es entsteht ein paradox anmutendes Dilemma: „Wenn Du nicht nett bist, innerhalb dieser Übung 'nett zu sein', dann bist Du nicht nett!"
Bemerkenswert fand ich auch den letzten Teil des Videobandes von Mutter und Tochter. Beide sprachen über die Gestaltung des Wochenendes. Die Tochter wollte über ihre Beziehung zur Mutter sprechen und nicht über die Gestaltung des Wochenendes. Die Mutter aber gehorchte dem Therapeuten, der sagte, daß über die Gestaltung des Wochenendes zu sprechen sei. Die Tochter kommentierte dann an einer Stelle die Mutter: „Du tust ja, was sie Dir sagen. Du gehorchst dem Therapeuten. Ich weiß nicht, ob ich zu sehr auf Dich eindringe, aber ich möchte gern etwas über die Beziehung zu Dir wissen!" Daraufhin bleibt die Tochter ohne Antwort zurück. Mir fehlt hier eine triadische Sichtweise. Das Verhalten der Tochter steht sicher in Bezug zu dem Verhalten der Mutter, und das Verhalten der Mutter steht sicher in Bezug zu dem Verhalten der Tochter. Aber das Verhalten von beiden steht auch in Bezug zu dem Verhalten von Dritten. Diese „Dritten" erscheinen aber nicht in der therapeutischen Situation. Die therapeutischen Handlungen gelangen allenfalls zu einer dyadischen Beschreibungsebene.
Ich habe den Eindruck, daß psychoedukative Therapeuten folgender Handlungsprämisse folgen: „Wir werden Dich lehren, anders zu kommunizieren und Dich anders zu verhalten. Der Streß wird reduziert und die Symptome werden verschwinden, wenn ihr das tut, was

wir Euch sagen, was Ihr tun sollt!" Ich sehe die Gefahr, daß dabei Menschen geschaffen werden, die sich so verhalten und so denken, wie der Therapeut denkt, daß Menschen denken und sich verhalten sollten. Ich glaube, daß das keine Psychotherapie ist.
Meine therapeutischen Versuche gehen dagegen in die Richtung, mit den Klienten und ihren Familien so zu kommunizieren, daß sie ihre eigenen Lösungen finden. Jede Familie hat natürlich die verschiedensten Optionen. In dem von Herrn Hahlweg demonstrierten Ansatz haben sie jedoch nur eine Option, wenn sie dem Therapeuten gehorchen. Sie haben nur die Option, der Sicht des Therapeuten über „Gutsein" zu entsprechen.
In meiner eigenen Arbeit bin ich, wie dies auch schon Mara ausgedrückt hat, hoffnungsvoller. Ich bin hoffnungsvoller und voller Respekt gegenüber den Fähigkeiten von Familien, ihre eigenen Lösungen zu finden.

Ian Falloon: Man muß zur Präsentation von Kurt Hahlweg sagen, daß die gezeigten Therapien von sehr unerfahrenen Therapeuten durchgeführt wurden und nicht von Experten. Ich glaube, daß das wichtigste der Theorie und der Praxis des psychoedukativen Ansatzes seine Resultate sind. Unabhängig davon, wie elegant oder wie dramatisch oder welche Qualität ein Ansatz noch haben kann, sind die Ergebnisse für die Klienten das wichtigste Kriterium. Wie simplizistisch unser Ansatz auch erscheinen mag, so können wir doch auf sehr gute Ergebnisse verweisen. Dieser Ansatz ist nicht nur bei Psychosen effektiv, sondern auch bei depressiven Patienten und bei vielen anderen psychischen Erkrankungen, wie z.B. der Anorexia nervosa.
Wir sind jedoch nicht engstirnig. Wir sind dankbar für jede Anregung, die uns hilft, noch besser zu helfen. Wir sind bereit, von jeder Seite zu lernen. Auch unsere Arbeit ist nicht die einzig mögliche Antwort auf die Schizophrenie.

Kurt Hahlweg: Nach dem Kommentar von Frau Selvini Palazzoli blieb mir unklar, ob sie meinem Vortrag eigentlich gefolgt ist. Was sie über Vulnerabilität und Reduktionismus gesagt hat empfinde ich als einen sehr schwerwiegenden Vorwurf.
Ich denke, daß gerade der psychoedukative Ansatz nicht reduktionistisch ist, er versucht gerade nicht Körper und Geist zu trennen,

er führt gerade nicht die Ursache der Schizophrenie entweder auf den Körper oder auf die familiäre Situation zurück.
Das Konzept der Vulnerabilität stellt die Frage, wie jemand in bestimmten Situationen problematisch reagieren kann. Es erklärt, warum jemand auf bestimmte emotionale Probleme anders reagiert als andere. Es erklärt dieses Phänomen als Ergebnis der Interaktion zwischen bestimmten biologischen Anteilen und Interaktionsanteilen. Aus der EE-Forschung wissen wir inzwischen, daß depressive Patienten noch wesentlich verletzbarer sind als schizophrene Patienten. Es geht bei diesem Konzept auch darum, herauszufinden, was eigentlich spezifisch sein könnte für die Schizophrenie. Es gibt viele Faktoren, die aber alle keine spezifischen Faktoren sind. Auch die familiären Faktoren sind keine spezifischen Faktoren. Wir haben die Hoffnung, daß sich bestimmte biologische Marker als solche spezifische Faktoren erweisen werden.
Es scheint immer kompliziert zu werden, wenn Wissenschaftler, die eher empirisch arbeiten, mit Wissenschaftlern zusammentreffen, die eher phänomenologisch arbeiten. Mein Ausgangspunkt und meine Legitimation für die Anwendung bestimmter Techniken sind bestimmte empirische Ergebnisse. Es läßt sich sagen, daß sich der psychoedukative Ansatz in vielen Studien[8] als wirksam erwiesen hat. Nun habe ich jedoch aus den Kommentaren meiner Vorredner den Eindruck gewonnen, daß es effektivere und humanere Ansätze gibt. Hier bedarf es jedoch einer offeneren Kommunikation. Dann ließe sich vielleicht auch sagen, daß andere Ansätze auch ihre großen Probleme haben und daß die Daten, die darüber vorliegen, leider nun auch nicht gerade überzeugend sind.
Ich verstehe den psychoedukativen Ansatz nicht als der Weisheit letzter Schluß, sondern als einen Versuch, Menschen zu helfen und zwar mit Methoden, mit denen die Bedürfnisse dieser Menschen befriedigt werden und Rückfälle vermindert werden können. Möglicherweise urteilen wir in zehn oder fünfzehn Jahren ganz anders darüber, und wir haben dann vielleicht ganz andere Methoden

[8] Anmerkung des Herausgebers: Für einen Überblick siehe: R. Olbrich (1983): Expressed Emotion (EE) und die Auslösung schizophrener Episoden: eine Literaturübersicht. Nervenarzt 54: 113-121. Für eine kritische Betrachtung der empirischen Ergebnisse der EE-Forschung siehe: Retzer, A., F. B. Simon, G. Weber, H. Stierlin, G. Schmidt (1989): Eine Katamnese manisch-depressiver und schizo-affektiver Psychosen nach systemischer Familientherapie. Familiendynamik 14: 214-235.

entwickelt. Aber im Augenblick können wir uns nur auf diese Ansätze verlassen. Andere Ansätze haben ihre Effektivität noch nicht nachgewiesen.

Charlotte Köttgen: Es ist begrüßenswert, alles zu versuchen, daß Menschen nicht mehr langfristig in Hospitälern vom Leben abgeschnitten sind. Dennoch kann man dabei kontrovers diskutieren, was die Prämisse und die Ideologie ist, die hinter den jeweiligen Ansätzen stehen.
Mich stört am psychoedukativen Ansatz die Biologie, die nicht nur eine untergeordnete Rolle spielt, wie es hier dargestellt wurde, sondern wieder eine sehr zentrale Rolle einnimmt. Gerade wir in Deutschland sollten sehr hellhörig bei diesem Thema sein, da die Biologie in der Psychiatrie eine ganz eigene Dynamik entwickelt hatte. Es steht weiterhin die Frage, wie es dazu kommen konnte, daß gerade aufgrund solcher biologischer Annahmen Psychotiker ermordet werden konnten.
Ich erlebe es bei Patienten und deren Familien sehr häufig, daß gerade dann, wenn von einer vererbten Krankheit die Rede ist, sich vieles erschwert. Es ist dann nur noch schwer möglich, sich aktiv mit dem Geschehen auseinanderzusetzen. Ich finde es daher verharmlosend, wenn von der biologischen Annahme als einem Punkt unter vielen anderen die Rede ist. Es wäre ehrlicher und nützlicher zu sagen, wir wissen es nicht. Wir haben lediglich eine Fülle von wenig beweisenden Vermutungen, Theorien und Forschungsergebnissen, die fortlaufend bestätigt und widerlegt werden.

Lyman Wynne: Vielleicht können wir jetzt Fragen und Kommentare aus dem Plenum hören.

Teilnehmer: Herr Hahlweg, wenn wir darin übereinstimmen, daß wir nicht wissen, was die Ursache der Schizophrenie ist, können wir uns aber dennoch fragen, wozu es führt, wenn wir so tun, als ob wir dies oder jenes darüber denken. In dieser Hinsicht sehe ich große Unterschiede zwischen den verschiedenen hier vorgestellten Ansätzen. Der psychoedukative Ansatz reduziert auf eine Haltung, die angibt: „Reduziert euren Streß, seid vorsichtig, achtet auf Frühwarnzeichen, paßt auf!" Der systemische Ansatz dagegen geht eher von folgender Haltung aus: „Psychose ist eine Art von Beziehungseinigung. Verschiedene Personen haben sich auf ein Beziehungsmuster geeinigt, das wiederum jemand anderer oder sie selbst als Psychose definiert. Es ist aber auch erlaubt, die Möglichkeit einer anderen Einigung zu denken!" Der systemische Ansatz erlaubt es, weniger vorsichtig durch die Welt zu laufen. Wenn beispielsweise ein Patient eine Nacht schlecht schläft, könnte er und seine Umgebung denken, jetzt geht es wieder los. Es besteht also die Gefahr, daß relativ triviale Veränderungen der Befindlichkeit als Frühwarnsymptome interpretiert werden und möglicherweise einen Kreislauf in Gang setzen, der zu einer erneuten Eskalation der Situation führen kann.

Kurt Hahlweg: Natürlich würden wir nicht intervenieren, wenn jemand einmal schlecht geschlafen hat. Wir würden auch nicht unbedingt psychiatrisch intervenieren. Wir werden versuchen, den Streß zu reduzieren. Wir würden keine Medikamente erhöhen, sondern versuchen, in der Familie, am Arbeitsplatz, in der Schule, wo auch immer, Belastungen abzubauen. Frühwarnzeichen bestehen nicht darin, wenn man eine Nacht nicht schläft, sondern man schläft drei Nächte lang nicht. Der Patient, den ich ihnen gezeigt habe, empfand zusätzlich seine Umwelt verändert, am Arbeitsplatz waren die Kollegen plötzlich anders. Das sind die Frühwarnzeichen, die wir meinen. Es ist unser Ziel, daß der Patient selbst sagt: „Ich brauche jetzt Schutz. Ich kann die Situation, die jetzt vor mir steht, nicht selbst meistern. Ich gehe entweder zu meinem Psychiater oder ich versuche meinen Therapeuten anzurufen und mit dem einen Termin zu vereinbaren." Das ist unser Ziel. Wir trainieren die Betroffenen nicht dazu, jede kleinste Veränderung im alltäglichen Erleben als den Beginn der Psychose zu interpretieren.

Teilnehmer: Angenommen, Sie hätten nicht das Vulnerabilitätsmodell. Sie würden aber beobachten, daß hochschlagende familiäre Emotionen in Zusammenhang mit Rückfällen stehen. Würden Sie Ihr Konzept und Ihre Vorgehensweisen ändern?

Kurt Hahlweg: Das ist eine hypothetische Frage. Wenn ich die Beobachtung gemacht hätte, daß Emotionen etwas sind, mit dem Patienten nur schlecht umgehen können, würde ich versuchen, auf der psychologischen Ebene zu arbeiten. Übrigens ist das, was Sie hypothetisch beschrieben haben, etwas, was Patienten selbst beobachten.

Wenn man chronische Patienten fragt, was ihnen aufgefallen ist, dann sagen etwa 60 %, daß sie nicht besonders gut auf soziale Situationen reagieren können, in denen Emotionen eine große Rolle spielen.
Das Vulnerabilitätskonzept ist aber für uns auch deshalb so wichtig geworden, da es uns den Kontakt mit den Familien erleichtert. Wir machen den Familien ein Angebot. Dazu brauchen wir aber irgendeine Arbeitsgrundlage, die für die Angehörigen klar und konzeptionell überzeugend ist.
Lassen Sie mich abschließend noch eine Bemerkung zum Vulnerabilitäts-Streß-Modell machen. Wir sagen zwar, wir wissen nicht, was die Ursachen sind, aber ich halte es für einen Kunstfehler, zu verschweigen, daß es einen genetischen Anteil gibt. Ich halte es für einen Kunstfehler, zu verschweigen, daß das Risiko an einer Psychose zu erkranken, wenn ein Elternteil eine Psychose hat, für ein Kind etwa 10% beträgt.

Teilnehmer: Wo ist der Ort des Risikos?

Kurt Hahlweg: Es ist nicht so, daß wir überhaupt nichts über Schizophrenie wüßten. Wir wissen zwar wenig über die Ursache, aber über den Verlauf wissen wir doch einiges. Und ich denke, das sind Informationen, die man den Familien geben sollte.

Charlotte Köttgen: Ich möchte gerne noch etwas zur Prävalenz der Schizophrenie von 1% und zu den WHO-Studien sagen.[9] Überall auf der Welt gibt es Menschen, die beispielsweise unter Trennungsproblemen oder unter dramatischen Familienverhältnissen leiden. Es erscheint mir kein Beweis für irgendeine organische Verursachung zu sein, wenn überall auf der Welt Psychosen vorkommen.
Selten werden die Langzeituntersuchungen von Schizophrenen erwähnt.[10] Diese haben gezeigt, daß über die Hälfte der Patienten einen

[9] Anmerkung des Herausgebers: Vgl. Hahlweg et al. (1991): Praxis der psychoedukativen Familienbetreuung (in diesem Band).

[10] Anmerkung des Herausgebers: Vgl. Bleuler, M. (1972): Die schizophrenen Geistesstörungen im Lichte langjähriger Kranken- und Familiengeschichten. Stuttgart (Thieme). Ciompi, L., H. P. Dauweiler, C. Ague (1976): Ein Forschungsprogramm zur Rehabilitation psychisch Kranker. III. Längsschnittuntersuchungen zum Rehabilitationserfolg und zur Prognostik. Nervenarzt 50: 366-378.

völlig normalen Lebensweg gehen. Sie unterscheiden sich dabei nicht grundlegend von anderen chronischen Krankheiten oder Störungen wie Alkoholismus oder Neurotizismus.
Für unsere Arbeit mit Familien hat es im übrigen vollkommen ausgereicht, über ein Gespräch einen guten Kontakt herzustellen. Es war überhaupt nicht nötig, auf irgendein Krankheitskonzept zurückzugreifen. Wir haben kaum eine Familie erlebt, die nicht in unsere Gruppen gekommen wäre.

Ian Falloon: Ich glaube, daß es eine grundlegende menschliche Spezifität ist, für Situationen, mit denen der Mensch konfrontiert wird, angemessene Lösungen zu suchen und Möglichkeiten zu entwickeln, auch solche zu finden. Ich glaube, daß auch in einem therapeutischen Rahmen, welches Modell man auch immer der therapeutischen Arbeit zugrunde legt, das Ziel sein sollte, Menschen in die Lage zu versetzen, angemessene Lösung zu finden.

Kurt Hahlweg: Ich hoffe, daß meine Demonstration, zusammen mit der von Luigi Boscolo, dazu beigetragen hat, daß die offensichtlich existierenden Gräben etwas zugeschüttet wurden. Ein solches Zuschütten der Gräben erscheint mir notwendig, da wir es mit Problemen zu tun haben, die so schwierig sind, daß wir zusammenarbeiten müssen. Dabei sollten wir auch die Patienten nicht vergessen, die durch unsere Methoden nicht erreicht werden. In den Landeskrankenhäusern sind die Patienten, die so schwer beeinträchtigt sind, daß sie nicht in der Gemeinde leben können.

Ciompi,L.,C.Müller 1976): Lebensweg und Alter der Schizophrenen. Berlin, Heidelberg, New York (Springer).
Harding, C. M., G. W. Brooks (1984): Life assessment of a cohort of chronic schizophrenics discharged twenty years ago. in: S. Mednick, M. Harway, K. Finello (Eds.): The handbook of longitudinal research II. New York (Praeger).
Harding, C. M., J. Zubin, J. S. Strauss (1987): Chronicity in schizophrenia: Fact, partial fact or artifact? Hospital and Community Psychiatry 38: 477-486.
Huber, G., G. Gross, R. Schüttler: A long-term follow-up study of schizophrenia: Psychiatric course of illness and prognosis. Acta Psychiatrica Scandinavica 52: 49-57.
Für eine Diskussion der therapeutischen Implikationen der Ergebnisse der Langzeitstudien siehe:
Haley, J. (1989): The effect of long-term outcome studies on the therapy of schizophrenia. Journal of Marital and Family Therapy 15: 127-132.

3. Praxis der systemischen Therapie psychotischen Verhaltens

Gunthard Weber und Arnold Retzer

In diesem Beitrag werden wir zunächst unsere Vorstellungen darüber darlegen, wie in Familien das, was „Problem" genannt wird und sich bis zur Diagnose einer „psychischen Krankheit" ausweitet, entsteht oder erzeugt wird. Dann werden wir allgemeine Prämissen und Vorgehensweisen darstellen, mit Hilfe derer systemische Therapeuten versuchen, alte und neue Entwicklungsmöglichkeiten von Einzelnen und Familien wieder oder neu anzustoßen. In einem dritten Abschnitt werden spezifischere systemische Vorgehensweisen beschrieben, die sich uns in der Behandlung von Familien, in denen ein oder mehrere Mitglieder psychotische Verhaltensweisen zeigen oder gezeigt haben, als nützlich erwiesen. Schließlich werden wir den Verlauf einer Familientherapie einschließlich einer Nachuntersuchung ausführlich schildern und dabei besonders berücksichtigen, mit welchen therapeutischen Mitteln wir das Krankheitskonzept der Betroffenen in Frage zu stellen und zu verändern suchten.

Der Versuch, die weitgehend vernachlässigte Seite zu nutzen

Unterschiedliche Erklärungen und Beschreibungen von menschlichem Verhalten eröffnen unterschiedliche Handlungsfelder. Bestimmte Vorgehensweisen werden als nützlich erachtet und andere für irrelevant oder sogar für schädlich gehalten. Zwillingsstudien und die finnische Adoptionsstudie (Tienari et al. 1985) legen nahe, daß es Umweltfaktoren geben muß, die entscheidend mitbestimmen und beeinflussen, ob psychotisches Verhalten, auch wenn es eine erbliche Disposition geben mag, auftritt, sich wiederholt, oder ob es nicht oder nicht mehr gezeigt wird.

Dieser Erkenntnis hätte eigentlich eine Welle von Forschung über die psychosozialen Mitbedingungen psychotischen Verhaltens und die Möglichkeiten psychotherapeutischer Beeinflussung auslösen müssen. Heute fließt jedoch der größte Teil aller Forschungsgelder für den Bereich der psychiatrischen Forschung in biologisch orientierte Forschungsvorhaben.

In der Praxis psychiatrischer Versorgung überwiegt bezüglich der Nützlichkeit und der Möglichkeiten psychotherapeutischer Verfahren in der Behandlung psychotischen Verhaltens eine pessimistische Vorstellung. Weit verbreitet ist sogar das Vorurteil, psychotherapeutische Maßnahmen seien eher kontraindiziert und könnten sich schädlich auswirken.

Die Heidelberger Gruppe hat sich früh entschieden, besonders die bisher weitgehend vernachlässigte Seite der Psychosen-Behandlung zu betonen. Dies tut sie jedoch nicht, indem sie einseitig zum Beispiel mögliche genetische Faktoren für irrelevant erklärt oder Behandlungen mit Psychopharmaka ablehnt, sondern indem sie sich auf mögliche Beeinflussungen von Bedeutungs- und Verhaltensmustern in diesen Familien konzentriert.

Die ersten Ergebnisse dieser Bemühungen (Retzer et al. 1989) sind mehr als hoffnungsvoll, bedürfen aber sicher der Bestätigung auch in kontrollierter Studien.

Von der Entwicklung eines Problems zur Diagnose einer Psychose

Die Entdeckung eines Problems

Ein Problem beginnt immer damit, daß eine für das System wichtige Person oder eine einflußreiche Instanz innerhalb oder außerhalb der Familie entsprechend ihrem Weltbild die Vorstellung entwickelt, daß die gezeigten Denk- und Verhaltensweisen eines oder mehrerer Familienmitglieder anders sein sollten. Die Wahrscheinlichkeit, daß ein so betrachtetes Verhalten sich zu einem Problem wandelt, vergrößert sich, wenn weitere Personen innerhalb oder außerhalb dieser Gruppe dies ebenso sehen.

Die Entstehung von Problem-Systemen

Die Zeitspanne von dem Zeitpunkt, zu dem ein Verhalten von irgend jemandem als auffällig oder problematisch definiert wird, bis hin zur Entstehung eines Problem-Systems oder sogar bis hin zur Diagnosestellung „Psychose“ kann sehr unterschiedlich sein. Unter Umständen beginnt ein Problem schon vor der Geburt eines später als psychotisch diagnostizierten Patienten.

Beispiel:
Ein Ehepaar heiratet relativ spät und läßt deshalb anläßlich der ersten Schwangerschaft eine Chromosomen-Analyse des noch ungeborenen Kindes erstellen. Der beratende Humangenetiker fragt das Ehepaar im Rahmen der Anamnese-Erhebung nach möglicherweise erblichen Krankheiten in der Familie und erfährt, daß eine Schwester und ein Onkel des Kind-Vaters psychiatrisch behandelt wurden und die Diagnosen Schizophrenie bzw. endogene Psychose bekamen. Wenn der Humangenetiker nun fragt: „Haben Sie sich schon einmal überlegt, daß Ihr Kind auch eine Psychose bekommen könnte?“, und, wenn das Ehepaar dieser Äußerung großes Gewicht beimißt und auch die im Hause wohnenden Großeltern mütterlicherseits auf diese Mitteilung alarmiert reagieren, könnte dies schon die Geburtsstunde eines Problem-Systems sein. Das Kind kann nämlich dann von der Geburt an genau von allen daraufhin beobachtet werden, ob es auffällige Verhaltensweisen zeigt. Durch diese Beobachtungen können genau diese Befürchtungen sich verwirklichen und zur Entdeckung und Definierung auffälliger Verhaltensweisen führen.

Ebenso können aber auch nur Stunden oder Tage zwischen der Feststellung eines Problems und der Entstehung eines Problem-Systems und der Diagnostizierung einer Psychose liegen.

Beispiel:
Ein 22-jähriger Student, als Sohn, Bruder und Enkel in seiner Herkunftsfamilie von allen geschätzt und anerkannt, versucht, neben seinem Studium gleichzeitig mehrere Leistungen zu vollbringen, die ihn überfordern: Er zeigt sich als Wärmespender der Mutter und kommt jedes Wochenende zu ihr nach Hause. Er versucht Wiedergutmachung bezüglich der nationalsozialistischen Vergangenheit der Familie, indem er sich in seinem Politologie-Studium vor allen Dingen intensiv mit dem Faschismus befaßt und in einer Jugendorganisation intensiv politisch tätig ist. Außerdem bemüht er sich, in seiner Freizeit Geld zu verdienen, um seinem Vater, der in Pommern ein Gut besaß und jetzt als landwirtschaftlicher Angestellter arbeitet, ein Reitpferd zu kaufen. Für alle Angehörigen und Bekannten unerwartet, reagiert er plötzlich mit psychotischem Verhalten und wird am nächsten Tag in eine Klinik eingewiesen, wo bald eine paranoid-halluzinatorische Psychose diagnostiziert wird.

Die Idee von problemdeterminierten Systemen (Anderson, Goolishian und Winderman, 1986) ist nicht nur einleuchtend, sondern auch revolutionär. Sie besagt nämlich, daß Problem-Systeme sich nur dadurch von anderen unterscheiden, daß sich die Beteiligten dieser Gruppe um etwas organisieren, dem sie die Bedeutung „Problem" gegeben haben. Kurt Ludewig (1990) definiert ein Problem-System als ein „eigenständiges soziales System um ein Problem" und ein Problem als „einen für veränderungsbedürftig und veränderungsfähig gehaltenen Sachverhalt in Kommunikation".

Mögliche Prozesse in der Zeitspanne von der Entdeckung eines Problems bis zu Diagnose einer Psychose?

Am Anfang eines Problems sieht also ein Mensch an sich selbst oder an einem anderen etwas, was da ist und nicht da sein sollte, oder etwas fehlt, was da sein sollte. Jetzt kommt es darauf an, ob die relevanten Beteiligten dieser Bedeutungsgebung zustimmen oder sie ablehnen. Einigt man sich, daß etwas zuviel oder zuwenig gezeigt wird, kommt es nun darauf an, ob in der darauffolgenden Zeit etwas geschieht, was von allen als eine befriedigende Änderung angesehen wird, oder ob man sich an das Verhalten gewöhnt und es nicht mehr als störend empfindet. In diesem Falle löst sich das Problem-System wieder auf.

Oft ist es aber so, daß bestimmte Reaktionen und Bemühungen, dieses Verhalten zu beseitigen, einzudämmen oder zu kontrollieren, über sich wiederholende Interaktions-Sequenzen dazu beitragen, daß es aufrecht erhalten oder sogar verstärkt gezeigt wird.

a) Die Einengung der Aufmerksamkeit und die Ausdehnung des Kreises

Fruchtlose Bemühungen, ein Problem zu bewältigen, führen dann oft dazu, daß sich einerseits das problem-determinierte System erweitert, das heißt, daß neue Personen einbezogen werden, und daß die Beteiligten andererseits ihre Aufmerksamkeit zunehmend häufiger und intensiver auf das richten, was sie als problematisch erfahren. Dieses gewinnt dann im Leben dieser Menschen einen immer größeren Raum und ein größeres Gewicht.

b) Die Suche nach plausiblen Erklärungen

Ein Problem und seine Beschreibung halten sich wechselseitig aufrecht. Wäre die Lösung Teil der Beschreibung, gäbe es das Problem nicht mehr. Persistiert ein Problem, ist es oft verbunden mit plausiblen Alltagserklärungen. Meist handelt es sich dabei um vereinfachende, lineale Interpunktionen und Zuschreibungen. Die Ursachensuche richtet die Blicke in die Vergangenheit (Warum? .., weil ...). Die gefundenen Gründe wirken wie Beruhigungsmittel[1] oder geben Anlaß zu Auseinandersetzungen, weil es dann oft Schuldige gibt. Die Lösung rückt noch weiter in die Ferne.

c) Alleinschuld oder Unschuld

Ein Ergebnis kann sein, daß Einzelnen die Gesamtschuld angelastet wird (böser Patient, schizophrenogene Mutter, abwesender Vater), oder man nimmt an, daß schicksalhafte Geschehnisse das Problem verursacht haben, oder daß gesellschaftliche Verhältnisse und Normen schuld sind, wie es zum Beispiel in der anti-psychiatrischen Bewegung teilweise einseitig geschah.

d) Die Dekontextualisierung

Wird Verhalten aus dem situativen Zusammenhang gerissen und versucht, wechselwirksame Prozesse durch Beschreibung isolierter Einheiten zu verstehen, machen diese einseitigen Betrachtungen keinen Sinn mehr. Miteinander Verknüpftes wird aus dem Zusammenhang gerissen.

e) Versteinerung zu individuellen Eigenschaften

Die Dekontextualisierung findet ihren Ausdruck in der Betonung individueller Eigenschaften. Die Ursachensuche, gepaart mit einer pathologieorientierten Sichtweise, läßt die Beteiligten dem zukünftigen Patienten negative Attribute zuschreiben. Diese negativen Sichtweisen sind oft mit offenen oder verdeckten symmetrischen Interaktionen verbunden.

f) Diagnose einer Psychose

Werden dann in einer ausgeprägten Dilemma-Situation, in der der- oder diejenige auch das Feld nicht verlassen kann, schließlich un-

[1] H. Maturana nennt Erklärungen „pacifier", was im Amerikanischen auch der Ausdruck für Schnuller ist.

verständliche und fremdartige Verhaltensweisen gezeigt, führt dies dazu, daß der oder die Betreffende selbst, Familienangehörige, andere Befremdete oder Ordnungs- bzw. psychosoziale Einrichtungen dafür sorgen, daß Kontakt zu einem Psychiater hergestellt wird. Der stellt dann aufgrund bestimmter Kriterien die Diagnose einer Psychose.

Bedeutungsgebungen, die mit der Diagnose Psychose verknüpft sind

Obwohl neuere Erkenntnisse über Wechselwirkungen und Verläufe von psychotischem Verhalten im wissenschaftlichen Bereich ein differenzierteres Bild über das Bedingungsgefüge und die Prognose haben entstehen lassen, wirken sich unseres Erachtens in Laienkreisen, teilweise unter niedergelassenen Psychiatern und in der Praxis psychiatrischer Behandlung bestimmte hartnäckig aufrechterhaltene Vorstellungen immer noch fatal aus.
Kurz zusammengefaßt sind es drei vereinfachende Einschätzungen:

- Psychosen sind Erbkrankheiten, die - einmal ausgebrochen - meist dazu neigen, wiederholt aufzutreten; die Prognose ist nicht sehr gut. Es besteht eine beträchtliche Gefahr der Chronifizierung.
- man kann nicht viel mehr tun, als medikamentös behandeln und menschlich unterstützen.
- Umwelteinflüsse haben höchstens auslösende Wirkungen;

Dazu kommt, daß unter Psychiatern noch die Überzeugung verbreitet ist, daß Psychotherapie im engeren Sinne eher gefährlich oder sogar schädigend ist und Rückfälle provozieren kann. Indiziert sind, so meint man, höchstens begleitende und stützende Maßnahmen (was immer darunter zu verstehen ist).
Solche Vorstellungen führen dann zum Beispiel zu bestimmten ärztlichen Mitteilungen an die Patienten und deren Angehörige, die - da Ärzte und Ärztinnen für sie wichtige meinungsbildende Autoritäten sind - wie Handlungsanweisungen wirken.

Beispiel:
Ein Psychiater sagte dem Vater einer 18-jährigen Patientin, die wegen psychotischer Verhaltensweisen stationär in einer psychiatrischen

Universitätsklinik behandelt wurde, es sei besser für die Tochter wegen ihrer Psychose das Abitur nicht zu machen und nicht zu studieren.

Es herrscht auch immer noch die Meinung vor, daß jemand, der einmal psychotisches Verhalten zeigte, grundsätzlich nicht mehr zur Ausübung bestimmter Berufe geeignet ist.

Ein weiteres Beispiel:
Eine Psychiaterin erklärte einem Patienten, daß er an einer Psychose erkrankt sei. Dies sei eine Krankheit, die in Schüben verlaufe und im Alter besser werde. Der Patient hielt sich genau an die Anweisung. Glücklicherweise nahm er an, daß das Älterwerden schon mit 55 Jahren beginne.

Die Frage, die sich hier stellt, ist: Tragen Psychiater mit ihren Vorstellungen nicht auch oft entscheidend dazu bei, Realitäten zu erzeugen, die dann verwirklicht werden und ihrerseits nun deren Vorstellungen rekursiv bestätigen? Die Diagnostizierung einer psychischen Krankheit kann sich also, auch wenn sie erst einmal eine Familie entlastet (weil dann keiner mehr Schuld hat und Krankenhaus-Einweisungen zumindest eine vorübergehende, die Bindung nicht gefährdende Trennung ermöglichen), als ein Danaer - Geschenk erweisen.

Der Prozess systemischer Therapie

Allgemein gesehen kann man die Maßnahmen und Vorgehensweisen systemischer Therapie als Anstöße verstehen, den oben beschriebenen Weg bis zur Diagnose einer Psychose umzukehren (siehe didaktisches Schema Abb. 1).
Am Beginn eines jeden ersten Kontaktes mit einem Klientensystem steht für uns jedoch die Klärung des Kontextes (Selvini-Palazzoli et al. 1980, Simon und Weber 1987, Gesuelle-Hart et al. 1990). Systemische Therapeuten betrachten Vorgänge im Kontext, in dem sie sich ereignen. Konsequenterweise berücksichtigen sie auch sorgfältig die Bedingungen, unter denen therapeutische Gespräche stattfinden. Das heißt, sie machen sich ortskundig, welche Bedeutung die Klienten der Institution, in der man arbeitet, dem Berufsstand, dem man

angehört, und den Gesprächen geben. Uns interessiert, wie der Überweisungsmodus ist, welche Beziehung die Familienmitglieder zu dem Überweisen haben, welche anderen Vorerfahrungen sie mit psychosozialen Einrichtungen und Psychotherapeuten gemacht, welche eventuell unterschiedlichen Erwartungen die einzelnen Familienmitglieder an die Gespräche haben, und wie die Situation am Ende erfolgreicher Gespräche aussehen soll. Unsere Faustregel ist, daß fünf Minuten, die wir für die Klärung des Kontextes verwenden, eine Therapiestunde sparen. Diejenigen, die sich sofort zu Beginn auf der Inhaltsebene in das Problem stürzen, vergleichen wir mit Abenteurern, die ohne genügend Geländekenntnisse und mit nicht ausreichendem Kartenmaterial in eine ihnen unbekannte, fremde Landschaft loswandern.

Beispiel:
Eine 19-jährige Patientin ruft aus einer psychiatrischen Universitätsklinik, in der sie behandelt wird, an mit dem Wunsch, eine Familientherapie zu beginnen. Der Therapeut freut sich, aus dieser Klinik eine Überweisung zu bekommen, gibt der Familie einen Termin und klärt zu Beginn des Erstgespräches nicht den Kontext. Das Gespräch verläuft schleppend und mühsam. Am Ende des Gespräches erfährt er, daß die Patientin gerichtlich in der Psychiatrie untergebracht war und der Stationsarzt eine Entlassung aus der Klinik davon abhängig machte, daß die Patientin eine Familientherapie anfange.Die Vereinbarung des Familien-Erstgesprächs war also die Austrittskarte aus der Psychiatrie, und weder die Patientin selbst noch die Familie war eigentlich an Gesprächen interessiert.

Die Infragestellung bestimmter „Krankheits-Einsichten"

Eine der Schwierigkeiten, die Mitarbeiter auf psychiatrischen Akutstationen haben, ist die, daß ihrer Meinung nach ihre Patienten oft keine „Krankheitseinsicht" zeigen, d. h. sie betrachten ihr Verhalten selbst nicht als abweichend, beharren auf ihren Vorstellungen und Wahrnehmungen und sehen nicht ein, daß sie behandelt werden sollen. Um dem Dilemma zu entgehen, als Arzt oder Ärztin soziale Kontrolle ausüben zu müssen (z. B. durch einschränkende Maßnahmen, durch gerichtliche Unterbringung oder durch gegen den Willen des Patienten gegebene Verabreichungen von Beruhigungsmitteln) wird versucht, den Patienten plausibel zu machen, daß sie an einer Krankheit leiden, und es wird ihnen als vorteilhaft dargestellt, sich freiwillig behandeln zu lassen.

Wir fokussieren dagegen auf die entgegengesetzte Seite: Wir stellen bestimmte Krankheits-Einsichten infrage. Bevor man als Therapeut versucht, Unterschiede einzuführen, ist es grundsätzlich wichtig, sich ortskundig zu machen, zu welchen Bedeutungsgebungen und Erklärungen die Patienten gekommen sind. Ist eine psychische Krankheit diagnostiziert worden, interessiert uns besonders, welche Vorstellungen die Klienten darüber entwickelt haben, und zu welchen Verhaltensweisen sie sich dementsprechend entscheiden.
Simultan mit dem Gewinnen solcher Informationen versuchen wir, Vorstellungen zu vermitteln, die neues Verhalten ermöglichen und Lösungen fördern.

Einige darauf abzielende Fragenbeispiele:
Wenn Ihr Psychiater meint, daß Sie an einer Psychose erkrankt sind, was meint er dann, wieviel Einfluß Sie auf das, was er Krankheit nennt, haben? Welche Vorstellungen haben Sie bezüglich einer Heilung? Ist sie möglich? In welchem Zeitraum? Endgültig? Wird das, was Sie Psychose nennen, Ihrer Meinung nach im Laufe der Zeit schlimmer oder besser? Könnten Sie auch daran sterben? Wenn Sie denken, Sie sind krank, zu wieviel Prozent sind Sie heute krank? Wie würde das Ihr Psychiater einschätzen? Wann waren Sie das letzte Mal zu hundert Prozent gesund? Wie erklären Sie sich den Unterschied?

Uns interessiert auch, welche Bedeutungen Klienten Zusätzen wie chronisch, endogen, Prozess-(Psychose), (psychotische) Episode und ähnlichen Beiwörtern geben, und welche Konsequenzen sie daraus ziehen.
Andere Fragen betonen andere Unterschiedsbildungen:

a) Von der Konnotation Krankheit oder Gesundheit zur Vorstellung von Krisen in bestimmten Situationen oder Übergangsphasen, die Neuanpassungen erfordern.

Beispiel:
Was würde sich für Ihren Mann ändern, wenn er seine Beschwerden nicht als eine wiederholt ausbrechende Krankheit, die aus heiterem Himmel fallen, sondern als Lösungsversuche in kritischen und schwierigen Situationen ansähe?

b) Von der Idee eines langwierigen Krankheitsverlaufs mit der Gefahr einer stetigen Verschlechterung zu der Vorstellung, daß überra-

schende und kontinuierliche Veränderungen in einer deutlich kürzeren Zeit als angenommen möglich sind.
Hier richten wir die Unterschiedsbildung in unseren Fragen nach den jeweils vorhandenen Zeitvorstellungen. Man kann bei jemand wahrscheinlich nur schwer die Idee streuen, daß er in einem halben Jahr alle gewünschten Veränderungen schaffen könnte, wenn er, die Familie und der Rehabilitationsberater davon überzeugt sind, daß das nur mit einem kleinschrittigen und langjährigen Rehabilitationsprozeß erreicht werden kann.

Beispiel:
Wer in der Familie würde sich am meisten wundern, wenn X die Veränderungen, die er sich für die nächsten 5 Jahre vorgenommen hat, schon in 1 - 2 Jahren geschafft hat?

c) Von der Idee, einer tückischen und undurchschaubaren Krankheit ausgeliefert zu sein, zu der Überzeugung, daß der- oder diejenige die Fähigkeit besitzt, Einfluß auf das eigene Verhalten (auch darauf, ob psychotisches Verhalten gezeigt wird) nehmen zu können.

Beispiel:
Wann haben Ihre Eltern begonnen, anzunehmen, daß Sie an einer erblichen Krankheit leiden, auf die Sie keinen Einfluß nehmen können?

Besteht ein Patient und/oder seine Familie auf der Idee, daß er an einer psychischen Krankheit leidet, versuchen wir innerhalb des Rahmens „Krankheit“ neue Unterschiede einzuführen.

Beispiel:
Wir wissen aus unserer Erfahrung, daß es Menschen mit manisch-depressivem Verhalten gibt, die es fertigbringen, eine Berufsausbildung abzuschließen und eine feste Partnerbeziehung einzugehen. Werden Sie in Zukunft eher zu dieser Gruppe gehören oder der Psychose erlauben, Sie wieder aus dem guten Rhythmus Ihrer Entwicklung zu bringen?

d) Von der Idee einer phasenhaft oder in Schüben verlaufenden Krankheit zu der Annahme, daß der oder die Betreffende „Rückfälle“ ausfallen lassen kann.
Wir bezeichnen diesen Bereich systemischen Fragens in Abgrenzung zu dem Versuch, durch Dauermedikation das Wiederauftreten psychotischen Verhaltens zu verhindern, als **systemische Rückfallprophylaxe.**

Beispiel:
In den letzten Jahren haben Sie sich immer im Herbst in psychiatrische Kliniken einweisen lassen; werden Sie sich auch in diesem Herbst stationär psychiatrisch behandeln lassen? Eher Anfang oder Ende September? Angenommen, ich gäbe Ihnen den Auftrag, sich schon im August in eine psychiatrische Klinik zu begeben, wie könnten Sie das am besten anstellen? Wie könnten Sie den Einladungen der Manie am besten entsprechen? Wieviel „Schübe" müßten Sie ausfallen lassen oder müßten ausbleiben, daß es für Ihre Frau ganz klar ist, daß Sie wieder gesund sind?

e) Von der Idee des Defizits und pathologischer Vorgänge mit nur negativen Auswirkungen zu der Vorstellung von einer Fähigkeit (im Sinne von Begabung) und Nützlichkeit von psychotischen Verhaltensweisen.

Beispiel:
In welchen Situationen hilft Ihnen Ihre Fähigkeit, durch verrückte Verhaltensweisen aus einer Situation auszusteigen, besonders?

An dieser Stelle wollen wir ausdrücklich betonen, daß wir, geht es um psychotisches Verhalten, Einzel- und Familiengespräche überwiegend in den Zeiten beginnen, in denen kein ausgeprägt verwirrtes Verhalten gezeigt wird. Das Handwerkszeug systemische Therapie ist die Sprache und die therapeutische Beziehung (ohne direkt eingreifendes Handeln). Die Verantwortung für Veränderung und Nichtveränderung bleibt immer beim Klientensystem. Läßt sich aber wie bei akutpsychotischem Verhalten weder auf der Inhaltsebene noch bezüglich der Beziehungsdefinition ein Konsens herstellen, ist das Anstoßen von Veränderungen zumindestens erschwert. Natürlich können wir aber auch versuchen, durch Anstoßen von neuem Verhalten bei Familienmitgliedern auf das verwirrte Verhalten des I.P. einzuwirken.

Die Rekontextualisierung psychotischen Verhaltens

Das medizinische Krankheitsmodell legt nahe, daß der sich psychotisch zeigende Mensch an einer körperlichen Dysfunktion leidet, die repariert oder ausgeglichen werden muß. Der Einzelne ist dann Träger einer Krankheit.
In der systemischen Therapie versuchen wir, das verrückte Verhalten des Betreffenden in einer sinnstiftenden Art und Weise mit seiner Lebenssituation zu verknüpfen. Dann wird zum Beispiel aus einer

endogenen Depression ein Verhalten, das der oder die Betreffende in einer bestimmten Situation zu bestimmten Zeiten in An- oder Abwesenheit bestimmter Menschen zeigt.
Wir grenzen dabei durch Unterschiedsfragen den Bereich (bezüglich Zeit, Raum, Beziehung, Intensität, usw.), in dem das beklagte Verhalten auftritt, weitmöglichst ein und betonen und erweitern damit indirekt die symptomfreien Zeiten.

Beispiel:
(Überweisungsdiagnose: schwere Depression)
Zeigen Sie sich eher während der Arbeitszeit oder zu Hause traurig? Lassen Sie die Traurigkeit schon während des Heimwegs von der Arbeit zu oder erst in Ihrer eigenen Wohnung? Wann geben Sie der Traurigkeit mehr Raum, wenn Sie allein sind oder unter Menschen? In wessen Anwesenheit zeigt sich Ihr Vater seltener bedrückt? Wie erklären Sie sich das?

Diese Fragen orientieren sich jeweils an ressourcenorientierten systemischen Hypothesen, also z. B. Annahmen darüber, mit welchen Grundannahmen, Veränderungen und Dilemmata das psychotische Verhalten zusammenhängen könnte, und wie es wechelseitig aufrechterhalten wird.

Das Mitwirken aller Beteiligter

Grundsätzlich halten wir die Einbeziehung von Familienmitgliedern und wichtigen Bezugspersonen in den therapeutischen Prozeß für sehr nützlich. Angesichts der großen Anzahl von Patienten in Psychiatrischen Kliniken bieten Angehörigengruppen[2] dazu eine ausgezeichnete Möglichkeit.
Unseres Erachtens folgen aber die Leiter dieser Gruppen nur selten einem systemischen Konzept, sondern verfestigen lineare Krankheitsvorstellungen der Patienten und ihrer Familienangehörigen.

Beispiel:
Auf einer Tagung von Angehörigen psychisch Kranker und Mitarbeiter psychiatrischer Einrichtungen wurde das Mitglied einer Angehörigengruppe gebeten, etwas über das zu berichten, was in der Gruppe geschieht. Die Mutter berichtete u. a.: „Sonntag nachmittag treffen wir uns mit Frau Dr. X zum Kaffee. Sie sagt uns dann, wie wir unsere Patienten (!) zu behandeln haben. Anschließend besuchen wir sie dann auf den Stationen."

[2] Der Terminus „Angehöriger" impliziert schon, daß dieser eher als Außenstehender betrachtet wird. So werden ja auch die Familienmitglieder, die die „Patienten" bei der Aufnahme in eine Psychiatrische Klinik begleiten, nicht als Mitbeteiligte gesehen, sondern als Ressource für Auskünfte über das Verhalten der „Patienten".

Es ist verständlich und legitim, zu versuchen, die Eltern, Geschwister und Kinder derjenigen, die in Psychiatrischen Kliniken landeten, zu entlasten und ihnen zu ermöglichen, aus der sozialen Isolierung zu kommen und sich über ihre oft als sehr schwierig erlebte Situation und die Stigmatisierung auszutauschen. Das Freisprechen von Schuld (Dörner und Egetmeyer 1987) durch die Zuschreibung einer Krankheit, zu der niemand etwas kann, raubt ihnen jedoch auch ihre Einflußmöglichkeiten.

Wir implizieren mit unseren Fragen, daß jeder (in unterschiedlichem Ausmaß) für das, was in einer Interaktion geschieht, mitverantwortlich ist und dementsprechend auch verändernd auf sie einwirken kann.

Beispiel:
Ein 24-jähriger junger Mann mit der Diagnose chronische Schizophrenie verbringt seine Tage überwiegend laut Musik hörend im Bett. Es wird deutlich, daß die Mutter ihn rundum versorgt, da sie befürchtet, ihr Sohn würde sich (wie er es schon angedroht hat) umbringen, wenn sie von ihm ein altersentsprechendes Verhalten forderte.
Frage (an den Vater): „Angenommen, Ihre Frau würde morgen mit einem Beinbruch für 6 Wochen in eine Klinik eingewiesen, würden Sie Ihrem Sohn dann einen Babysitter besorgen, oder nähmen Sie sich Urlaub, um die Aufgabe selbst zu übernehmen?“ Oder (an die Mutter): „Angenommen, Sie wollten sicherstellen, daß Ihr Sohn auch morgen früh nicht aufsteht - ich weiß, daß Sie das nicht wollen, ich möchte es nur einmal probeweise durchspielen - wie könnten Sie das auf alle Fälle erreichen?“ usw. Diese Fragen orientieren sich an systemischen Hypothesen über mögliche Zusammenhänge und Wechselwirkungen, die wir vor den Gesprächen (möglichst im Team) erarbeitet haben.

Die Krankheit als Beziehungspartner

Sprachlich wird psychotisches Verhalten oft wie ein Besitz behandelt, etwas was außerhalb der Person existiert und was man erwerben kann. „Ich habe eine Psychose“. Diese Vorstellung nutzen wir und legen nahe, daß die Psychose außerhalb der Person und unabhängig von ihm existiert, und daß der Betreffende unterschiedliche Beziehungen zu ihr gestalten kann. Dabei versuchen wir, positive Kräfte, die das symptomatische Verhalten reduzieren, zu internalisieren und negativ beeinflussende Einwirkungen zu externalisieren (Simon und Weber, 1988a; Tomm, 1989; White, 1990)

Entdeckung eines Problems	Mehr Entwickwicklung
Einengung des Aufmerksamkeitsfokus auf "es" (Gefühle von Inkompetenz, Defiziten, Hoffnungslosigkeit nehmen zu)	ErweiterungdesAufmerksamkeitsfokus auf symptomfreie Zeiten
Vergangenheitsgerichtete Aufmerksamkeit („Salzsäulen" entstehen)	Zukunftsorientierung (hypothetisches Erproben von Wahlmöglichkeiten)
lineale Ursachensuche, Erklärungen	Zirkuläre Kausalität Fokussierung auf Wirkungen, Funktionen und Aufrechterhaltung des symptomatischen Verhaltens (Interaktionskreise)
Alleinschuld oder Unschuld (er/sie ist böse oder die Umstände sind schuld)	Implizieren von Mitverantwortung des I.P. (Einflußmöglichkeiten) und Sich-Gegenseitig-Bedingen
Dekontextualisierung (Verhalten wird aus situativem Zusammenhang gerissen)	Rekontextualisierung (Zeit, Raum, Beziehung). Sinnstiftendes Verknüpfen mit systemischen Hypothesen.
Diagnose einer „Psychose" Vermittlung des medizinischen Krankheitsmodells (Ursachen, Behandlung, Verlauf, Prognose) Versteinerung zu individuellen Eigenschaften	Erfragen und Infragestellen bezüglich Bedeutung von "Krankheit" (Erklärungen, Behandlungen, Verlauf, Prognose)Verflüssigung von Eigenschaften zu Verhalten

Abb. 1: Didaktisches Schema zur systemischen Therapie (Weber, G., F. B. Simon 1989)

Beispiel:
„Wann haben Sie das letzte Mal die Psychose erfolgreich in Schach gehalten? Gibt es Zeiten, in denen Sie stärker sind als die Psychose und nicht sich selbst, sondern sie in die Ecke stellen können? Wann können Sie sich besser gegen Ihren Vater wehren, mit oder ohne Psychose? Zu wem hat Ihre Frau eine engere Beziehung, zu Ihnen oder zu Ihren Stimmen?" usw.

Für Beobachter klingen diese Fragen so, als würden die Betreffenden nicht ernst genommen. Stellt man sie aber respektvoll oder mit Humor, ist es erstaunlich, wie bereitwillig und nutzbringend sie beantwortet werden.

Das Fokussieren auf die symptomfreien Zeiten

Wir haben schon dargelegt, daß psychosoziale Helfer dazu neigen, gemeinsam mit ihren Klienten besonders auf die problematischen Bereiche zu schauen. Dabei werden leicht die Bereiche und Zeiten übersehen und unterbewertet, in denen das symptomatische Verhalten nicht gezeigt wird. Wenn wir jedoch auf die symptomfreien Zeiten fokussieren und zu verstehen versuchen, unter welchen Bedingungen das symptomatische Verhalten nicht auftritt, implizieren wir, daß derjenige alle Fähigkeiten besitzt, ohne das symptomatische Verhalten auszukommen, diese Fähigkeiten nur (noch) nicht auf alle Bereiche ausdehnt (de Shazer, 1989a, 1989b). Die Vorstellung einer Vulnerabilität hingegen macht den Betreffenden zu einem lebenslang Behinderten oder zumindestens potentiell Gefährdeten.

Spezifische Herausforderungen in der Systemischen Therapie mit „Psychose" - Familien

Berater, die es nicht gewohnt sind mit Menschen, die psychotisches Verhalten zeigen, zu arbeiten, reagieren besonders, wenn es sich um schizophrenes Verhalten handelt, mit Vorsicht und Angst. Die Angst, dieses Verhalten könnte auch im gemeinsamen Gespräch mit ihnen auftreten (auch wenn gegenwärtig keine Anhaltspunkte dafür bestehen), führt oft zu einem verwirrenden Verhalten seitens der Berater: Sie fassen die Patienten mit Glacéhandschuhen an, fragen nicht nach, wenn sie etwas nicht verstehen, und stellen situations- und altersinadäquates Verhalten nicht in Frage, sondern zeigen sich eher verstehend und akzeptierend. Sie tragen dann vielleicht in ähnlicher

Weise zur Aufrechterhaltung bestimmter problematischer Verhaltensweisen bei wie Eltern, die aus Angst vor abrupten Reaktionen oder Trennung und aus Rücksicht auf das kranke Kind sich zwar noch gelegentlich unglücklich, unzufrieden und kritisch zeigen, aber keine Verhaltensänderungen mehr fordern. So bekommt dann der „Schizophrene" oft unklare und doppelbödige Botschaften: „Ändere Dich, aber Du kannst Dich wahrscheinlich nicht mehr ändern; werde erwachsen, aber Du brauchst permanente Betreuung (Versorgung)".

Vom Kranken zum ebenbürtigen Mitglied

Wir haben es uns zur Regel gemacht, den identifizierten Patienten in Gesprächen dieselben Fragen zu stellen und sie genauso zu behandeln wie alle anderen Familienmitglieder auch. Zeigt der- oder diejenige Kommunikationsabweichungen, geben wir diesen eine positive Bedeutung im Kontext des Gespräches und hinsichtlich der Familienbeziehungen und wenden uns immer wieder mit neuen Fragen an sie. Es ist erstaunlich, wie sich das kommunikative Verhalten der identifizierten Patienten dann oft schon im ersten Familiengespräch ändert. Wir drücken damit aus, daß wir alle Familienmitglieder gleichwertig behandeln und respektieren und wahren so unsere Neutralität auf der Beziehungsebene.

Der therapeutische Umgang mit den unterschiedlichen „Einladungen"

Wir haben beschrieben (Retzer und Weber 1991, Simon et al. 1989), wie wir uns als Therapeuten von Familien zu sehr unterschiedlichen Verhaltensweisen eingeladen fühlten, je nachdem, ob manisch-depressives, schizo-affektives oder schizophrenes Verhalten gezeigt wurde. Es geht dann therapeutisch darum, diesen Einladungen weder ganz zu folgen noch die Muster zu abrupt verändern zu wollen. Im folgenden entflechten wir mehrere Bereiche und beschreiben sie gesondert, obwohl sie vielfältig wechselwirksam verknüpft sind und sich überschneiden.

In der Arbeit mit **schizo-präsenten Familien** geht es überwiegend um den Umgang mit verwirrenden Verhaltensweisen. In den Gesprächen mit diesen Familien fühlen sich Therapeuten häufig verant-

wortlich, für eine klarere und eindeutigere Kommunikation zu sorgen. Je konfliktbeladenere Themen sie dabei ansprechen, umso größere ist die Wahrscheinlichkeit, daß die Familien mit stärkeren Kommunikationsabweichungen reagieren. Dies scheint dazu zu dienen, sich vor Verletzungen, Abwertungen und Eingriffen, also intrusiv erlebtem Verhalten, zu schützen. Reagieren Therapeuten darauf irritiert und versuchen sie, die Interaktionen zu strukturieren und zu kontrollieren (indem sie z.B. Festlegungen fordern) und beginnen sie, die Familien z.B. als unmotiviert oder nicht für Gespräche geeignet abzulehnen, geraten sie in Beziehungsmuster, die die Familien oft schon mitbringen.
Grundsätzlich gilt auch für uns zunächst einmal das Interesse, Antworten auf unsere Fragen zu bekommen. Alle Beschreibungen übereinander versuchen wir zu konkretisieren um sicherzustellen, daß wir über das Gleiche sprechen. Dieses ist am ehesten der Fall, wenn wir uns auf beobachtbare Verhaltensweisen einigen.

Beispiel:
Ein Vater sagt über seinen Sohn, er sei in seiner „Gesamtpersönlichkeit nicht gefestigt". Frage: „Welche Verhaltensweisen Ihres Sohnes lassen Sie annehmen, er sei in seiner Gesamtpersönlichkeit (wie Sie es nennen) nicht gefestigt?" Bekommen wir Antworten, die sich nicht auf unsere Fragen zu beziehen scheinen, fragen wir nach: „Inwiefern war das für Sie eine Antwort auf meine Frage?" Oder: „Das war eine wichtige Information, aber noch keine Antwort auf meine Frage."

Werden Konkretisierungsversuche mit noch mehr verunklarenden Mitteilungen beantwortet, fokussieren wir auf eine „höhere Ebene". Wir sprechen entweder darüber, was passieren könnte, wenn klarere Mitteilungen miteinander ausgetauscht würden, oder wir machen die therapeutische Beziehung zum Thema. Dann bekommen wir oft Informationen über die Funktionen dieses Verhaltens und auch darüber, wie wir zu diesem Muster beigetragen haben.
Manchmal gelingt es uns auch, den verwirrt wirkenden Äußerungen der identifizierten Patienten oder anderer Familienmitglieder eine plausible Bedeutung zu geben, die dann als Orientierungspunkt und Aufmerksamkeitsfokus dienen kann, die für alle Sinn stiften und neue Konsensmöglichkeiten bereitstellen.
Bei paranoiden Inhalten, Wahnvorstellungen und akustischen Halluzinationen gerät das Ideengebäude gelegentlich ins Schwanken,

wenn wir durch überraschende, konkretisierende Fragen auf logische Inkonsistenten hinweisen. Steve de Shazer (1990) berichtete, daß er einen Patienten, der sich seit Jahren rund um die Uhr vom CIA verfolgt fühlte, fragte, ob er den CIA für einen effizienten und gut organisierten Geheimdienst halte. Als dieser das bejahte, fragte er ihn, wie er sich das erkläre, daß diese hocheffiziente Organisation es in all' den Jahren nicht fertiggebracht habe, ihn auszuschalten.

Luigi Boscolo (1989) warnt Patienten mit paranoiden Ideen schon zu Beginn des ersten Gespräches davor, ihm zu früh zu vertrauen; er verschreibt ihnen also den Argwohn und vertritt selbst die von den Patienten besetzte Seite der Vorsicht.

Da sich in menschlichen Systemen unterschiedliche Tendenzen oft auf Personen aufteilen, erhöht man eventuell Tendenzen, sich verwirrt zu zeigen, wenn man sich als Therapeut sehr strukturiert gibt oder in einer Institution für Klarheit, Überschaubarkeit und Einfachheit von Abläufen sorgt.

Haben wir eine gute Beziehung aufgebaut, kehren wir die Tendenzen gelegentlich in der Art und Weise um, daß wir selbst beginnen, den Fokus der Aufmerksamkeit fortwährend zu wechseln und Bedeutungszusammenhänge aufzuweichen. Wir erzählen dann Geschichten mit vielen Metaphern, die in keinem engen Zusammenhang zur momentanen Situation zu stehen scheinen, und es dauert dann gewöhnlich nicht lange, daß wir gebeten werden, uns wieder nachvollziehbarer zu verhalten.

Hier gilt es also, Balance und Neutralität zu wahren bezüglich der Eindeutigkeit und Vieldeutigkeit von Botschaften.

Der therapeutische Umgang mit der Erweichung der Beziehungsrealität

Da die Erweichung der Beziehungsrealität (vgl. Retzer und Weber 1991) (durch Kommunikationsabweichungen und sich ständig wandelnde Bedeutungsgebungen) mit bestimmten Ängsten und Erwartungen verknüpft ist, genügt es natürlich nicht, nur zu versuchen, eine klare Kommunikation und verläßlichere und dauerhaft gültigere Bedeutungsgebungen zu erreichen. In diesen Familien werden Veränderungsforderungen meist an die jeweils anderen gestellt, und diese sind oft mit Abwertungen verknüpft. Die Erfahrung, daß man abgewertet und kritisiert wurde, egal was man machte, führt leicht dazu, daß man sich lieber in keiner Richtung definiert, um ja keine Angriffspunkte zu bieten.

Eine therapeutische Voraussetzung dafür, daß Standpunkte eingenommen und Verhaltensveränderungen gewagt werden können, ist also, daß es gelingt, ein Klima gegenseitiger Anerkennung, eine wechselseitige Akzeptierung der Anliegen aller und eine Respektierung individueller Grenzen zu erreichen. Jede Erhärtung von Beziehungsrealität birgt die Gefahr und die Möglichkeit von Konflikten und Auseinandersetzungen, sie eröffnet aber auch Chancen für Neuorientierung, Gemeinsamkeit und Entwicklung.

Für uns ist es nur verständlich, wenn es in Familien mit „high-expressed emotions" (Leff und Vaughn 1980, Berkowitz et al. 1981) zu häufigeren Klinikaufenthalten der identifizierten Patienten kommt. Die negativen Spannungen haben als Schutzmechanismen stärkere Kommunikationsabweichungen und in deren Folge häufigeres Aussteigen in psychotisches Verhalten zur Folge. Klinikaufenthalte entspannen dann die Situation durch vorübergehende Trennungen. Wir halten aber „high-expressed emotions" nicht für ein Merkmal von Familien, sondern für den Ausdruck von Konfliktspannung in einer bestimmten Situation.

In einer solchen Situation ist es besonders wichtig, die vorhandenen Ressourcen der Familie zu betonen, Bestehendes positiv zu konnotieren und umzudeuten, weiche Bedeutungen sanft zu erhärten, nicht auf Änderungen zu drängen und sich geduldig zu zeigen. Es geht dann nach einer Weile oft eine große Erleichterung durch die Familie, wenn sie wieder zusammensitzen kann und der Austausch als wohlwollend, nützlich und sinnstiftend erlebt wird. Dies gelingt leichter, wenn wir als Therapeuten ein gemeinsames Thema finden, das alle angeht und emotional einbindet.

Der Umgang mit Einladungen von Familien mit manisch-depressivem Verhalten

Je nach der Stimmungslage, in der sich die Familien oder die Einzelnen zum Zeitpunkt des jeweiligen Gespräches befinden, fühlen wir uns typischerweise von diesen Familien zu drei unterschiedlichen Beziehungsmustern eingeladen:

a) Verhält sich der Patient „manisch" oder „hypomanisch", ist es die Einladung, sich als Therapeuten in die Phalanx derjenigen einzureihen, die die ausufernden Gedanken, Gefühle und Verhaltensweisen des Betreffenden einzudämmen und auf ein „normales" Maß zurückzuholen versuchen. Es ist nicht zufällig, daß Stationsschwestern

und -pfleger, denen von einer Ambulanz die Aufnahme eines Manisch-Depressiven avisiert wird, nachfragen: „Ist er unter oder über dem Strich?“ Je nach Stimmungslage werden dann gleich ganz unterschiedliche (Be-)Handlungsstrategien in Gang gesetzt. Bei manischem Verhalten wird sofort an Maßnahmen sozialer Kontrolle gedacht, bei depressivem Verhalten eher an Abschirmung und Pflege.
Da wir nur ambulante Therapien durchführen, versuchen wir, die Verantwortung für die gezeigten Verhaltensweisen der Patienten diesen oder ihren Familienmitgliedern zurückzugeben und hypothetisch die Möglichkeiten und Konsequenzen von Verschlimmerung zu erfragen, einschließlich eines vielleicht notwendigen stationären Aufenthalts. Soweit möglich, lassen wir uns nicht zu direktem Eingreifen oder Handeln verleiten, weil wir uns dann sofort in dem Bereich der sozialen Kontrolle aufhalten und damit unsere therapeutische Neutralität verlieren.

b) Gelegentlich kommt eine solche Familie zu uns, und alle Anwesenden zeigen eine gehobene, euphorische Stimmung. Dieses geschieht besonders, wenn ein Mitglied fehlt, das in der Familie gewöhnlich für die Ordnung sorgt. Hier ist es dann die therapeutische Aufgabe, weder in ein harmloses und lustiges Geplauder einzusteigen, noch die Familie einseitig zur Ordnung, zum Ernst des Lebens und zur Leistung zu rufen.

c) In den Familien, in denen manisch-depressives Verhalten auftritt, herrscht meist eine belastete Grundstimmung, da ihr Wertesystem von Tugenden und Normen wie Ordnung, Arbeit und Leistung bestimmt ist und Lust, Leichtigkeit und Lebenlassen eher verpönt sind. In den Zeiten, in denen kein manisches Verhalten gezeigt wird, breitet sich in den Gesprächen mit diesen Familien ein Gefühl von Schwere, Zähflüssigkeit und Verlangsamung der Zeit aus. Die Therapeuten beginnen sich angestrengt zu fühlen, versacken leicht in der depressiven Atmosphäre und sehnen sich heimlich nach dem Ende der nicht endenwollenden Sitzung. Besitzen sie noch viel Energie, versuchen sie, die Familie zu reanimieren und ihre Stimmung zu liften.

In unserer Arbeit stellten wir fest, daß wir in solchen Phasen in den Gesprächen mit diesen Familien häufiger Pausen einlegten und die

Abstände zwischen den Sitzungen ausdehnten. Dies war besonders dann der Fall, wenn wir durch unsere Fragen den Klienten die Möglichkeit, sich manisch ausflippen zu lassen, versperrt hatten (manche Patienten beklagten sich dann, daß sie das Gefühl hätten, dieser Ausstieg aus schwierigen Situationen sei jetzt verlegt), die Familien aber noch keine neuen Wege, sich neu aufeinander zu beziehen, gefunden hatten.
Bei diesen Familien gilt es also, Neutralität zu wahren bezüglich der Stimmung und der Aktivität. Auch in der Arbeit mit diesen Patienten spürten wir die Tendenz, sie (wenn gehobener Stimmung) als zu wenig ernsthaft motiviert oder (wenn im depressiven Bereich) als nicht an Veränderung interessiert zu verabschieden. Glücklicherweise half uns unser Forschungsinteresse, daß wir die Gespräche in diesen Situationen fortführten. So konnten wir die Erfahrung machen, daß viele Familien durchaus in der Lage waren, Veränderungen vorzunehmen, die das symptomatische Verhalten später überflüssig werden ließen.

Die therapeutische Erweichung der Beziehungsrealität

Es ist eine besondere therapeutische Kunst, sehr harte Wirklichkeitskonstruktionen zu erweichen, da hier die Bedeutunsgebungen den Charakter von in Stein gemeißelten Gesetzen haben und schon oft über Generationen in diesen Familien eherne Gültigkeit besitzen. Das macht auch verständlich, daß der Selbstmord für die Familienmitglieder ein Ausstieg ist, wenn sie nicht mehr ein noch aus wissen, da jede Infragestellung der Normen als Schlechtigkeit und Böswilligkeit sanktioniert ist. Das plötzliche Umschlagen in manisches Verhalten, Sorglosigkeit und Lebenslust ist für diese Familien nur so zu verkraften, daß es als Krankheit definiert wird. Er ist dann sozusagen „außer sich“, kann für sein Verhalten nicht mehr zur Verantwortung gezogen werden und ist so exkulpiert. Hier gilt es, Alternativen zu dem „entweder eingeengt, aber gut“ und dem „oder absolut frei, aber böse“, zwischen dem Gefühl, gar nichts zu können und zu dürfen und alles zu können und zu dürfen, zu finden, in denen Strukturiertheit und lustvolle Kreativität gleichzeitig Platz haben.

Da in Familien mit schizo-affektivem Verhalten gleichzeitig harte und weiche Wirklichkeitskonstruktionen vorhanden sind und ordnende und freizügige Tendenzen gleichzeitig bestehen, gibt es dort zwar Orientierungsmöglichkeiten und auch flexiblere Beziehungsdefinitionen, die Mitglieder sind aber fortwährend mit sehr gegensätzlichen Tendenzen konfrontiert. Gleichzeitig besteht eine sehr große Angst vor dem Verlassenwerden, die ein sich aus dem Wege gehen und eine Entflechtung erschweren. So kommt es zu dauernden Zyklen, in denen Anziehung und Abstoßung kurz aufeinander folgen. Entsprechend häufig eskalieren dort Konflikte. Die Angst vor dem Ausgeschlossenwerden fördert Bemühungen, die Oberhand zu gewinnen um so die Gefahr zu bannen.

Da die Konflikte und ihre Beziehungsaspekte leichter nachvollziehbar sind und auch eine affektive Ankopplung eher gelingt, gleichzeitig aber die Wucht der Auseinandersetzung beeindruckt und erschreckt, kommen Mitarbeiter psychiatrischer Einrichtungen in der Arbeit mit diesen Familien eher auf die Idee einer Familientherapie. Sie haben bald das Gefühl, daß sie ihre Neutralität auf der Beziehungsebene verloren haben und meinen nun, daß hier Gespräche nötig sind mit dem Ziel der Versöhnung und des Sich-Loslassen-Könnens. Obwohl Familientherapeuten angesichts der Gegensätzlichkeit der Strebungen und Bewertungen bald deutlich wird, daß sie Gefahr laufen, sowohl auf der Beziehungs- wie auch auf der Inhaltsebene parteilich zu reagieren, ist es für sie dennoch schwer, bei dem Ausmaß der Eskalationen nicht kontrollierend einzugreifen oder sich als Vermittler anzubieten. Hinzu kommt, daß sie auch klarere Aufträge dazu bekommen, da diese Familien weder die Kommunikation kollektiv entgleisen lassen und man so den Eindruck gewinnt, es bestehe eine therapeutische Beziehung, und sie andererseits auch weniger festgefahrene Vorstellungen über die Welt haben und somit auch flexibler auf Anregungen von außen reagieren. Man hat immer den Eindruck, zumindestens mit einem Subsystem kooperieren zu können. Das verführt jedoch auch leicht dazu, die therapeutische Neutralität zu verlieren.

Wichtig ist es hier, gerade die Anliegen derer zu berücksichtigen und besonders die mit Fragen einzubeziehen, die einen mit irgendeinem

Verhalten zu irritieren beginnen, seien es zum Beispiel die monologisierenden Ausführungen des Vaters über den Verlauf der Krankheit des Sohnes, oder die Bewegungsunruhe und die abschweifenden und abwertenden Bemerkungen des Sohnes.

Die (zeitliche) Entzerrung und Verdichtung von Ambivalenzen und antagonistischen Tendenzen

Simon und Weber (1990) haben in einem Beitrag über die Nützlichkeit der Neutralität postuliert, daß systemische Therapeuten dann größere Chancen haben, Unterschiede anzustoßen, wenn sie sich als **Anwälte der Ambivalenz** verstehen, das heißt, sowohl auf der Inhalts- wie auf der Beziehungsebene darauf achten, nicht dauerhaft und einseitig bestimmte Tendenzen zu fördern und auch die nicht oder noch nicht gelebten Seiten in der Familie zu berücksichtigen.
Die Mitglieder von Psychose-Systemen versuchen, die ausgeprägten Ambivalenzen in sich und die antagonistischen Tendenzen in der Gesamtfamilie unterschiedlich zu bewältigen. (Retzer und Weber 1991, Simon et al. 1989):

a) In Familien mit schizophrenen Mustern wird die Ambivalenz durch eine **synchrone Zeitorganisation** zu reduzieren versucht. Die gegensätzlichen Tendenzen oszillieren mit so hoher Frequenz, daß der Mensch zwar kaum noch handlungsfähig ist, die Gegensätze aber durch die annähernde Gleichzeitigkeit nicht mehr wahrnimmt. Er kann dann im selben Moment lachen und weinen, lieben und hassen, sich anklammern und wegstreben, usw.
Diese Lähmung durch Gleichzeitigkeit kann aber auch dadurch erzeugt werden, daß er unterschiedliche Erwartungen, die von einer Person, oder gegensätzliche Erwartungen, die von zwei oder mehreren Personen an ihn herangetragen werden, gleichzeitig zu erfüllen versucht. Zum Beispiel, wenn ein Sohn die Botschaften „Laß uns nicht allein, wir brauchen Dich" und „Mach daß Du fortkommst, Du störst uns" gleichzeitig erfüllen will. Dieses schnelle Oszillieren von Tendenzen trägt natürlich dazu bei, daß keiner weiß, woran er jeweils mit dem anderen ist.
Die therapeutische Aufgabe besteht hier also darin, die Frequenz der Oszillationen zwischen den gegensätzlichen Tendenzen zu verlang-

samen, damit diese wieder getrennt wahrgenommen werden können und Entscheidungen wieder möglich werden, das heißt, die annähernde Gleichzeitigkeit von Strebungen zu einem Nacheinander werden zu lassen.

Beispiel:
„Angenommen, Sie würden sich entscheiden, demnächst in der ersten Hälfte der Woche noch einmal ganz die Versorgung und Nähe der Eltern zu genießen und sich in der zweiten Hälfte vor allen Dingen um gute Beziehungen zu Gleichaltrigen und um Ihre berufliche Zukunft zu kümmern, was würden Sie dann besonders in der ersten Hälfte der Woche tun, und was in der zweiten? Wie würden die Eltern darauf reagieren?“
Oder: „Sie versuchen unseres Erachtens etwas fast Unmögliches. Da Sie merken, wie sehr Ihrer Mutter der Mann und die Eltern fehlen, versuchen Sie, gleichzeitig Mutters Mutter, Mann, Partner und Sonnenschein-Sohn zu sein, und außerdem wollen Sie noch erfolgreich studieren und sich womöglich verlieben. Damit Sie das alles unter einen Hut kriegen, schlagen wir Ihnen folgendes Experiment vor: In den nächsten vier Wochen machen Sie es so, daß Sie sich montags ganz als Mutters Mutter, dienstags als ihr Mann und Partner, mittwochs als ihr Sonnenschein-Sohn, und donnerstags als ein guter Student zeigen. Sie können diese Tage auch tauschen, sollten sich aber immer an einem Tag besonders einer Aufgabe widmen. Freitags haben Sie frei und können tun, was Sie wollen, und an den Wochenenden machen Sie es wie bisher.“

b) In Familien mit manisch-depressiven Mustern wird die Ambivalenz durch eine **diachrone Zeitorganisation** aufzuheben versucht. Man lebt jeweils nur eine Seite und blendet die andere aus, zeigt sich entweder manisch oder depressiv.
Die therapeutische Aufgabe ist hier entgegengesetzt. Es geht darum, die Frequenz der Schwankungen zu erhöhen, durch mehr Gleichzeitigkeit mehr Mehrdeutigkeit zu erzeugen und den Familienmitgliedern zu ermöglichen, ambivalente Strebungen wahrzunehmen und zu integrieren.

Beispiel:
„Es sieht ja so aus, als ob Ihr Vater ganz strikt und eindeutig auf der Seite der Ordentlichkeit und Gewissenhaftigkeit steht. Haben Sie es schon einmal erlebt, daß er auch fünf gerade sein lassen konnte? Wenn er in den nächsten 14 Tagen diese lebendige und spielerische Seite mehr zu leben und zu zeigen begänne, wer würde das zuerst merken? Wie würde die Familie darauf reagieren?“
Oder: „Angenommen, die Mutter käme zu der Überzeugung, daß sie mit diesen Lebensgrundsätzen in Gefahr geriete, körperlich schwer krank zu

werden, würde sie dann eher bereit sein, diese Grundsätze in Frage zu stellen und mit neuen Möglichkeiten experimentieren, oder würde sie doch lieber ihren Grundsätzen und damit der Tradition ihrer Herkunftsfamilie treu bleiben?"

Vom Entweder-Oder zum Sowohl-Als-Auch und vielen dritten Wegen

Viele Lösungen in menschlichen Systemen, die Bandbreite von Optionen und die Vielfältigkeit werden dann eingeengt, wenn die Prämissen eines binären Weltbildes gelten. Es gibt dann in jeder Situation immer nur zwei Möglichkeiten, ein Entweder-oder. Wenn dann die Pole des Entweder-oder noch sehr weit voneinander entfernt, also sehr gegensätzlich sind, wie es oft in Psychose-Familien der Fall ist, sind Spaltungen und Entzweiungen schon vorgebahnt. Die therapeutische Aufgabe besteht dann darin, dazu beizutragen, daß die gegensätzlichen Tendenzen nicht mehr unterschiedlichen Personen zugeschrieben werden, sondern daß jeder beide Seiten an sich selbst erleben kann (sowohl gut als auch böse; sowohl aktiv als auch passiv ...), und daß man die Möglichkeit dritter Wege eröffnet, durch die das binäre Muster verlassen werden kann.

a) In den Familien mit schizophrener Interaktion gilt zum Beispiel oft die Prämisse: Entweder leben wir zusammen, oder man gehört nicht mehr dazu. Dann ist ein Ausziehen oder Sich - Trennen gleichbedeutend mit dem Ausschluß aus dem Familienverband und Verlassensein. Die Lösung ist die Vorstellung, daß man sich trennen kann und dennoch in Kontakt bleibt, sich gegenseitig unterstützt und sich weiterhin zugehörig fühlt.

b) In Familien mit manisch-depressiven Mustern gilt oft: Entweder sehr eingeengt, belastet und die strengen Normen gewissenhaft erfüllend (= gut) oder absolut frei, unbeschwert und schrankenlos (= böse). Die erste Seite ist dann oft verbunden mit einem Gefühl des Nicht - Genügens und der Wertlosigkeit, und die andere Seite mit dem Gefühl grenzenloser Kraft und Grandiosität. Im Leistungsbereich werden solche Gegensätze dann repräsentiert durch Annahmen wie: „Entweder du bist der erste, oder du bist garnichts." „Entweder Putzfrau oder Museumsdirektorin.", „Entweder Kassierer in einem Tante-Emma-Laden oder mindestens Minister (am liebsten Bundeskanzler)".

Wir versuchen dann, Gegensätze zu reduzieren, indem wir nahelegen, daß das kleine Glück und der mittlere Erfolg zwar weniger spektakulär, dafür aber umso wohltuender, leichter zu erreichen und dauerhafter sind. Oder daß es möglich ist, Regeln zu finden, in denen sich Leistung, Entspannung und Lebendigkeit nicht ausschließen und in denen Ordnung und Genießen gleichermaßen Platz haben.

Therapeutische Abschlusskommentare am Ende der Familiengespräche: Das Splitting

Wegen der großen therapeutischen Herausforderungen besonders an die Neutralität der Therapeuten raten wir dazu, Familiengespräche mit Psychose-Familien entweder in Ko-Therapie oder im Team mit Einwegscheibe durchzuführen. Es bewährt sich auch besonders in der Arbeit mit diesen Familien, öfters Pausen einzulegen, um die Hypothesen überdenken und neu formulieren zu können und entsprechende Vorgehensweisen zu entwerfen.
Obwohl es grundsätzlich unser Bestreben ist, im Gespräch selbst mit systemischen Fragen jeweils kleine akzeptierbare Unterschiede einzuführen, entscheiden wir uns so gut wie immer, vor dem Ende des Gespräches noch einmal eine längere Pause zu machen und danach die Sitzung mit einem Abschlußkommentar zu beenden, der ganz verschieden aussehen kann. Dieses Vorgehen gibt uns die Chance, mögliche Unausgewogenheiten und Neutralitätsverluste zu überdenken und unsere Überlegungen in einer Zusammenfassung zu kondensieren.
Als besonders nützliches Element einer Abschlußintervention hat sich für uns das, was wir Splitting nennen, herausgestellt. Beim Splitting vertreten die Ko-Therapeuten oder Teile des Teams unterschiedliche Tendenzen. Sie geben zum Beispiel unterschiedliche Einschätzungen, sagen unterschiedliche Entwicklungen voraus oder schlagen verschiedene Vorgehensweisen vor. Sie spiegeln so die ambivalenten Strebungen der Familie im therapeutischen Team und geraten weniger in die Gefahr, einseitig bestimmte Tendenzen zu betonen.
Teilen wir **schizo-präsenten** Familien Splittings mit, vermitteln wir zwar Erhärtungen von Wirklichkeit durch dezidierte Meinungen, weisen aber gleichzeitig darauf hin, daß es keine Eindeutigkeit gibt oder mehrere Sichtweisen und Lösungen möglich sind. Außerdem

geben wir ein Beispiel dafür, daß Konflikte und unterschiedliche Vorstellungen nicht zu Entzweiungen führen müssen.
In der Fallbeschreibung am Ende dieser Arbeit geben wir Beispiele, wie wir das Splitting auf unterschiedliche Art bei einer Familie mit **manisch-depressiven** Mustern anwenden. In diesen Fällen können nun die Splittings gerade umgekehrt wirken, indem sie deren harte Wirklichkeitskonstruktionen und die Annahme, daß es nur eine Wahrheit gibt, aufweichen helfen. Hier erweisen sich die Splittings auch deshalb als günstig, weil die Vermittlung mehrerer Ansichten an dem Entweder-oder-Muster rütteln kann.
In der Arbeit mit Familien mit **schizo-affektiven** Mustern zeigen wir uns oft entzweit, bevor wir in die Vermittlerrolle eingeladen werden. Wer sich freiwillig gespalten hat, kann nicht mehr gespalten werden. Zeigt sich jedoch ein Subsystem uneinig oder unversöhnlich, steigt die Wahrscheinlichkeit, daß ein anderes Subsystem zwischen den Gegensätzlichkeiten zu vermitteln versucht, und genau das versuchen dann diese Familien auch häufig.

Der Umgang mit chronischen Situationen

Den Zusatz chronisch bekommt die Diagnose Psychose oft dann, wenn Ärzte nach vielen Behandlungsversuchen resigniert haben und keine grundlegenden Veränderungen mehr erwarten. In dem Maße, in dem psychosoziale Helfer viele Jahre lang erfolglos versucht haben, den Betreffenden zu unterstützen, ihm zur Selbständigkeit und zur beruflichen und sozialen Reintegration zu verhelfen, und in dem die Familienmitglieder ärgerlicher werden und das Problem satt haben, werden psychosoziale Einrichtungen oft das zentrale Bezugsfeld. Das bedeutet, daß dann den Prämissen und den Verhaltensweisen psychosozialer Helfer besondere Bedeutung zukommt. Fragt man solche Patienten konkret und ausführlich nach ihren augenblicklichen Bezugspersonen, so sind es meistens jetzige oder ehemalige Mitpatienten, oder sie haben regelmäßige, oft quasi private Kontakte zu psychosozialen Helfern. Zu einem solchen Zeitpunkt machen oft familienorientierte Hypothesen keinen Sinn mehr oder ihre Vermittlung stößt keine Veränderungen an. Viel wichtiger sind dann Hypothesen und dementsprechende Fragen zum Beispiel zum System Übergangswohnheim oder sozial-psychiatrischer Dienst plus

Patient. Bei Tageskliniken und beschützten Werkstätten sind oft multisystemische Hypothesen nützlich, die die Interaktionen von Familien, dem Patienten und den Einrichtungen berücksichtigen und einbeziehen.

Je länger sich nichts zu verändern scheint, umso weniger nützlich ist es auch, sich als Therapeut einseitig auf die Seite der Veränderung zu begeben. Hier ist zumindestens ein häufiges Pendeln zwischen dem Zumuten, Zutrauen und Eröffnen neuer Zukunftsperspektiven und dem Verständnis dafür, daß sich der- oder diejenige nicht mehr den Mühen aussetzt, wieder Anschluß an eine altersentsprechende Entwicklung zu gewinnen, hilfreich.

Patienten, die als chronisch gelten, haben im Laufe ihrer langen psychiatrischen Karrieren auch bewährte Wege gefunden, Kontakt zu Helfern zu behalten und ihr Leben dennoch so weiter zu führen wie sie es wollen. Die Einflußmöglichkeiten über das Sprechen erscheinen hier nur noch begrenzt möglich.

Ein 55-jähriger Patient teilte im Erstgespräch mit: „Ich habe schon über 20 Psychiater zur Verzweiflung gebracht. Sie wollten mir alle beweisen, daß meine Anfälle etwas damit zu tun habe, wie ich lebe."

In diesen Fällen kann ein neues und überraschendes **Handeln** der Helfer, oder Veränderungen der Umweltbedingungen, die die Kreise der Patienten hinreichend stören, noch neue Reaktionen und Wandel bewirken.

Die Beschreibung des Verlaufs der Familientherapie mit einer Psychose-Familie

Die Familie besteht aus Herrn Horst Ritter[3], 31 Jahre, seiner Frau Gabriele, 30 Jahre und der 1-jährigen Tochter Rosa.

Herr Ritter wurde von 1978 bis 1984 sechsmal stationär psychiatrisch mit der Diagnose „manisch-depressive Krankheit" behandelt. Bei den letzten fünf stationären Aufenthalten, die zwischen 1 - 6 Monate lang dauerten, war der Anlaß immer manisches Verhalten gewesen. Seine Arbeitsstelle als Elektriker hatte er verloren. Mehrere Rehabilitationsversuche mußten wegen der stationären Aufenthalte abge-

[3] Anmerkung des Herausgebers: Namen und Daten, die eine Identifizierung der Familie möglich machen könnten, sind verändert.

brochen werden. Seine Frau, von Beruf Erzieherin, war ebenfalls arbeitslos.

Wir sahen das Ehepaar zwischen Anfang 1984 und 1986 elfmal zu 1- bis 2-stündigen Gesprächen und führten 1987 und 1988 zwei Katamnesegespräche.[4] 1991 erkundigten wir uns noch einmal bei der überweisenden Ärztin, die Herrn Ritter gelegentlich in seinem gegenwärtigen Arbeitskontext begegnet.

In dieser Verlaufsbeschreibung greifen wir besonders zwei Elemente der systemischen Psychosebehandlung heraus: die Veränderung der Prämissen hinsichtlich „manisch-depressiver Krankheit" und die Verwendung von Splittings in den Abschlußkommentaren am Ende der Familiengespräche.

Im **ersten Gespräch** klärten wir den Überweisungskontext und machten uns ortskundig hinsichtlich bisheriger Erfahrungen mit psychiatrischen Institutionen, ihrer eigenen Ideen zu dem Geschehen und ihrer Erwartungen über die Ergebnisse möglicher Familiengespräche.

Gesprächsausschnitt (etwa 8 Minuten nach Beginn des Erstgespräches):

Gunthard Weber: Ja, wenn die (die überweisende Psychiaterin und eine Ärztin am Wohnort) Ihnen empfohlen haben, hierher zu kommen, was meinen Sie selbst dazu?

Frau: Also, wir haben noch nicht viel probiert, weil uns jeder Psychiater gesagt hat, Therapien haben keinen Sinn und bringen nichts, und der Erfolg steht in keinem Verhältnis zum Aufwand. Das war die gängige Meinung, und mit der Zeit waren wir schon ziemlich verzweifelt, das ist schon hart. Und gerade die manischen Schübe, zwischendurch waren mal so leichte Depressionen, da ging es auch ohne Klinik. Mit der Zeit bin ich immer mehr zu der Meinung gekommen, daß man mit der Therapie was machen kann, was bewirken kann. Die Psychiater sind halt größtenteils der Auffassung: Das ist halt eine Stoffwechselstörung, also Lithium, und wenn dann was kommt, Tabletten. Sonst macht sich auch keiner irgendwie die Mühe,

[4] Die Gespräche wurden von Gunther Schmidt und Gunthard Weber im Rahmen des Forschungsprojektes über die systemische Therapie manisch-depressiven Verhaltens an der Abteilung für Psychoanalytische Grundlagenforschung und Familientherapie der Universität Heidelberg geführt. Zum Team gehörten damals noch Helm Stierlin und Fritz B. Simon, der die Katamnesegespräche führte.

nach anderen Ursachen zu forschen. Ich denke eigentlich schon, daß es andere Ursachen gibt, die man auch angehen kann.
Gunther Schmidt: An welche denken Sie da?
Frau: Ja, irgendwelche psychologischen Hintergründe, die eine Rolle spielen. Konkret, daß bei den letzten beiden Malen schon bestimmte Stress-Situationen Auslöser für den Schub waren; vielleicht, wenn man versucht, das zu vermeiden, daß man da etwas machen kann.
Mann: Also, für mich hat sich jetzt schon gezeigt, in der relativ langen Psychiatrie-Erfahrung, die ich jetzt schon habe, daß es nie etwas gebracht hat. Wenn der Schub kommt, dann hample ich draußen noch 'ne Weile rum in der Freiheit und mache einen Haufen Mist und einen Haufen Ärger und so,und dann irgendwann kommt halt der Punkt von der Klinik. Und in der Klinik wird also außer Medikamenten, die dämpfen und ruhigstellen, nix gemacht. Es wird nicht versucht, an irgendwelche Ursachen oder sowas ranzugehen, weil die Ursachen ja den Leuten bekannt sind. Von der Schulmedizin geht man so ran und sagt na ja, das ist Zyklothymie, da verfahren wir so und so. Und nach so und so viel Wochen können wir mit den Medikamenten runtergehen, gucken was ist. Ja, und irgendwann ist es wieder vorbei. Im Prinzip mußte ich nur in die Klinik, um die Umwelt von mir fernzuhalten, damit nicht irgendwie Mist passiert.
Frau: Ja, das stimmt, das war das einzigste und selbst diese Erwartung erfüllt die Klinik noch nicht einmal.
Gunthard Weber: Also die Klinik übernimmt dann die Funktion der Kontrolle, die Sie selbst in diesem Zustand nicht übernehmen?
Mann: Ja, quasi so. Einsperren, wo's kein Raus mehr gibt, wo man aber nicht irgendwie bereit ist, irgendwas zu verändern oder etwas zu entwickeln, sondern halt nur Verwaltung.
Gunther Schmidt: Also praktisch ist dann die Klinik wie ein Filter zwischen Ihnen und der Umwelt?
Mann: Ja.
(etwa 2 Minuten später)
Gunthard Weber: Gibt es bevorzugte Zeiten, in denen Sie in Kliniken gehen?
Mann: Es wechselt schon, es gibt schon Zeiten, wo ich öfters in die Klinik gekommen bin, so im Spätjahr und Frühjahr.
Gunthard Weber: Das waren Ihre bevorzugten Zeiten?
Mann: Man kann nichts generell sagen, das muß nicht immer so sein. Also, was man sagen kann, ist, daß wenn so ein Jahr rum ist, dann ist

auch meistens der Zeitpunkt wieder gekommen, wo dann irgendetwas wiederkommt.
Gunthard Weber: Also ein Jahr brauchen Sie, dann wär's also wieder im Juli soweit?
Mann: Man muß auch dazu sagen, daß diese Krankheit nie so einen geradlinigen Verlauf nimmt, sondern das letzte Mal, als die Krankheit aufgetreten ist, das war kurz nach der Entbindung und da habe ich auch kurz vorher in der Rehabilitationseinrichtung angefangen. Das waren schon zwei große Belastungspunkte.

In der Mittelphase des Gespräches versuchen die Therapeuten, durch Fragen dem symptomatischen Verhalten von Herrn R. eine positive Bedeutung im Rahmen ihrer Ehebeziehung zu geben (Nähe - Distanz- Regulierung). Außerdem erkundigen sie sich nach Mustern in den Herkunftsfamilien beider Ehepartner und versuchen, diese mit der Gegenwart zu verknüpfen. Es geht dann um ihre Erwartungen bezüglich des Wiederauftretens von manischem Verhalten.

Gunther Schmidt: Denkt Ihre Frau, daß es irgendwann aufhört mit den manischen Phasen, oder daß es so weitergeht?
Mann: Sie hofft, daß es irgendwann aufhört.
Gunther Schmidt: Das ist eine andere Frage. Womit rechnet sie?
Mann: Sie rechnet damit, daß, wenn wir die Therapie hier zu Ende kriegen ohne Schub, daß es dann vielleicht längere Zeit ausbleibt.
Gunther Schmidt: Was heißt längere Zeit, wie lange? Ein Jahr, fünf Jahre oder fünzig Jahre ausbleibt? Womit rechnet sie da?
Mann: Ja, sie rechnet so mit zwei/drei Jahren.
Gunthard Weber: Also Sie glaubt auf alle Fälle, daß es wiederkommt?
Mann: Ja, ich glaube schon.
Gunther Schmidt: Stimmen Sie ihr zu?
Mann: Ja.
Gunther Schmidt (zur Frau): Mit wieviel Intervall rechnet er denn?
Frau: Ich kann mich da nicht so festlegen. Das war bisher nach jedem Schub so, daß ich beide Möglichkeiten in Betracht gezogen habe. Ich kann das nicht sagen, ich habe damit gerechnet, daß ein Schub wiederkommt ... schwierig ... schwierig, ich habe mich da nicht festgelegt. Aber genausogut besteht für mich die Möglichkeit, daß kein Schub mehr kommt.

Gunther Schmidt: Es ist offen für Sie?

Frau: Ja, ich denke, zwei bis drei Jahre, das haut nicht hin, weil ich denke, wenn es erst zwei bis drei Jahre gutgegangen ist, geht's weiter gut ... so ungefähr.

Gunther Schmidt: Wenn's zwei Jahre gut geht, geht's immer gut?

Frau: Ja, ja.

Gunther Schmidt: Ja, was denken Sie denn - Sie kennen ihn ja - denkt er, es kann auch länger gutgehen?

Frau: Er hofft auch, ich glaube schon, daß er ...

Gunther Schmidt: Aber mal abgesehen von der Hoffnung, was hält er denn eher für wahrscheinlich?

Frau: Ich glaube, er hält eher für wahrscheinlich, daß es wiederkommt.

Gunther Schmidt: Und in welchem Abstand?

Frau: So in dem Abstand, also von einem Jahr. Er denkt aber, daß es sich mit Therapie aushalten - (zögert) - oder verhindern läßt.

Gunthard Weber (zum Mann): Stimmen Sie dem zu?

Mann: Nicht so ganz. Also, die Therapie ist für mich eine große Hoffnung. Ich kann aber jetzt nicht sagen, daß sich das dann alles zum Positiven wendet, weil ich schon die Gefahr sehe, daß der nächste Schub vor der Tür steht, bevor die Therapie überhaupt abgeschlossen ist. Das ist meine Frage an Sie: Was kann man da machen, da entgegensetzen?

Gunthard Weber: Gute Frage! Vielleicht kann es darum auch hier gehen.

Gunther Schmidt (zu Gunthard Weber gewandt): Ich merke, daß sie beide auch hohe Erwartungen an die Therapie haben. Ich weiß aber noch gar nicht, was hier geschehen müßte im Unterschied zur Psychiatrie, damit etwas Sinnvolles dabei herauskommt.

Gunthard Weber: Ja, sie haben gleichzeitig sehr hohe und sehr niedrige Erwartungen.

Gunther Schmidt: Ja, es könnte ganz toll laufen, aber gleichzeitig keinen großen Effekt haben.

Gunthard Weber: Herr R. vertritt ja die Meinung der Psychiater.

Gunther Schmidt: Du meinst, er hält es für eine Stoffwechselstörung? Man kann darüber reden, und das kann auch ganz gut und sinnvoll für die Beziehung sein, aber das ändert nichts an dem Geschehen, an dem manischen Verhalten?

Gunthard Weber (zur Frau gewandt): Was denken Sie denn, was wir darüber denken?

Frau (zu Gunthard Weber gewandt): Von Ihnen habe ich den Eindruck, daß Sie davon überzeugt sind, daß man mit dieser Form von Familientherapie manische Schübe verhindern kann.
Gunthard Weber: Wie kommen Sie auf die Idee, daß ich das denke?
Frau: Den Eindruck hatte ich am Telefon. Sie haben von Beispielen berichtet ... Ich habe Sie gefragt, was man sich davon versprechen kann, hat das Erfolg? Und Sie haben gesagt, daß Sie mit Leuten Therapie gemacht haben, die seit dem Beginn der Therapie keinen Schub mehr gehabt haben. Das hat mich bestärkt.
Gunthard Weber: Das stimmt. Aber da gibt es natürlich keine Garantie. Es gibt auch Familien, in denen es wieder auftrat.
Frau: Ja, ja, aber wenn man jahrelang Psychiater gehört hat, die gesagt haben: Da kann man nichts machen, das nützt alles nichts - dann finde ich es gut, wenn mal jemand sagt, daß man etwas machen kann. Das hat mich darin bestärkt, daß es was bringen kann.
Gunther Schmidt: Verstehe ich Sie richtig, daß Sie auch eine psychosoziale Komponente sehen, die man auf psychotherapeutische Weise angehen kann, daß man in der Person und im Umfeld Hilfsquellen aktivieren und auf einer anderen Ebene einwirken kann?
Frau: Also, ich sehe es so, daß bei der Krankheit vielleicht so eine bestimmte Disposition dafür da ist, in dem Sinne wie einer musikalisch ist und das von Geburt mitgekriegt hat. Da muß dann aber noch etwas dazukommen, daß sich das auch ausbildet. Einer kann die Disposition haben, ohne daß die Krankheit ausbrechen muß.
Gunther Schmidt: Also, man kann sehr musikalisch sein, aber trotzdem kein Musikinstrument spielen?
Frau: Ja, ich habe mir so ein Mischmasch überlegt, daß dann noch in der Kindheit etwas dazukommt.

In der **Pausenbesprechung** kam das Team zu der Überzeugung, daß es angesichts der hohen Erwartungen des Ehepaares an die Therapeuten und der gleichzeitigen Skepsis hinsichtlich des Wiederauftretens von manischem Verhalten wichtig sei, den beiden Verantwortung zurückzugeben.
Wir gaben ihnen deshalb die Aufgabe, sich in der Zwischenzeit zu überlegen, welche Entwicklungsaufgaben auf sie selbst und auf ihre Beziehung zukämen, wenn keine manischen Phasen mehr aufträten. Ihre Überlegungen dazu sollten sie getrennt aufschreiben und uns zusenden, bevor wir einen neuen Termin vereinbaren.

Im **2. Gespräch** (vier Wochen später) zeigen sich beide zu Beginn empört darüber, daß die Therapeuten den Eindruck vermittelt hätten, die „Krankheit“ würde die Beziehung stabilisieren. Beide schilderten in ihren Briefen auch, daß eine Ehe ohne Manie wie der Himmel auf Erden sei, und gingen kaum auf mögliche spätere Entwicklungsaufgaben ein.

Die Therapeuten vermeiden eine symmetrische Auseinandersetzung, indem sie sich splitten: Gunthard Weber vertritt nun die Meinung, manisches Verhalten könne durchaus ihre Beziehung gefährden, wohingegen Gunther Schmidt unverändert die Überzeugung vertritt, durch die Manie werde die Beziehung stabilisiert. Sie verhalten sich konsequent so, daß die Klienten um die Therapie werben müssen. Das führt dazu, daß Herr R. das Bild des Radio- und Fernsehtechnikers in die Diskussion bringt, dem der Kunde auch nicht sagen müsse, woran es liegt, wenn der Fernseher nicht richtig funktioniere. Sie laden uns auch ein, nach unbewußten Problemen zu fahnden.

Im Laufe des Gespräches nimmt dann das Ehepaar immer mehr von ihren Paradies-Vorstellungen Abstand, und es wird deutlich, daß es öfters in ihrer Beziehung Auseinandersetzungen darüber gibt, wer für was Verantwortung übernimmt. Herr R. ist dabei derjenige, der sich normalerweise übergewissenhaft und überverantwortlich verhält.

Im **Abschlußkommentar** spaltet sich das Team auf andere Weise: Einer der Kollegen hinter der Scheibe sei der Meinung gewesen, Therapie würde nur chronifizieren und anstehende Entscheidungen verhindern. Der andere hingegen habe deutliche Anzeichen für mögliche Differenzierungen und neue Entwicklungen gesehen. Die beiden Therapeuten seien weniger entschieden. Sie wüßten noch nicht, ob Therapie sinnvoll sei oder nicht, sie erhofften sich aber weitere Informationen von der Erfüllung einer Aufgabe: Beide sollten getrennt voneinander folgende drei Fragen beantworten und uns die Antworten zuschicken:

1. Sie sollten das Paket „Manie“ auspacken, das heißt 10 Bestandteile (Verhaltensweisen) der Manie voneinander unterscheiden und aufschreiben, wer für welches Verhalten Verantwortung übernehmen könne.
2. Zu der Frage Stellung nehmen: Könnte es sein, daß Ihre Beziehung zu gut ist?
3. Stellung dazu nehmen, worüber das nächste Mal gesprochen werden solle und worüber nicht.

Das Ehepaar erfüllte diese Aufgabe. Zu Beginn des **3. Gespräches** setzen sie sich mit den Therapeuten darüber auseinander, daß Frau R. es bei wesentlich mehr Verhaltensweisen so eingeschätzt hat, daß ihr Mann dafür Verantwortung übernehmen kann als er selbst. Er wehrt sich sehr dagegen, kann dann aber doch annehmen, daß es zumindestens zu Beginn der manischen Phase für ihn Möglichkeiten der Einwirkung gibt.

Mann: Wie soll ich für meinen Schlaf Verantwortung übernehmen?
Gunthard Weber (zu Frau R.): Denken Sie, daß er für seinen Schlaf Verantwortung übernehmen kann?
Frau: Ich habe es ja geschrieben. Ich denke schon, daß man den Schlaf beeinflussen kann. Ich bin mir aber unschlüssig. Ich merke immer, wie stark er versucht, die Manie kleinzuhalten, sie in den Griff zu kriegen. Das ist wirklich ein Wahnsinnskampf, den er da führt. Ich bin mir unsicher. Ich denke, daß es in einem bestimmten Stadium nicht mehr durch eine Willensanstrengung in den Griff zu kriegen ist für ihn und für uns dann auch kaum noch.
Gunther Schmidt: Es ist ein interessanter Gedanke, daß er vielleicht zu Beginn Einfluß haben kann, und es erst später dann immer schwerer wird.

Auch in dieser Sitzung, die ebenfalls noch etwas mühsam verläuft, zeigen sich die Therapeuten weiterhin gespalten, wenngleich sie ihre Meinungen nicht mehr als extrem gegensätzlich darstellen.
Gunthard Weber vertritt die Meinung, daß das „Monster“ Manie Unordnung schafft in ihrer Beziehung, während Gunther Schmidt zumindestens die Frage stellt, ob es **nur** Unordnung schafft. Gleichzeitig weichen die Therapeuten die Polarisierung zwischen Stoffwechselstörung oder Psychogenese auf, indem sie von „Einladungen zur Manie“ sprechen, die man annehmen oder ausschlagen kann.
In der Pausenbesprechung entscheiden wir uns, beide Seiten der Ambivalenz bezüglich der Veränderung und Nichtveränderung so zu vertreten, daß, welcher Weg auch immer genommen wird, jeder von beiden Entwicklungsmöglichkeiten eröffnet.
So zeigt sich Gunthard Weber im **Abschlußkommentar** eher vorsichtig bezüglich der Annahme, beide und besonders Herr R. könnten Verantwortung für das Hineingeraten in die Manie übernehmen. Möglicherweise wäre es in ihrem Fall doch so, daß die Stoffwechsel-

störung überwiege, und wir könnten ihren eventuell falsche Hoffnungen machen. Er plädierte dafür, weitere Gespräche eher als Begleitung anzusehen und den Schwerpunkt mehr darauf zu legen, wie sie mit diesem Geschehen besser umgehen könnten. Er sehe es aber nicht so, daß ein Leben mit der Manie so schlimm wäre, daß man sich umbringen müsse (wie es Herr R. im Gespräch als Möglichkeit andeutete). Er sehe und kenne viele Menschen, denen es gelungen sei, trotz des wiederholten Auftretens von manischem Verhalten ein lebenswertes Leben zu führen.

Gunther Schmidt vertritt auch überwiegend die Seite der Nichtveränderung. Er halte es für möglich, daß Herr R. Einfluß nehmen könne, sehe jedoch die Gefahr, daß dann die Beziehung zu seiner Frau im Alltagstrott zu langweilig werde. Er hielte es sogar für möglich, daß einer von den beiden auf die Idee käme, sich dann zu trennen.

Um eine Entscheidungshilfe zu bekommen, welcher der beiden Therapeuten mit seiner Sichtweise recht habe, habe ein Kollege hinter dem Spiegel ein Experiment vorgeschlagen:

Herr Ritter solle sich in der Zwischenzeit gerade dann manisch zeigen, wenn er es nicht sei. Dies gebe ihm die Möglichkeit zu beobachten, welche Reaktionen er damit auslöse.

Frau Ritter solle, wenn sie das Gefühl habe, daß es echt manisches Verhalten sei, einen Arzt hinzuziehen. Gunthard Weber distanziert sich etwas von dieser Aufgabe, da sie seiner Meinung nach kaum zumutbar wäre.

Gleich zu Beginn der **4. Sitzung** berichtet Herr Ritter über seine Reaktion.

Mann: Sie haben mir ja vorgeschlagen, in der Zwischenzeit das Spiel mit der Manie zu treiben. Ich habe es vorgezogen, es nicht zu machen, und zwar zum einen, weil ich Schiß vor der Krankheit habe, und zum anderen, weil ich meine, daß die Reaktionen eh' klar und bekannt sind. Dann hat auch der Schlaf immer mehr abgenommen, und das sehe ich ja als großes warnendes Zeichen, wenn der Schlaf abnimmt. Das habe ich dann kundgetan, und die Reaktionen waren: Oh je, nicht schon wieder!

Gunther Schmidt: Reaktionen von wem?

Mann: Mein Hausarzt hat gemeint: Jetzt nicht. Er könne das nicht gebrauchen, daß das wieder anfängt. Und der Psychiater hat nur gemeint, daß ich Tabletten bräuchte, und die Gaby hat gemeint: „Ach Gott ...“

Gunthard Weber: Hieß das „Ach Gott ... schlimm" oder „Ach Gott ... nicht so schlimm"?
Mann: Das heißt im Prinzip schon schlimm, aber keiner von den Dreien ist weiter darauf eingegangen. Die haben wohl gedacht, der wird das schon irgendwie hinkriegen, oder der ist vielleicht etwas überempfindlich und redet sich das jetzt nur ein. Ich habe das mit dem Schlaf aber noch nicht wieder im Griff, daß ich sagen könnte, das funktioniert jetzt wieder gut. Ich habe mir aber Verhaltensregeln auferlegt: Um 10 Uhr ins Bett spätestens, und Struktur in den Schlaf bringen. Zum anderen denke ich aber auch: Gut, wenn der Schlaf nicht klappt... Die ganze Zeit habe ich das nicht so gemacht, sondern ich habe immer gesagt: Der Schlaf ist der Aufhängepunkt. Wenn das beseitigt ist, kommt die Krankheit nicht, oder dann kann man sie verhindern. Ich habe aber nicht bemerkt, daß ich immer nur auf Schlaf konzentriert war und das andere so laufenließ. Jetzt bin ich dabei zu sagen: Das geht nicht, das will ich nicht. Da verzichte ich lieber auf Aktivitäten und beschränke mich selbst, damit ich durch die Aktivität und den wenigen Schlaf nicht reinstolpere. Ich weiß nicht, ob mir das gelingt, wie ich das will, glaube aber, daß ich schon einen Schritt weitergekommen bin.

Im weiteren Verlauf des Gespräches geht es einerseits um die gegenseitigen Versuche, das Verhalten des anderen zu kontrollieren, und die wechselnde Besetzung des flippigen und des ordentlichen Poles.
Gegen Ende des Gespräches stellen die Therapeuten eine Reihe zukunftsorientierter Fragen hinsichtlich der nächsten Monate. Frau Ritter sieht eine 85 %ige Chance, daß er in diesem Sommer nicht wieder erkrankt; er sieht das Verhältnis noch 60 : 40 zugunsten einer Manie. In dem Gespräch war eine deutlich größere Lockerheit und Lebendigkeit zu spüren.

Als **Abschlußverschreibung** entschließt sich das Team zu einem vierfachen Splitting:
Weder die Therapeuten noch die Beobachter hinter dem Spiegel konnten sich einigen. Gunthard Weber vertritt weiter die Möglichkeit einer organischen Erkrankung und infolgedessen die Idee der Begleitung. Gunther Schmidt wiederholt seine Ansicht, daß er wohl die Manie dauerhaft beeinflussen könne, daß er aber aus Bezieh-

ungsgründen die Zeit dafür noch nicht für reif halte. Einer der Beobachter hinter der Scheibe sage voraus, daß er sich voraussichtlich entscheide, in eine psychiatrische Klinik zu gehen, um auf diese Weise Nähe und Distanz zu regulieren und um seiner Frau einen notwendigen, wenn auch vorübergehenden Freiraum zu verschaffen. Der vierte habe diesem nicht zugestimmt, befürchte aber, daß sich bis zu nächsten Sitzung die Spannungen zwischen den beiden anheizen würden oder es stinklangweilig werde, und daß sie bis zur nächsten Sitzung auch noch nicht den ihnen durchaus möglichen kreativen Mittelweg finden würden.
Beide zeigen sich danach überrascht und konsterniert.
In der **5. und 6. Sitzung** sehen wir Herrn Ritter mit seinen zwei Halbgeschwistern und Frau Ritter mit ihren beiden Brüdern. Es würde den Rahmen dieses Beitrages überschreiten, würden wir ausführlich auf die generationsübergreifenden Muster und die dementsprechenden therapeutischen Strategien eingehen.
Zur **7. Sitzung** (in diesem Gespräch ist Gunther Schmidt nicht anwesend) sehen wir wieder das Ehepaar. Nachdem wir ihm früher das manische Verhalten als So-tun-als-ob verschrieben hatten, und er sich geweigert hatte, das zu tun, berichtet er jetzt, daß er schon seit Monaten eine Manie habe, sie aber nicht zeige.

Mann (mit ruhiger Stimme): Ja, das ist so, daß die Manie eigentlich da ist. Sie ist gegenwärtig von den Gedanken her, vom Schlaf her, von den körperlichen Symptomen, vom Gewichtsverlust und den Verdauungsstörungen. Es sind Sachen, die ich immer auf die Medikamente geschoben habe. Die drehen jetzt auf, sind da und zeigen mir, daß ich da immer falsch lag, weil ich wie bisher außer dem Lithium und dem Tegretal nichts nehme. Die Gedanken sind aber ganz schön treibend, und ich gehe davon aus, wenn ich das zulasse, dann bin ich in einer Woche voll drin.
Gunthard Weber (zur Frau gewandt): Zeigt Ihr Mann auch im Verhalten Anzeichen für manisches Verhalten; Sie kennen das ja gut bei ihm?
Frau: Nein, ich merke eigentlich nichts.Ich kriege halt die körperlichen Sachen mit, aber in seinem Verhalten kriege ich keine Veränderung mit.
Gunthard Weber: Wie würden Sie sein Verhalten beschreiben?
Frau: Ich sehe ihn angespannt und auch leicht gereizt. Ich denke

schon, daß das daher kommt, daß er permanent die Manie unterdrückt. Das muß schon eine wahnsinnige Anspannung sein.
Gunthard Weber: In diesem Sommer wäre - besonders nach Herrn Schmidts Meinung, der ja heute nicht da ist - eigentlich in der Zwischenzeit eine Manie drangewesen. Wie erklären Sie sich, daß er jetzt keine Manie zeigt, jedenfalls nicht so, daß er sich in Schwierigkeiten bringt?
Frau: Ich denke schon, daß es ihm mit einer totalen Kraftanstrengung gelingt, diese zu unterdrücken.
Gunthard Weber: Aber wie macht er das? Andere würden sagen, Manie ist Manie, die hat einen endogenen Rhythmus, die kommt und geht, und er geht jetzt nicht mit dem Rhythmus.
Frau: Wahrscheinlich ist es doch möglich, darauf Einfluß zu nehmen.
Gunthard Weber: Ist das auch für ihn neu?
Frau: Ja, ich glaube das ist auch für ihn neu. Auf der einen Seite ist es ein Erfolg für ihn, und auf der anderen Seite ist es unheimlich anstrengend, und er überlegt sich, wie lange er das durchhält, und ob er das bei jedem Schub verkraften kann, fünf Monate unter dieser Anspannung zu stehen. Das macht ihm auch Angst.
Gunthard Weber: Stimmen Sie Ihrer Frau zu?
Mann: Also, ich denke im Moment nicht an den nächsten Schub. Ich will diesen erst einmal abschließen, das ist mein Hauptanliegen im Moment, und wenn ich ihn abgeschlossen habe, habe ich Erfahrung gesammelt, und dann wird es beim nächsten einfacher sein.
Gunthard Weber: Was denken Sie, wann er abgeschlossen ist?
Mann: Normalerweise dauert das ein halbes Jahr vom Anfang bis zum Ende.
Gunthard Weber: Wann wäre das dann?
Frau: Ende September.
Gunthard Weber: Das wäre dann ja nur noch 14 Tage.
Mann: Ja, September - Oktober so.

Auf den Einwand, ob es nicht zu früh sei, sein Trumpf-Ass schon aus der Hand zu geben, antwortet Herr R., es gebe ja keine Garantie, daß es schon halte. Er glaube sowieso nicht - im Gegensatz zu Dr. Schmidt- daß die Manie etwas mit der Beziehung zu seiner Frau zu tun habe.
Als der Therapeut fragt, ob er schon beginne, mit neuen Verhaltensweisen zu experimentieren, weil das ja doch so ein recht trostloses

und anstrengendes Leben sei, antwortet er, daß er noch keinen Mut zum Experimentieren habe. Er berichtet jedoch über ausführliche, bisher aber frustrane Bemühungen um einen neuen Arbeitsplatz. Es wird gemeinsam besprochen, wie er auf alle Fälle verhindern kann, einen Arbeitsplatz zu bekommen.
Im **Abschlußkommentar** anerkennt der Therapeut die erfolgreichen Bemühungen besonders von Herrn Ritter, die Manie nicht groß werden zu lassen und findet es schade, daß sie es sich beide noch nicht zutrauen, ihre Lebendigkeit wieder etwas mehr zu leben. Daraufhin wirft Herr Ritter ein, er finde sich schon sehr viel lebendiger als im November/Dezember letzten Jahres und weist darauf hin, daß seine Frau schwanger sei. Er zeigt sich im ganzen zuversichtlich und gibt den beiden Rückenwind, berichtet aber auch, daß ein Kollege hinter der Scheibe sich auch skeptisch gezeigt habe, daß er sich ohne Manie vielleicht zunehmend mehr Forderungen ausgesetzt fühlen könnte.
In der **9. Sitzung** einigt man sich auf die Idee, daß die Manie sich langsam ausschleiche. Sie sei schon, wie Herr Ritter sagt, „am Weg, wo der Ausgang ist", „im letzten Fünftel". Es sei das erste Jahr ohne Manie seit dem Beginn.

Gunthard Weber: Angenommen, auch das Jahr 1986 verläuft ohne Manie,
Mann (unterbricht): Ja, das habe ich mir schon vorgenommen,daß das so bleibt, auch die 20 % bleiben noch ...
Gunthard Weber (unterbricht): Wäre das erträglich, könnten Sie damit leben mit den 20 %? Wäre das trotzdem ein lebenswertes Leben, das Sie akzeptieren könnten?
Mann: Im Prinzip schon, wenn ich den Schlaf noch besser hinkriege. Das mit den treibenden Gedanken unter Kontrolle halten läuft schon ganz gut. Auf den Schlaf habe ich noch nicht ganz den Einfluß, den ich mir wünsche.

Es wird dann deutlich, daß Herr Ritter gerne noch den „Schwanz der Manie" festhalten möchte, weil er Angst hat, sonst würde die nächste Manie bald vor der Tür stehen. Zur Sicherheit, bekommen die Therapeuten durch Fragen heraus, genügen ihm aber 10 % der Manie.
Auch in dieser Phase zeigen die Therapeuten sich noch gespalten. Wenn Gunther Schmidt auch eingesteht, daß er sich jetzt schon manchmal komisch vorkomme, wenn er eine Gegenposition vertrete,

vor allem, da das Ehepaar ja zu Beginn der Gespräche gesagt habe, daß sie überzeugt seien, daß, wenn zwei Jahre ohne Manie vorbei seien, sie keine Chance mehr habe.

Zum **11. und letzten Gespräch**, etwas mehr als zwei Jahre nach dem Erstgespräch, kommen beide mit ihrem kürzlich geborenen zweiten Kind. Sie zeigen sich entspannt und glücklich, besonders auch deshalb, weil Herr R. in der Zwischenzeit eine Arbeitsstelle gefunden hatte. Beide laden zwar die Therapeuten ein, mit ihnen nochmal gemeinsam nach den Ursachen in der Vergangenheit zu fahnden, sind aber auch überzeugt, ihr Leben in der Zukunft ohne Therapeuten allein gestalten zu können.

Herr R. berichtet, daß er zwar plane, auch das Lithium abzusetzen, es gebe ihm aber jetzt in der Übergangszeit noch Sicherheit.

Knapp zwei Jahre danach folgt das Ehepaar noch einmal einer Einladung zu einem **Katamnese-Gespräch**, das von einem anderen Kollegen geführt wird.

Fritz B. Simon: Was hat sich durch das Ausbleiben von Manien in der Zwischenzeit geändert?

Mann: Es ist etwas ganz Entscheidendes weggefallen, nämlich, daß die Beziehung nicht alle halbe oder dreiviertel Jahr auf die Zerreißprobe gestellt war. Das ist alles weggefallen. Darüber bin ich unheimlich froh und auch stolz darauf, daß das schon so lange geklappt hat. Meine erste Frage war ja damals, als ich hierher kam, wie lange? Ist da schon jemand anderes? Für mich war das unvorstellbar in der damaligen Situation. Wir hatten jetzt lange eine Beziehung, ohne daß es einen radikalen Bruch gegeben hat.

Fritz B. Simon: Wie lange haben Sie das jetzt schon anders gemacht, wie lange haben Sie die Klinikaufenthalte wegfallen lassen?

Mann: Das sind jetzt schon über drei Jahre.

Frau: Das sind schon im Juni vier Jahre.

Fritz B. Simon: Wie haben Sie das geschafft, wie erklären Sie sich das?

Mann: Der Herr Schmidt, der da gesessen hat, hat mir unheimlich viel geholfen, indem er das immer als unmöglich dargestellt hat, daß das ginge, und der Herr Weber, der immer das Positive gesehen hat, das war schon gut so. Aber dem Herrn Schmidt, dem wollte ich es immer zeigen, daß ich das doch noch packe. Wenn das andere packen ...

Fritz B. Simon: Das heißt, er ist ein Kämpfer?

Mann: ... dann muß ich das auch packen.

Frau: Das haben wir auch geschrieben, daß entscheidend war, daß Herr Schmidt und Herr Weber uns vermittelt haben: Wenn man will, dann geht's.
Fritz B. Simon: Sie sehen einen Zusammenhang zu den Gesprächen?
Mann: Ja, ohne die beiden wäre das nicht gegangen, da bin ich sicher. Dann hätte ich ja auch die Erfahrung nicht vermittelt gekriegt, daß sowas möglich ist.
Fritz B. Simon: War es eher die Tatsache, daß da Leute waren, die gesagt haben, es ist möglich, andere haben es geschafft. Oder eher die Skepsis von Herrn Schmidt?
Frau: Der Herr Schmidt hat's ja auch gesagt.
Mann: Na ja, der Hauptpunkt war schon, daß es andere Leute gibt, die das schon fertiggebracht haben. Das war, glaube ich, das Wesentliche.

Fünf Jahre nach Ende der Gespräche fragen wir noch einmal bei der überweisenden Ärztin nach, die Herrn R. gelegentlich an dessen Arbeitsplatz begegnet, und erfahren, daß er in der Zwischenzeit kein manisch-depressives Verhalten mehr gezeigt hat. Am Arbeitsplatz ist er inzwischen vom Arbeiter zum Angestellten aufgestiegen.

Abschließende Bemerkungen

Wir haben in dieser Fallbeschreibung selektiv die Passagen herausgegriffen, in denen wir versuchten, die Vorstellungen des Paares bezüglich des Verlaufs, der Prognose und der Beeinflußbarkeit von manisch-depressivem Verhalten in Frage zu stellen und durch neue Ideen zu ergänzen. Auf der anderen Seite versuchten wir zu zeigen, wie wir mit Hilfe von Splittings die im System vorhandenen Tendenzen spiegeln, so die Neutralität wahren und gleichzeitig das bei dem Paar vorhandene symmetrische Muster zugunsten von Veränderungen nutzten.
Es ist für uns eine Ermutigung, daß Herr Ritter, nachdem er sechs Jahre lang mindestens einmal pro Jahr für längere Zeit stationär psychiatrisch behandelt werden mußte, nun seit fast sieben Jahren arbeitsfähig ist und sein Leben ohne wesentliche Symptome im Kreis seiner Familie verbringen konnte.

BIBLIOGRAPHIE

Anderson, H., H. Goolishian, L. Winderman (1986) Problem determined Systems: Towards transformation in family therapy. Journal of Strategic and Systemic Therapies 5: 1 - 4.

Berkowitz, R., L. Kuipers, R. Eberlein-Trief, J. Leff(1981): Lowering expressed emotions in relatives of schizophrenics. San Francisco (Jossey-Bass).

Boscolo, L. (1989): Fallbeschreibung während eines Seminars der IGST in Heidelberg.

Cecchin, G. (1988): Zum gegenwärtigen Stand von Hypothetisieren, Zirkularität und Neutralität: Eine Einladung zur Neugier. Familiendynamik 13: 190-203.

Gesuelle-Hart M., L. W. Kaplan, C. Kikoski (1990): Assessing the Family in Context. Journal of Strategic and Systemic Therapies 9: 1-13.

Leff, J., Vaughn (1980): The interaction of life events and relatives' expressed emotions in schizophrenic and depressive neurosis. Br. J. Psychiatry 136: 146-153.

Ludewig, K. (1990): In einem Vortrag über Problemsysteme, gehalten am 9. Januar 1990 in Heidelberg.

Penn, P. (1986): „Feed - Forward" - Vorwärtskopplung: Zukunftsfragen, Zukunftspläne. Familiendynamik 11: 206 - 222.

Retzer, A., F. B. Simon, G. Weber, H. Stierlin, G. Schmidt, (1989): Eine Katamnese manisch-depressiver und schizo-affektiver Psychosen nach systemischer Familientherapie. Familiendynamik 14: 214-235.

Retzer, A., G. Weber (1991): Entwurf eines Modells psychotischer Systeme. In: Retzer, A. (Hrsg.): Die Behandlung psychotischen Verhaltens. Heidelberg (Carl - Auer - Systeme).

Selvini-Palazzoli, M., G. Cecchin, G. Prata, L. Boscolo, (1983): Das Problem der Zuweisenden. Zeitschrift für systemische Therapie 1: 11-20, 1980.

de Shazer, S. (1989a): Der Dreh. Überraschende Wendungen und Lösungen in der Kurzzeittherapie. Heidelberg (Carl-Auer-Systeme) .

de Shazer, S. (1989b): Neue Wege der Kurzzeittherapie. Klett-Cotta Stuttgart.

de Shazer, S. (1990): persönliche Mitteilung.

Simon, F. B., G. Weber, (1987): Vom Navigieren beim Driften. Die Bedeutung des Kontextes der Therapie. Familiendynamik 12: 355-362.

Simon, F. B., G. Weber, (1988a): Das Ding an sich. Wie man „Krankheit" erweicht, verflüssigt, entdinglicht. Familiendynamik 13: 57-61.

Simon, F. B., G. Weber, (1988b): Konjunktivitis. Über die Entzündung des Möglichkeitssinns und die Erfindung bekömmlicherer Wirklichkeiten. Familiendynamik 13: 364-367.

Simon, F. B., G. Weber, H. Stierlin, H., A. Retzer, G. Schmidt, (1989): Schizo-affektive Muster: Eine systemische Beschreibung. Familiendynamik 14: 190-213.

Simon, F. B., G. Weber, (1990): Keins von beiden. Über die Nützlichkeit der Neutralität. Familiendynamik 15: 257-265.

Tienari, P., A. Sorri, M. Naarla, J. Lahti, L. Pohjola, C. Boström, K. - E. Wahlberg, (1985): Die finnische Adoptionsstudie: Kinder schizophrener Mütter, die von anderen Familien adoptiert wurden. In: Stierlin, H., L. C. Wynne, M. Wirsching, : Psychotherapie und Sozialtherapie der Schizophrenie, Berlin, Heidelberg, New York (Springer)

Tomm, K. (1988): Das systemische Interview als Intervention: Teil II Reflexive Fragen als Mittel zur Selbstheilung. System Familie 1: 220-243.

Tomm, K. (1989): Das Problem externalisieren und die persönlichen Mittel und Möglichkeiten internalisieren. Zeitschrift für systemische Therapie 7 (3), 200-205.

White, M. (1990): Die Zähmung der Monster. Heidelberg (Carl-Auer-Systeme) .

3.1. Diskussion der Praxisdemonstration

Diskussionsteilnehmer: Luigi Boscolo, Kurt Hahlweg, Luc Kaufmann, Arnold Retzer, Gunther Schmidt, Mara Selvini Palazzoli, Helm Stierlin, Gunthard Weber, Lyman Wynne.

Luc Kaufmann: Wir kommen jetzt zur Diskussion der historischen Demonstration der Heidelberger Gruppe.

Teilnehmerin: Mich hat diese Demonstration sehr beeindruckt und zu einigen Fragen angeregt. Wenn ich es richtig verstanden habe, arbeiten Sie nicht mit Klienten, die in einer akuten psychotischen Phase sind. Mich würde dennoch interessieren, wie das aussehen könnte, mit jemandem zu arbeiten, der in einer solchen akuten Phase ist.

Arnold Retzer: Jemand, der ein Verhalten zeigt, das als akut psychotisch bezeichnet wird, sucht meist andere Institutionen als unsere[1] auf oder wird anderen Institutionen zugeführt. Klienten mit akut psychotischem Verhalten finden sich also im Vergleich zu psychiatrischen Kliniken bei uns eher selten. Wir wissen aber, daß inzwischen in vielen psychiatrischen Kliniken Kollegen tätig sind, die ausgehend von einem systemischen Denk- und Handlungsmodell, sich auch dort der Behandlung akut psychotischen Verhaltens widmen.

Gunther Schmidt: Gelegentlich sehen wir dennoch auch in unserem ambulanten Setting Klienten mit akut psychotischem Verhalten und

[1] Abteilung für psychoanalytische Grundlagenforschung und Familientherapie der Universitätsklinik Heidelberg.

es ist erstaunlich wie schnell, oft schon während einer Sitzung, beispielsweise nach Klärung des Beziehungskontextes, ein solches Verhalten sich verändern kann. Üblicherweise überlassen wir es den Klienten und ihren Familien weitere Kontakte beispielsweise zu psychiatrischen Kliniken oder niedergelassenen Psychiatern zu haben, während sie in einer ambulanten Familientherapie sind, wir erkundigen uns jedoch sehr genau, welche Beziehungskonsequenzen diese Kontakte für die Familie und das psychotische Verhalten haben.

Gunthard Weber: Wir denken auch, wir brauchen die Psychiatrie. In akut psychotischen Phasen sind wir oft genauso hilflos wie Sie.

Teilnehmer: Ich habe eine Frage. Welche veränderten familiären Faktoren haben zu der von Ihnen beschriebenen Phasenprophylaxe[2] geführt?

Arnold Retzer: Wir haben genau diese Frage durch unsere Katamnesestudie zu beantworten versucht. In dieser Studie haben wir 30 der von uns behandelten Familien durchschnittlich drei Jahre nach dem letzten Familiengespräch nachuntersucht. Wir haben verschiedene Ratings miteinander verglichen, Ratings über Interaktions- und Ideenmuster der Familie im Erstinterview und im Follow-up-Interview. Der einzige Unterschied, den wir zwischen den beiden Ratingergebnissen gefunden haben, der signifikant zwischen Verläufen unterscheidet, die eher als positiv und solchen, die eher als negativ zu bewerten sind, war die Verflüssigung des Krankheitskonzepts. Darüber hinaus haben wir noch andere Interaktionsvariablen in den behandelten Familie untersucht. So unter anderem das, was man als Individuation bezeichnen könnte und die innerhalb der Familie verwendete Logik. Auch hier zeigten sich signifikante Unterschiede zwischen dem familientherapeutischen Erstinterview und dem Follow-up-Interview. Diese signifikanten Unterschiede waren jedoch Unterschiede, die keinen Unterschied machten in Bezug auf die Entwicklungen der Rückfallraten nach den systemischen Familien-

[2] Vgl. Retzer , A., G. Weber (1991): Entwurf eines Modells psychotischer Systeme (in diesem Band) und: Retzer, A., F. B. Simon, G. Weber, H. Stierlin, G. Schmidt (1989): Eine Katamnese manisch-depressiver und schizo-affektiver Psychosen nach systemischer Familientherapie. Familiendynamik 14: 214-235.

therapien. Der einzige Unterschied, der hier einen Unterschied machte, war der Unterschied in Bezug auf die Erweichung der Idee von der Krankheit.

Kurt Hahlweg: Ich habe zwei Fragen zu Ihren Ergebnissen und zu ihrer Studie. Einmal habe ich die Frage, welche Überweisungskanäle sie hatten. Damit verbunden die Frage, wie die Ausfallraten waren, das heißt, welche Patienten sind in diese Studie, in die Katamnese, mit aufgenommen worden aus der Gesamtstichprobe, die Sie behandelt haben. Die zweite Frage betrifft die Rückfallrate, die Sie als Kriterium nehmen. Die Rückfallrate ist bei ihnen definiert als die Anzahl der Hospitationen dividiert durch die Jahre seit der Ersterkrankung. Ein Problem, das sich mir dabei stellt, ist folgendes: Sie setzen eine Gleichverteilung des Rückfalls pro Jahr voraus, denn Sie haben ja eine sehr unterschiedliche Dauer des Anamnesezeitraumes bis zum Einsetzen der Familientherapie und eine im Vergleich dazu viel kürzere Katamnesedauer. Mein Vorschlag wäre deshalb, ich weiß nicht, ob Sie das getan haben, nicht den gesamten Anamnesezeitraum zu nehmen, sondern nur die drei letzten Jahre vor dem Einsetzen der Familientherapie und diesen in Bezug zu setzen zu den drei Jahren Katamnesezeitraum. Das scheint mir eine sinnvolle Auswertung zu sein, da Sie den Verlauf nur schwer abschätzen können und die Hospitalisationen mit der Dauer einer Störung immer seltener werden.

Arnold Retzer: Zu Ihrer ersten Frage, der Frage nach dem Überweisungsmodus: Dazu ist zunächst zu sagen, daß wir natürlich keine kontrollierte Studie durchgeführt haben, dazu fehlen uns leider die Forschungsmittel. Wir würden aber eine solche kontrollierte Studie sehr gerne durchführen. Insofern konnten wir beispielsweise nicht alle hospitalisierten Patienten aus dem Gesamtpool eines Einzugsgebietes nach dem Zufall unterschiedlichen Therapieformen zuführen. Die Überweisungen kamen meist so zustande, daß die Familien nicht aus eigenem Antrieb zu uns gekommen sind, sondern Kollegen, die in psychiatrischen Kliniken gearbeitet haben, uns den Patienten und ihren Familien empfohlen haben. Eine solche Empfehlung war meist notwendig, da die Psychotherapie manisch-depressiver und schizoaffektiver Psychosen heute meist noch als eher exotisches Unternehmen angesehen wird und insofern auch die Idee einer familien-

therapeutischen Behandlung unter Klienten und deren Familien noch wenig verbreitet ist.
Wie sieht jedoch nun die Stichprobe, die wir untersucht haben, im einzelnen aus. Es handelt sich vorwiegend um chronische Patienten, die längste Anamnesezeit, das heißt der Zeitraum von Symptombeginn bis zum familientherapeutischen Erstinterview, war 21 Jahre, und durchschnittlich hatte bis zum familientherapeutischen Erstinterview jeder Patient etwa vier Klinikaufenthalte hinter sich gebracht. In unserer Stichprobe fanden sich auch Patienten, die nach der Nomenklatur des DSM-III R als „rapid cycler"[3] bezeichnet werden. Bedingung, in unsere Katamnesestichprobe aufgenommen zu werden waren diagnostische Kriterien und ein Katamnesezeitraum von mindestens einem Jahr.
Zur zweiten Frage und dem Vorschlag von Herrn Hahlweg. Wir haben uns die gleiche Frage gestellt und von uns sogenannte „sequentielle Rückfallraten" berechnet. Dies geschah dadurch, daß wir über den gesamten Verlauf der Anamnesezeiten in Sequenzen von jeweils zwei Jahren die Rückfallraten der Stichprobe berechnet haben. Unsere Überlegung war dabei folgende: Wenn Sie sich die Kurve der Verläufe anschauen, läßt sich ein rapider Abfall der Rückfallraten nach der systemischen Familientherapie beobachten.[4] Es ließe sich nun argumentieren, daß wir uns mit unseren durchgeführten Familientherapien in einen „natürlichen Verlauf" von Krankheiten eingeklinkt haben, der ohnehin zu einer „natürlichen" Reduktion der Rückfallraten führt. Wenn ich sie richtig verstanden habe, implizieren Sie, Herr Hahlweg, mit ihrer Frage eine ähnliche Hypothese. Wenn dies zuträfe, würde natürlich fälschlicherweise die Reduktion der Rückfallraten in Bezug gesetzt werden zu den systemischen Familientherapien. Wir hätten dann eine ähnliche Situation, wie die von vierjährigen Kindern, die sich in Therapie bei einem „Wachstumstherapeuten" befinden und wo der Therapeut nach einer zwei- bis dreijährigen Therapie feststellt, daß seine Klienten um einige Zentimeter gewachsen sind und dies als Ergebnis und Erfolg einer Wachstumstherapie bekanntgibt. Doch zurück zu den

[3] The American Psychiatric Association (1987): Diagnostic and statistical manual of mental disorders (DSM-III-R), Washington DC, S. 225.

[4] Vgl. Abbildung 1 in: Retzer, A., G. Weber: Entwurf eines Modells psychotischer Systeme (in diesem Band).

Ergebnisse der „sequentiellen Rückfallraten". Hier zeigten die Ergebnisse eine ganz und gar gegenteilige Tendenz. Wir konnten für die Zeiträume vor der Familientherapie einen starken Anstieg der Rückfallraten feststellen, die dann nach der systemischen Familientherapie abfallen. Somit erscheint es eher unwahrscheinlich, daß wir, nach dem Verlauf dieser sequentiellen Rückfallraten zu urteilen, uns in einen „natürlichen Verlauf" des Abklingens der Rückfallraten eingeklinkt hätten.
Ihren Vorschlag aufgreifend, die drei letzten Jahre der Anamnese mit den drei Jahren der Katamnese zu vergleichen, läßt sich nun sagen, daß ein solches Vorgehen eine noch stärkere Reduktion der Rückfallraten zeigen würde, wie dies bei dem von uns gewählten Vorgehen der Fall ist.

Lyman Wynne: Ich möchte gerne einen Kommentar zur Diskrepanz zwischen klinischer Theorie und klinischer Praxis der Heidelberger Gruppe abgeben. Die Mitglieder der Heidelberger Gruppe haben heute einen guten psychosozialen Ansatz demonstriert, der den psychoedukativen Ansatz und die systemische Therapie miteinander verbindet. Die Heidelberger Gruppe hat nur noch nicht verstanden, was sie eigentlich tut. Stattdessen stellt sie einen Unterschied heraus und polarisiert ihren Ansatz zu anderen Ansätzen. Ich glaube, daß die Heidelberger Gruppe einen Entweder-Oder-Ansatz entwickelt hat. Ich selbst bevorzuge dagegen einen Sowohl-Als-Auch-Ansatz. Ich will ein Beispiel geben: Es wird sehr deutlich gesagt, das Ziel sei die Auflösung des Krankheitskonzeptes. Das ist eine Entweder-Oder-Beschreibung. Die Vertreter der Heidelberger Gruppe sprechen so, als wenn es eine Krankheit gäbe oder keine Krankheit gäbe. In der dann aber vollzogenen Praxis machen sie diese Form der Unterscheidung nicht. Sie machen beispielsweise diagnostische Unterschiede zwischen verschiedenen Typen von Krankheit. Sie haben Ihren verdeckten Glauben an das Krankheitskonzept demonstriert durch sehr wichtige Arbeiten über die Unterschiede zwischen manisch-depressiven, schizo-affektiven und schizophrenen Familien.[5] Was die Heidelberger Gruppe hier von ihrer Vorgehensweise in der Therapie demonstriert hat, läßt für mich den Schluß zu, daß sie in

[5] Vgl. Simon, F. B., G. Weber, H. Stierlin, A. Retzer, G. Schmidt (1989): „Schizoaffektive" Muster: Eine systemische Beschreibung. Familiendynamik 14: 190-213.

einer sehr ähnlichen Weise vorgeht wie ich es tue. Sie betont, ebenso wie ich es tue, die Komplexität des Phänomens der Verantwortung, daß es also nicht darum geht, daß der Patient entweder überhaupt keine Verantwortung hat oder die ganze Verantwortung hat, sondern, daß es zwischen diesen beiden extremen Positionen ein Kontinuum von graduellen Unterschieden gibt. Zum Abschluß meines Kommentars möchte ich daran erinnern, was der Patient, den wir gesehen haben, für sehr hilfreich hielt. Es war die Information darüber, daß andere Patienten erfolgreich mit sich umgehen konnten und daß auch die familientherapeutische Behandlung erfolgreich sein konnte. Diese Informationen stammten zum Teil aus der Umwelt des Klienten, von Freunden und Bekannten, zum Teil von den Therapeuten selbst. Diese Informationen sind ein entscheidender Baustein im psychoedukativen Ansatz. Ich stelle die Behauptung auf, daß die Heidelberger Gruppe mit diesem psychoedukativen Ansatz arbeitet.

Luigi Boscolo: Ich möchte gerne meine Eindrücke von der Demonstration der Heidelberger Gruppe mitteilen. Mich beeindruckt besonders die Vorgehensweise, durch die die Therapeuten ein Splitting machen und den Eindruck vermitteln, als hätten sie völlig entgegengesetzte Meinungen und Sichtweisen. Dadurch stellt sich ein gewisses Maß an Unsicherheit und Unbestimmtheit her. Dies hat zur Folge, daß die therapeutische Konversation zwischen Klienten und Therapeuten zu einer Suche nach neuen Bedeutungen wird. Das was ich sah, die Art und Weise, wie vier Personen, das Paar und die Therapeuten, neue Bedeutungen suchten, erinnerte mich an ein Stücke von Luigi Pirandello.[6] Diese therapeutische Haltung schätze ich sehr. Eine Haltung, in der Therapeuten nicht die Experten insofern sind, daß sie die Wahrheit kennen und die Wahrheit verkünden, sondern ich mag diese Unsicherheit und Unbestimmtheit und eine Suche nach Bedeutung auslösende Haltung. Insofern ist auch mein Eindruck, daß die Arbeit der Heidelberger Gruppe von gänzlich anderen Ideen geleitet wird und gänzlich andere Ideen produzierte, als ich sie im psychoedukativen Ansatz sehe. Der psychoedukative Ansatz führt dagegen die Idee ein, oder bestätigt die Idee, daß es ein Familienmitglied gibt, das anders ist wie die anderen. Im psychoedukativen

[6] Pirandello, L. (1921): Sechs Personen suchen einen Autor. Stuttgart (Reclam) 1967.

Ansatz wird diese Information gegeben oder bestätigt von einem Therapeut, der als Experte erscheint und der im Rahmen eines organmedizinischen Krankheitsmodelles denkt und handelt. Der psychoedukative Ansatz stellt durch seine Art der Kommunikation mit den Klienten eine „harte Beziehungsrealität"[7] her. Er stellt die harte Realität her, daß eine biologische Krankheit hinter dem ganzen Geschehen steckt. Wenn sich Symptome zeigen, wie beispielsweise Schlaflosigkeit, kann die Realität erhärtet werden und die Symptome durch eine biologische Krankheit erklärt werden. Ich leugne nicht, daß es biologische und genetische Faktoren geben könnte, aber im Kontext von Therapie finde ich die Sicherheit dieser Erklärungskonzepte nicht nützlich und dagegen die Unsicherheit und Unbestimmtheit sehr viel nützlicher. Vor nicht mehr als 30 Jahren wurden psychotische Patienten oft über Jahre und Jahrzehnte in psychiatrische Hospitäler gesteckt. Auch dadurch wurde, wenn auch auf andere Weise als im psychoedukativen Ansatz, aber mit demselben Ergebnis, eine sehr harte Realität hergestellt. Wenn man jahrelang in psychiatrischen Kliniken gehalten wird, als verrückt gilt, sich schließlich selbst auch für verrückt hält, wird es immer schwieriger, aus dieser harten Realität herauszutreten, diese aufzuweichen und wieder normal zu werden. Ich glaube, daß wir als Therapeuten bescheiden sein sollten und diese von mir so geschätzte Unsicherheit und Unbestimmtheit zugeben sollten, nicht zuletzt deshalb weil sie therapeutisch sehr nützlich erscheint.

Mara Selvini Palazzoli: Ich bin Lyman Wynne sehr dankbar für seine Intervention, da sie mir hilft, meine Gedanken zu erklären. Dazu möchte ich zunächst zurückkommen zu einer sehr cleveren Frage eines Teilnehmers am gestrigen Morgen.[8] Diese Frage betraf den Unterschied zwischen zweierlei Hypothesen. Einmal von Hypothesen über die Art und Weise, wie ich als Therapeut der Familien helfen kann. Die andere Art von Hypothesen betrifft Ideen darüber, was die Ursache von Geisteskrankheiten sein kann, also die Frage der Erforschung der Ätiologie von Symptomen. Diese Unterscheidung ist insofern bedeutsam, da Verhaltensweisen zu verstehen und Ver-

[7] Vgl. Retzer, A., G. Weber (1991): Entwurf eines Modells psychotischer Systeme (in diesem Band).

[8] Vgl. Diskussion der Praxisdemonstration von Luigi Boscolo (in diesem Band).

haltensweisen zu verändern nicht identische Prozesse sind. Die Frage, die mich in diesem Zusammenhang interessiert, ist die Frage, wie man diese beiden unterschiedlichen Arten von Hypothesen integrieren und koordinieren kann.

Ich sehe eine Gemeinsamkeit zwischen dem psychoedukativen Ansatz und der Arbeit der Heidelberger Gruppe. Diese Gemeinsamkeit ist die sehr pragmatische Einstellung, die beide teilen. Diese pragmatische Einstellung zeigt sich in einer strikten Trennung und einem großen Abstand in Bezug auf die beiden erwähnten Hypothesenarten. Für eine gute Forschung müssen wir aber nach spezifischen Beziehungsursachen für spezifische unterscheidbare Geisteskrankheiten suchen. Sowohl der psychoedukative Ansatz als auch der Ansatz der Heidelberger Gruppe ersetzen diese Hypothesen durch „genetische" Erklärungen. Die Heidelberger Gruppe hat sehr wichtige und sauber durchgeführte Studien vorgelegt, die aber voll von Reduktionismen des systemischen Modells sind. Meine Befürchtung ist, daß dann, wenn der Therapeut seinen warmen und verständnisvollen Zugang verliert, er also zum reinen Techniker wird und er Gefahr läuft, aus seinen blinden Versuchen nicht mehr zu lernen, daß dann der Patient weiter, wie im traditionellen medizinischen Modell, in einer untergeordneten Position verbleibt. Im Gegensatz dazu führt der Einsatz und das Bemühen des Therapeuten um Verständnis dessen, was die Geisteskrankheit verursacht hat, zu einer sehr engen Verbindung zwischen Therapeut und Familie. Dies wiederum stellt für die Familie einen sehr starken Anreiz dar, mit dem Therapeuten zu kooperieren. Dazu möchte ich abschließend ein fast unglaubliches Phänomen beschreiben, das unser letztes Buch[9] in Italien erzeugt hat. Hunderte von Eltern schizophrener Kinder haben mich angerufen, nicht um mich wegen des Buches anzugreifen, sondern um mir mitzuteilen, daß sie das Gelesene in Erstaunen versetzt hat, weil sie feststellten, daß ich ihnen tatsächlich helfen will. Sie waren weiter erstaunt darüber, daß ihnen nicht die Schuld am Schicksal ihrer Kinder gegeben wurde. Hunderte dieser Familien wollten von uns behandelt werden, was zur Folge hatte, daß wir unsere Wartelisten schließen mußten.

[9] Selvini Palazzoli, M., S. Cirillo, M. Selvini, A. M. Sorrentino (1988): I giochi psicotici nella famiglia. Mailand (Raffaello Cortina Editore). Englisch: Selvini Palazzoli, M. et al. (1988): Family games. General Models of Psychotic Processes in the Family. London (Karnac Books) 1989.

Teilnehmer: Ich bin in meiner stationären Arbeit als Psychiater häufig mit Familien mit einem psychotischen Familienmitglied konfrontiert und damit auch immer mit den beiden unterschiedlichen Erklärungsmodellen, mit denen wir uns hier beschäftigen: Mit dem systemischen und dem psychoedukativen Modell. Für mich hat die Metapher des Computers eine klarere Unterscheidung dieser beiden Erklärungs- und Behandlungsmodelle eröffnet. Im Rahmen einer solchen Metapher verstehe ich den systemischen Ansatz als eine Sichtweise über einen Computer, in dem Lösungsprogramme vorhanden sind und lediglich der Zugang zu diesen Lösungsprogrammen augenblicklich und vorübergehend, aus welchen Gründen auch immer, versperrt ist. Der psychoedukative Ansatz geht dagegen davon aus, daß solche Lösungsprogramme in dem Computer fehlen, weil diese beispielsweise im Verlauf der Entwicklung nicht eingelesen wurden oder verlorengegangen sind. Insofern müssen dann, in der Metapher gesprochen, diese Lösungsprogramme in standardisierter Form in den Computer neu eingegeben werden.

Ian Falloon: Ich denke über die vorgeschlagene Metapher anders, ich halte das nicht für ein Entweder-Oder-Problem. Selbst wenn der Computer über ein solches Lösungsprogramm verfügt, halte ich es für hilfreich, in einer sicheren und nicht bedrohlichen Situation das Verhalten zu üben und zu wiederholen. Der Computer kann auf zweifache Art versagen: Wenn wir zu sehr auf die biologische Seite gehen, beispielsweise zu viele Medikamente geben, aber auch, wenn wir zu sehr das soziale System betonen.
Es scheint mir noch wichtig, zu erwähnen, daß es viele Alternativen der Psychosebehandlung gibt. Wir haben auf diesem Kongreß nur zwei verschiedene Alternativen behandelt. Es gibt aber wahrscheinlich tausende, und das optimale für unsere Patienten wäre sicher, für jede einzelne Person, die für sie optimale Kombination zusammenzubringen.
Wir haben auch wie die Heidelberger Gruppe damit experimentiert, Familientherapie bei manisch-depressiven Patienten anzuwenden. Unsere Katamneseergebnisse sind erstaunlich ähnlich den hier erwähnten Ergebnissen der Heidelberger Gruppe. Wir sind gerade dabei, dazu eine kontrollierte Studie durchzuführen. Wir hoffen, damit unsere organmedizinisch orientierten Kollegen davon überzeugen zu können, daß Familientherapie das Kernstück der Behandlung psychiatrischer Störungen bildet sollte.

Luigi Boscolo: Mir gefällt die Metapher des Computers, die der Kollege eingeführt hat, sie erinnert mich an eine Metapher, die Heinz von Foerster gebraucht. Er unterscheidet die triviale und die nicht-triviale Maschine.[10] Bei der trivialen Maschine läßt sich eine sehr enge Verbindung zwischen Input und Output beobachten. Ähnlich wie bei einem Auto, das schneller fährt, wenn man aufs Gaspedal tritt. Die Epistemologie der trivialen Maschine ist die Epistemologie der instruktiven Interaktionen[11], also die Vorstellung, daß ein System von außen instruiert werden kann. Heinz von Foerster spricht dagegen dann von einer nicht-trivialen Maschine, wenn ein Input in ein System hineingeben wird und sich dieser Input innerhalb der nicht-trivialen Maschine elaboriert, so daß der Output des Systems nicht notwendigerweise sehr eng mit dem Input verbunden sein muß. Er meint weiter, daß lebende Systeme nicht-triviale Maschinen sind, die aber, handelt es sich um Patienten, von Therapeuten oft so behandeln werden, als seien sie triviale Maschinen. Ich versuche in meiner Arbeit Klienten epistemologisch als nicht-triviale Maschinen zu begreifen, obwohl ich sicher gelegentlich auch trivialisiere. Die Nicht-Trivialität meiner Klienten zeigt sich für mich vor allen Dingen darin, daß sie ihre Bedeutungen entwickeln.

Lyman Wynne: Wir haben während dieses Kongresses nicht zwischen den vielen verschiedenen Problemen unterschieden, mit denen wir konfrontiert werden können. Die Heidelberger Gruppe hat eine sicher hervorragende Arbeit geleistet, um Familien mit schizophrenen, schizo-affektiven und manisch-depressiven Familienmitgliedern voneinander zu unterscheiden. Aber in jeder dieser drei Gruppen gibt es noch enorme Variationen. Die Variationsbreite ist sicher am größten in den Familien, in denen ein Familienmitglied als schizophren diagnostiziert wird. Die Behandlungsprobleme und das Ver-

[10] Vgl.: Foerster, H. v. (1971): Zukunft der Wahrnehmung: Wahrnehmung der Zukunft. in: Foerster, H. v. (1985): Sicht und Einsicht. Braunschweig/Wiesbaden (Vieweg).

[11] Anmerkung des Herausgebers: Der Begriff der „instruktiven Interaktion" ist ein Terminus im Modell Humberto Maturanas zur „Biologie der Kognition". Er bezeichnet damit die Idee, daß lebende Systeme bestimmte Verhaltensweisen bei einem anderen lebenden System erzeugen oder verhindern können, so wie dies in der Interaktion mit der unbelebten Natur gelegentlich möglich erscheint. vgl. Maturana, H. (1976): Biologie der Sprache: die Epistemologie der Realität. In: Maturana, H. (1982): Erkennen: Die Organisation und Verkörperung von Wirklichkeit. Braunschweig, Wiesbaden (Vieweg).

ständnis von Krankheit beim Patienten, der Familie und dem Therapeuten sind nicht unabhängig von den Unterschieden innerhalb dieser Variationsbreite. Es ergeben sich ganz enorme Unterschiede, wenn man beispielsweise einen 22jährigen jungen Mann vor sich hat, der seine erste Episode hatte und bisher berufstätig war oder ob man jemanden vor sich hat, der seit 13 Jahren kontinuierlich schizophrene Episoden hat und wir sehen ihn nach dieser langen Vorgeschichte zum allerersten Mal. Bei der psychoedukativen Konsultation, so wie ich sie verstehe, besteht der erste Schritt darin, zu verstehen, welche Bedeutung die Familie und der Patient den Problemen gibt. Dennoch bin ich der festen Überzeugung, daß wir als Experten über wesentlich mehr Erfahrung über den Umgang mit diesen Problemen verfügen, als die Familien, die uns aufsuchen. In beiden exemplarisch angedeuteten Fällen sind die weiteren Aussichten und Optionen höchst unterschiedlich. Dennoch geht es meiner Ansicht nach in beiden Ansätzen, dem psychoedukativen wie dem systemischen, darum, neue Entwicklungsmöglichkeiten und neue Optionen zu vermitteln. Ich stimme Luigi Boscolo zu, daß es passieren kann, daß der psychoedukative Ansatz eine zu harte Beziehungsrealität vermittelt. Diese Gefahr ist dann besonders groß, wenn es sich um ein neues, erstmalig auftretendes Problem handelt und die Zukunftsperspektive noch höchst ungewiß ist. In einem solchen Falle ist es sicher problematisch, ein Zuviel an dieser harten Beziehungsrealität einzubringen. Auf der anderen Seite hatte ich es auch schon oft mit Familien zu tun, die mit einem Höchstmaß an Unbestimmtheit überflutet worden sind. Sie mußten sich durch einen Berg von widersprüchlichen Informationen, die sie von anderen erhalten hatten, hindurchmanövrieren. In einem solchen Fall ist es sicher nicht sinnvoll, wenn das Ausmaß der Unsicherheit noch erhöht wird, sondern es ist es hilfreicher, wenn der Therapeut seine Informationen klar mitteilt.

Helm Stierlin: Wir sind am Ende dieses Kongresses angelangt. Gestern nachmittag meinte jemand, dies sei ein historisches Treffen gewesen. Ob es nun tatsächlich historisch ist, sollten wir der Historie überlassen. Ich meine aber, daß es insgesamt ein enorm lebendiger Prozess war, insbesondere vielleicht, weil hier Therapeuten und Forscher zusammengekommen sind, die einerseits Gemeinsamkeiten haben und andererseits aber auch erkennen lassen, daß es Unterschiede gibt. Das erinnerte mich an den Propheten Jesaja: „Sie haben die Wunden meines Volkes nicht geheilt, indem sie schrien 'Friede, Friede' und da war kein Friede." Leben wir also vorläufig mit unseren Unterschieden.